AF612601

MAURO VALLEJO

NERVIOSOS Y NEURÓTICOS EN BUENOS AIRES (1880-1900)

Entre médicos, boticarios y mercaderes

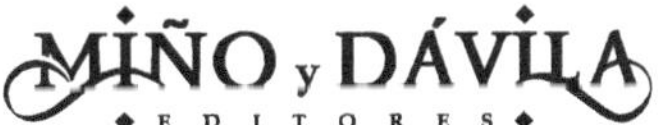

Edición: Primera. Mayo de 2021
Lugar de edición: Barcelona, España / Buenos Aires, Argentina

ISBN: 978-84-18095-56-6
Depósito legal: M-30548-2020

Código THEMA: MBX [Historia de la medicina]
MKJ [Neurología y neurofisiología clínicas]
MKMT [Psicoterapia]

Diseño gráfico general: Gerardo Miño
Armado y composición: Laura Bono

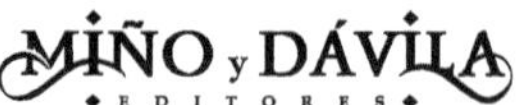

dirección postal: Tacuarí 540 (C1071AAL)
Ciudad de Buenos Aires, Argentina
tel-fax: (54 11) 4331-1565
e-mail producción: produccion@minoydavila.com
e-mail administración: info@minoydavila.com
web: www.minoydavila.com
redes sociales: @MyDeditores, www.facebook.com/MinoyDavila

ÍNDICE

INTRODUCCIÓN
***Spleen* diplomático** 11

CAPÍTULO 1
Un bazar para las neurosis. Aceites, píldoras y medallones magnéticos 21

Excesos de bacalao y un poco de cocaína 25
Instrucciones para *bromiómanos* 32
Boticas, regentes y falsificadores 44

CAPÍTULO 2
Duchas, poleas y pedicuros en los institutos médicos 65

Testículos de carnero y planchas de zinc 67
Nombres bárbaros e hidrópatas domesticados 78
Sopapas y abdominales sarmientinas 90
Electrodos y sugestiones 111

CAPÍTULO 3
Charlatanes profesionales, liberales y gitanos 123

Médicos de ala ancha 124
Parásitos y buhoneros 132

CAPÍTULO 4
Las neurosis en las cabezas de los doctores 147

Neuróticos de importación 147
Degenerados, dispépsicos e imantados 154
Plaga y desacople 176

CAPÍTULO 5
Ramos Mejía y la anti-neurosis de un hombre célebre 195
Neurosis pequeña y desmentida 196
Un malogrado relevo para el asilo 204
Desgano, rabona e inmortalidad 222

EPÍLOGO
De mercader a confesor 229

AGRADECIMIENTOS 237

REFERENCIAS BIBLIOGRÁFICAS 239

A Hugo Vezzetti

“Un prestigioso psiquiatra parisino recibió un día la visita de un paciente al que veía por vez primera. El paciente se quejó de la enfermedad de la época, la desgana vital, la profunda desazón, el tedio. «No le falta nada –dijo el médico después de una exploración detallada–. Solamente debería descansar y hacer algo para distraerse. Vaya una tarde a [ver al cómico] Deburau y enseguida verá la vida de otra manera». «Pero, estimado señor –respondió el paciente–, yo *soy* Deburau»”.

(Walter Benjamin, *Libro de los Pasajes*, p. 134 [D 3a, 4]).

INTRODUCCIÓN

Spleen diplomático

> *"Hubo una época en que estuvieron de moda los desmayos; por cualquier motivo, por la cosa más insignificante, una mujer sensible caía desmayada y no podía ir a ninguna parte sin el reparador pomito de sales. A los desmayos sucedieron los ataques de nervios y hoy la pícara neurosis nos ha traído los insomnios".* ("El insomnio", *El Nacional*, 25 de octubre de 1889).

A comienzos de la década de 1890, el joven escritor de origen mexicano Federico Gamboa residió en Buenos Aires cumpliendo funciones diplomáticas. Muy a gusto se codeaba con los apóstoles y mecenas de la literatura local (Calixto Oyuela, Carlos Vega Belgrano, Rafael Obligado), quienes devolvían las gentilezas dedicándole versos que hoy nos parecen exagerados, cuando no empalagosos. Con el relato de esos días porteños comienza su *Diario*, publicado a partir de 1907 en varios volúmenes. La mitad del primer tomo está dedicada a aquella estadía en la capital argentina, que se extendió entre inicios de 1892 y agosto del año siguiente. Casi como un autómata que se deja llevar por una ciudad de ensueño, Gamboa deambula por veladas literarias, excursiones al campo para cazar perdices (donde se topa con algún peón disfrazado de gaucho, y festeja que una costumbre tan indecorosa como el mate "tiende a desaparecer"), ceremonias de recambio presidencial y brindis con champagne en la cubierta de algún buque de guerra ruso o chileno.

Tales eventos apenas si logran distraerlo de su preocupación excluyente; Gamboa se desespera por conocer la opinión de los demás escritores sobre su novela *Apariencias*, que la editorial de Jacobo Peuser imprimió en agosto de 1892. Aún no ha cumplido 28 años, y su obra de 600 páginas merece una acogida despareja. Un reseñador de *El Diario* lo define como "exuberante y aburridor". Oyuela lee durante una hora, en una velada realizada en la casa del mexicano, una crítica mordaz. Otros hombres de letras (Joaquín V. González y Ernesto Quesada) son un poco más ecuánimes, y el libro le depara incluso un "triunfo inesperado".

Movida por su lectura, una mujer casada se confiesa ante él y le regala "enloquecedoras caricias". En ese estado de ánimo, el 30 de agosto de 1892 Gamboa escribe en su diario:

> ¿Cuándo podrá uno consultar, con probabilidades de alivio, á especialistas de enfermedades del espíritu? (...) Nuestro decantado progreso los reclama ya, y, sin embargo, no existen todavía. (Gamboa, 1907: 50).

La queja del mexicano contiene un diagnóstico doblemente acertado. En la Buenos Aires de fin de siglo no había nada que se pareciera a un "especialista en enfermedades del espíritu". Sí había médicos más o menos industriosos, que intentaban aproximarse a esa zona peligrosa donde los infortunios del alma y del cuerpo parecían reclamar la emergencia de un sanador. Existían doctores que, de modo personal y casi cual aventureros, se adentraban en ciertas parcelas de esos malestares que nada tenían que ver con los microbios ni con la anatomía, y menos aún con los chalecos de fuerza de los asilos de locos. Esas avanzadas individuales no alcanzaban, empero, para fundar una zona de especialización que asegurara a la medicina el dominio de esas afecciones que ya comenzaban a tener nombre propio en la ciudad capital: neurastenia, neurosis, neurosismo o histeria. Tampoco existían centros especializados en esas afecciones; lo que sí abundaban, como veremos, eran consultorios e institutos de hidroterapia o aeroterapia, que ofertaban sugerentes remedios para una amplia gama de malestares, pero que no valían estrictamente como clínicas para enfermedades nerviosas leves. Poco antes que el mexicano, un médico local (discípulo de José María Ramos Mejía) señalaba esa ausencia para el caso de la histeria:

> Es necesario pues, quitarlas [a las histéricas] de su medio ordinario de vida, ponerlas en una casa de sanidad donde haya un personal ad hoc, que no se enternezca de falsas apariencias (por desgracia aún no existe entre nosotros este género de establecimientos, no obstante el considerable número de histéricas que tenemos), donde lleven una vida ordenada, donde estén tranquilas, donde no puedan llamar la atención por sus extravagancias y por sus puerilidades, lo que ha bastado muchas veces para conseguir curaciones radicales. (Arévalo, 1888: 27).

El lamento de Gamboa demuestra ser atinado en un segundo sentido. Al emitir aquella afirmación, establece sin titubear que a pesar de que esos especialistas aún no existen, proliferan ya sujetos que reclaman sus servicios. El mexicano era uno de los muchos ciudadanos neuróticos que, con sus angustias vagas y sus desdichas espirituales, se mostraban listos para zambullirse en un mercado de sanadores o remedios que prometieran algún alivio para esos malestares. No podía ser de otro modo en una ciudad que se mostraba tan atenta a las modas y a sus lógicas de consumo (ya en 1881 José Wilde había concluido: "Nuestros lectores bien saben que es y ha sido siempre inútil, la prédica contra ese déspota llamado *la moda*" [Wilde, 1881: 184]). En efecto, tal y como será desarrollado más adelante, para amplios sectores de la vida urbana, los recién estrenados epítetos que se usaban para nombrar esas afecciones (neurastenia, debilidad nerviosa, etc.) eran apenas algo más que pomposos sinónimos de modernidad o de cosmopolitismo (Forth, 2001). Hacían suya esa función no solamente por el imaginario que recubría la provocación de la enfermedad, sino también por la naturaleza atractiva y confortable de los productos y procedimientos con que ella quedaba asociada. En el mismo momento en que Gamboa formulaba su diagnóstico, una de las primeras médicas egresadas de la facultad local afirmaba lo siguiente:

> El neurosismo, que tanto desarrollo ha adquirido en esta época, al extremo que es raro encontrar una mujer que no sea histérica, epiléptica o neurópata, producto muchas veces de la educación, los vicios, la herencia y hasta la moda; porque no se puede ser *chic* si no se es exquisitamente nerviosa. (Rawson de Dellepiane, 1892: 40).

El vagabundeo local de esas histéricas fue retratado más de una vez por los cronistas sociales de aquella época. Recordando la fauna humana que se hacía ver por los bosques de Palermo en el cambio de siglo, Manuel Castro se refirió a "las damiselas que pasean su 'spleen' por la aristocrática avenida de las Palmeras (...), reclinadas lánguidamente en cupés y landós que arrastran braceadores trotones" (Castro, 1949: 44).

En 1893, desde Madrid, un médico español que venía de dirigir en Buenos Aires un exitoso consultorio especializado en neurosis, esbozó un paisaje similar de la salud mental de sus pasados anfitriones: "Recientemente –pues de ella llego– hago idéntica observación en la República Argentina; todos, ó la mayor parte de los bonaerenses, padecen de la Neurastenia" (Díaz de la Quintana, 1893: 12). Igual de valiosa es la continuación de esa sentencia, pues allí se deja ver el motivo por el cual el diplomado extranjero se obstinó en permanecer cuanto pudo en una ciudad que había hecho todo para expulsarlo: "despachan el bromuro potásico por toneladas, el éter por cuarterolas y las tinturas madres y glóbulos de *ignatia* por litros, exagerada cantidad, tratándose de minisculez tan sobresaliente como lo son las dosis homeopáticas" (Díaz de la Quintana, 1893: 12). Haciendo eco a la reclamación de Gamboa, el español entendió de modo acabado que la profusión de neuróticos era equivalente a la implantación y desarrollo de un negocio lucrativo.

Este libro trata sobre la emergencia casi simultánea de una experiencia (o una sensibilidad) y de un mercado. En el tramo final del siglo XIX, Buenos Aires fue el escenario de la irrupción de un nuevo personaje, que también alteraba la fauna humana y patológica de otras grandes urbes del mundo moderno. Ese nuevo sujeto, el *neurótico*, era el punto de confluencia o el reflejo atribulado de múltiples transformaciones: nominaba una nueva forma de sentir el propio cuerpo y de relacionarse consigo mismo; pero mentaba al mismo tiempo la oportunidad de atizar un mercado de servicios profesionales y objetos de consumo, capaces de poner fin (o eternizar) la condición mórbida. Ese nuevo habitante constituía, en fin, el baluarte de la exigencia de alterar la presencia urbana y cotidiana de la medicina.

Estas páginas abordan algunas de las superficies o tramas culturales en que esa novedad fue modulada en la ciudad de Buenos Aires. El mercado de remedios (con sus avisos publicitarios, sus objetos y sus agentes), los institutos médicos privados (con sus afanes de lucro, sus escaleras de mármol y sus estrategias de *marketing*), y las salas hospitalarias o cátedras universitarias (donde algunos diplomados con ínfulas de investigadores decían mirar de reojo a sus colegas filisteos) conforman el trípode parcial en que aquella experiencia pudo alojarse y expandirse en la Capital durante los últimos años del siglo XIX. Monstruo híbrido, mezcla de un nuevo yo y de un hábito de consumo, la neurosis porteña estuvo también enhebrada de palabras y discursos; esa sensibilidad tuvo mucho que ver con los motes que las propagandas de aceite de bacalao querían dar al nuevo espécimen nosográfico, pero también con las figuraciones que esa condición proteica recibía en las páginas de una literatura ficcional que ya se mostraba hastiada de los locos degenerados. Artículos y tesis de los médicos también colaboraron en la forja de ese retrato esquivo. Ninguna de esas fuentes es capaz de recobrar en su plenitud aquello que podríamos colocar del lado de la *experiencia* vivida; de aquella época no han sobrevivido historiales clínicos o diarios íntimos de sujetos que hubieran hecho suya la aventura neurótica. Aun a pesar de sus limitaciones y cegueras, los documentos disponibles pueden ser usados para ensamblar una mirada alternativa y compensadora de esa experiencia perdida.

Los capítulos que componen este volumen exhuman las acciones curativas, los idearios, las disciplinas y los dispositivos de observación movilizados alrededor de una experiencia mórbida que hasta el momento ha merecido una atención muy dispar de parte de la historiografía local. Sin dejar de ser una contribución a la historia de la medicina mental rioplatense, este ensayo aprovecha la emergencia de un nuevo rostro en la cultura patológica para reconsiderar elementos que desbordan las fronteras de esa rama científica, y que tienen que ver en sentido más general con el mundo del mercado, la vida urbana y el universo letrado. El neurótico *fin-de-siècle* recogió su identidad en la estela de las acciones y discursos de boticarios, curanderos, magnetólogos, médicos inquietos y novelistas. Su hábitat natural fue algo muy distinto al asilo o al hospital; debe ser hallado, por el contrario, en la amalgama sincopada entre la farmacia, los centros de hidroterapia, los gabinetes de hipnosis y las marquesinas de los teatros de moda.

Esta obra resulta de una investigación acerca de la fragua de un nuevo sujeto, el neurótico, correlativo o envés de flamantes dispositivos curativos, nuevos lenguajes y circuitos comerciales. Estamos ante un (cuasi) enfermo cuyos malestares no eran traducibles al lenguaje de la locura o el delirio, y cuya visibilidad no se debía tanto a la versátil y escurridiza categoría de peligrosidad social, sino más bien a su forma de habitar un mercado pujante. Tercer rasgo del individuo neurótico, coextensivo al recién señalado: si el loco, en tanto que *enajenado*, nunca era del todo un *yo*, o no podía jamás responder del todo por sí mismo –y por ese motivo la necesidad de su tutela, su encierro, o de ahí la exigencia de quedar siempre en dependencia de otro que respondiera por él: policía, juez, psiquiatra–, el neurótico, por el contrario, era aquel que podía realizar constantemente un trabajo de repliegue sobre sí; trabajo que, amén de resaltar las virtudes auscultadoras o consumidoras de su yo, lo reforzaba y lo debilitaba al mismo tiempo.[1] El neurótico sufre, de

1 El 13 de febrero de 1903 Julia Valentina Bunge anotaba en su diario: "Estoy nerviosa, rabiosa, exaltada, agitada, y todo contra mí misma. Estoy harta de ocuparme de mí, de desfigurar todo lo que pienso y siento, a fuerza de querer analizarlo (...). ¿Puede un capricho convertirse en realidad y llegar a ser *lo único verdadero*?" (Bunge, 1965).

alguna forma, de una hipertrofia del yo, que opera en detrimento de una disminuida atención a su entorno. No puede dejar de sentir su cuerpo, las mínimas variaciones de su funcionamiento, siempre alerta a que algo anda mal. Para decirlo con los términos de una fuente que habremos de recuperar en esta obra, es posible afirmar que

> (...) la conciencia sobre todo de los fenómenos subjetivos especialmente la que se refiere al funcionamiento de los órganos, se encuentra considerablemente agrandada, y como los fenómenos de la vida vegetativa están bajo la dependencia del sistema del gran simpático, podemos decir que éste deja de ser inconsciente para entrar en el dominio de la conciencia (...); pero la conciencia que el neurasténico tiene de sí mismo, como entidad moral, está también reducida en grandes proporciones, contempla su personalidad como a través de una bruma. (Orías, 1895: 54).

Por un lado, entonces, el neurótico era capaz de reconocer por sí mismo que algo andaba mal en su salud; tenía, por definición, la destreza de identificar como patológicos signos e indicios más o menos sutiles o equívocos (insomnio, dolores de cabeza, cansancio, accidentes en su vida sexual, etc.). Vivía atormentado por males que, tenues o resueltos, no ponen en peligro su vida ni caben en el molde del concepto estricto de enfermedad. Son, más bien, amenazas "diplomáticas" y conciliadoras. El neurótico, casi sin darse cuenta, acepta la trampa tendida por un dispositivo de consumo y de autorreconocimiento, merced a la cual se patologiza el cuerpo natural; la neurosis es el nombre de aquella forma de habitar el mundo, a resultas de la cual el cuerpo ordinario y sus traspiés pasajeros ingresan al muestrario de lo enfermizo.[2] Sumergido en ese universo en que la nueva enfermedad queda equiparada con la debilidad o la fatiga, el neurótico recobra su identidad mediante esa pericia que le permite aislar su yerro espiritual o corporal como síntoma malsano (Correa, 2014b). Esa pericia denota, por supuesto, su inmersión en un universo de sentido en que hay acceso a un vocabulario técnico, acuñado para nombrar esos indicios.

---

2 Una crónica satírica de aquella época lo captó muy bien: "La mujer moderna (...) ha inaugurado la era moderna de la neurosis. La neurosis es nada y es todo; es la enfermedad dentro de la salud y la salud acomodándose con la enfermedad"; "Las mujeres inquietantes. La neuropatía", *Sud-América*, 6 de marzo de 1890.

Tal y como veremos en lo que sigue, la proliferación de esos términos sofisticados en la trama cultural, o la difusión de esa pericia de auto-auscultación, no deben ser imputadas únicamente a un proceso compacto de medicalización. La circulación de lenguajes médicos (en artículos periodísticos, en la literatura naturalista, en obras de teatro) o de avisos de medicamentos, así como la lenta difusión de dependencias sanitarias (centros de vacunación, hospitales, etc.), prestaron un gran auxilio para la emergencia de aquella pericia. Cabe recordar, empero, que esa campaña de colonización semántica no se debió siempre a la profesión médica. Igual de valioso pudo ser el rol cumplido allí por las propagandas de droguerías, de curanderos o de mercaderes. En esas publicidades, sin ir más lejos, era posible hallar categorías diagnósticas ("neurastenia", por ejemplo) que no habían sido usadas hasta entonces por la literatura galénica. Dicho en otros términos, los porteños podían recibir de parte de anónimos farmacéuticos o comerciantes la invitación a asignar a su padecimiento el nombre de neurastenia, mucho antes de que los médicos apelaran a ese rótulo en su práctica cotidiana. Si se quiere ver allí el síntoma mediato o colateral de algo que no deja de ser una medicalización, habrá que conceder, no obstante, que esta última reclama una definición más sutil que la comúnmente aceptada.

Por otro lado, el neurótico debía tener un segundo talento: tenía que salir a la caza de sus remedios. Si el asilo psiquiátrico es el lugar que, más que alojar al loco, lo define y lo construye en tanto que tal, al neurótico le es asignada otra superficie de emergencia u otro hábitat identificatorio: el mercado. El neurótico es ante todo un potencial consumidor de remedios (y de publicidades). No es un accidente o un traspié de la sociedad de consumo; fue su primer laboratorio de prueba, y uno de los garantes de su expansión. Los diarios de Buenos Aires de la segunda mitad del siglo XIX son una demostración fehaciente. Cuando las bondades del sistema agro-exportador hicieron posible el nacimiento de una economía interna anclada en el consumo, en el instante en que la oferta de productos renovó constantemente las vidrieras de los negocios locales, la gran mayoría de esos productos tenían que ver con el cuidado de sí (y una parte significativa provenía del extranjero). Cuando las páginas publicitarias de los diarios comienzan a inundarse de avisos de productos comerciales, la mitad de esos anuncios tenían que ver con esa franja imprecisa del yo saludable: tónicos, energizantes, aparatos de electroterapia, remedios contra el dolor de cabeza o el reumatismo.[3]

Ya en 1884, una columna de la *Revista Médico-Quirúrgica* denunciaba la excesiva libertad de acción de los actores del mundo de la salud, y allí se advertía que en "la tercera página de los diarios (...) no se refiere otra cosa que anuncios de remedios y específicos que curan todas y cada una de las enfermedades" (Anónimo, 1884a: 203). La maquinaria del consumo burgués nace en el instante en que esos avisos han logrado crearse el comprador que precisan: un sujeto adulto, preocupado por un bienestar sólo asequible mediante la posesión de productos materiales. Este ensayo trata precisamente sobre las dinámicas y actores que sostuvieron ese *mercado neurotizante*, al que se volcaron en busca de un incierto alivio tantos porteños insomnes, impotentes, dispépsicos y neurasténicos.

El primer capítulo explora los circuitos de promoción y venta de las sustancias señaladas como remedios contra las neurosis (aceites, lociones, jarabes, medallas magnéticas, cinturones eléctricos, etc.); repararemos en las publicidades, los agentes sociales que estuvieron detrás de esa comercialización y los imaginarios que allí se gestaban. El capítulo dos tomará en consideración las acciones llevadas adelante por los médicos para competir en esa feria de bálsamos para neuróticos porteños; nuestra atención recaerá exclusivamente en los servicios profesionales que fueron creados y divulgados como objetos de consumo, y que se acoplaron a esa lógica mercantil. En esas páginas documentaremos la incontrolable proliferación de institutos de electroterapia, hipnoterapia, aeroterapia y cosas parecidas. El capítulo tres pone de relieve las fricciones generadas en el gremio médico a propósito de la consolidación de ese costado lucrativo del arte de sanar.

Los últimos dos capítulos suponen un desplazamiento hacia la órbita de los discursos científicos y letrados. Por un lado, en el capítulo cuatro analizaremos las definiciones heterogéneas que los médicos porteños

---

3 No hemos realizado un estudio cuantitativo o sistemático sobre la abundancia de avisos de productos sanitarios o higiénicos en las páginas publicitarias de los diarios porteños. Valga, a título aproximativo, dos ejemplos tomados casi al azar (ambos de 1890). De un total de 46 avisos publicitarios incluidos en la página 4 del ejemplar de *El Diario* del 13 de noviembre de ese año, 21 corresponden a objetos de consumo destinados al cuidado de la propia salud (no se incluyen en el recuento alimentos, bebidas o cosméticos). De los 43 avisos impresos en la página 3 de *Sud-América* del 7 de abril de 1890, 18 aluden al tipo de mercadería que interesa a nuestro examen.

construyeron acerca de tópicos como la nerviosidad o la neurastenia; habremos de examinar qué tipo de subjetividad emerge en ese saber cambiante, y prestaremos especial atención a los dispositivos clínicos desde los cuales esos diplomados llevaron a cabo su labor teórica. En sintonía con derivas doctrinarias que primaron en el Viejo Continente, en esa literatura médica anterior a 1900 la nerviosidad no es aún sinónimo de degeneración o herencia malsana; representa más bien el nombre a través del cual el discurso médico narra y tematiza su nueva función ante las contingencias de la modernidad. Por otro lado, en el capítulo cinco estudiaremos la obra de José María Ramos Mejía, con el afán de pesquisar qué sentidos (paradójicos y añejados) asignó a lo neurótico en su producción teórica más temprana; procuraremos asimismo deslindar de qué manera sus iniciativas al frente de la cátedra de enfermedades nerviosas y de la sala hospitalaria en el Hospital San Roque, contribuyeron o no en la implantación local de un estudio y tratamiento de las afecciones neuróticas. La figura de Ramos nos sirve a su manera para sopesar hasta qué punto un médico que desde siempre experimentó una contumaz aversión hacia el mundo del mercado (y hacia sus virtudes imaginariamente democratizantes) estaba condenado al mismo tiempo a quedar ciego ante la novedad de la experiencia neurótica.

Este ensayo contiene un relato vidrioso de una experiencia que precisó de varias zonas de agenciamiento y visibilización. Antes que forzar un entrelazamiento pacífico entre ellas, optamos por una narración que haga justicia a sus constantes desacoples, y no menos frecuentes ensambladuras precarias. Esas disyunciones atañen al solapamiento entre, por un lado, el abanico de productos comerciales, muchas veces lanzados al mercado en circuitos profanos (droguerías, boticas, agentes de firmas internacionales, libros de autoayuda, etc.), y por otro, la medicina en sentido amplio. No sería justo hablar de dos mundos paralelos que jamás se cruzan; es obvio que entre la zona de la medicina clínica o académica y el terreno del consumo de productos de ortopedia subjetiva, hay ostensibles mixturas y préstamos. Sería muy errado empero confundir esos dos circuitos; a pesar de sus hibridizaciones, cada uno tenía sus agentes, sus lógicas o sus vías de desplazamiento en la trama cultural.

Es menester, de todos modos, prestar su debida significación a desacoples más sutiles; por ejemplo, los que afectaron a la propia medicina. Los trabajos teóricos que, con obtusa erudición, daban cátedra sobre esos nuevos desarreglos, apenas si podían brindar ilustraciones clínicas de sus verdades; ello sucedía al mismo tiempo que en folletos hechos a las apuradas y con afanes propagandísticos, otros colegas, más aventureros que doctos, podían apilar historiales de neurasténicos o masturbadores atendidos en sus institutos. Será necesario hallar el vocabulario que mejor se preste para la comprensión de eso que por ahora nombramos desacople. Pero más allá del rótulo que convenga, esas discrepancias pueden ser miradores con que observar rasgos poco transitados del mundo profesional y letrado de aquellos años.

CAPÍTULO 1

Un bazar para las neurosis. Aceites, píldoras y medallones magnéticos

> *"La primera vez que cae bajo nuestros ojos un aviso, no lo vemos; la segunda vez lo vemos, pero no lo miramos, la tercera vez nos damos cuenta de lo que existe; (...) la sexta hacemos un gesto al notarlo, la séptima vez lo leemos con más atención y exclamamos: ¡Oh bobería! (...) La novena vez nos damos a pensar si la cosa valdrá la pena, la décima vez decidimos preguntarle al vecino si ha ensayado el producto anunciado; (...) la duodécima vez reflexionamos que acaso servirá para algo, la décimatercia deducimos que debe ser producto aplicable a algún uso bueno, la décimacuarta vez recordamos que justamente lo que se anuncia es un artículo que de tiempo en tiempo venimos necesitando, la décimaquinta vez determinamos que luego hemos de comprarlo, (...) la décimaséptima vez nos desesperamos porque la escasez de nuestros recursos no nos permite comprarlo".* (*Sud-América*, 5 de septiembre de 1890).

El mexicano Gamboa prestó su voz a una decepción que podía resultar generalizada entre las víctimas nerviosas de la metrópoli porteña. Pero el desencanto hacia lo que los médicos no podían dar, estaba llamado a ser una lamentación olvidable. Una mirada rápida a las páginas de avisos de los muchos diarios de la ciudad, devolvía cotidianamente el alma al cuerpo a los neuróticos locales. Allí encontraban, en recuadros de dudosa composición gráfica, la confirmación de que un abultado mercado de productos podía traerles, a precios módicos y a cambio de un esfuerzo mínimo, el alivio que los diplomados ni siquiera podían prometer. Esas publicidades, que aprovechaban con sigilo el mudable prestigio del saber médico, eran al mismo tiempo el soporte de un novedoso pacto de consumo, el catalizador de una construcción subjetiva, y el índice de una trama social conformada por farmacéuticos, importadores, inventores, curanderos y vendedores ambulantes (y también diplomados, que hacían lo imposible para no quedarse afuera a la hora del reparto de los dividendos).

Casi en los mismos días en que Gamboa decía aquella verdad, y al mismo tiempo que Rawson de Dellepiane denunciaba que *ser nervioso* era una forma de estar a la moda, un doctor extranjero –que de esa manera se anticipaba a Díaz de la Quintana– veía en la profusión de publicidades una preocupante radiografía del estado sanitario de la ciudad: "Una ojeada a los anuncios de los diarios cotidianos basta para demostrarnos esta pobreza nerviosa y sanguínea. Pululan en ellos avisos y *réclames* de todo género, medios reconstituyentes, fortificantes, antinerviosos, etc." (Marcus, 1892: 30). Esas voces recortan con precisión la amalgama que atraviesa este capítulo, aquella que diluye la distancia entre mercado y salud. Y al mismo tiempo restituyen los nombres de los hilos que tejieron la red en que la experiencia neurótica trazó su camino: progreso, moda y publicidad.

Nos ocuparemos ahora del costado más material, visual y sustancial del mercado neurótico de la ciudad, costado que muchas veces es difícil de separar de todo lo relacionado con el gremio galénico. La presencia de doctores en ese mercado de ortopedias subjetivas no debe llamarnos al error de superponer lógicas y rituales diferenciados. El mundo de los remedios contra las neurosis puede ser analizado con relativa independencia del andamiaje teórico que los profesionales intentaban construir sobre las nuevas patologías. No se trata de una autonomía inveterada, pues los recursos sanadores ofertados en ese mercado podían estar en sintonía con las definiciones teóricas presentes en las páginas de la erudición médica, o más comúnmente, con las definiciones científicas ya perimidas (pero que habían logrado una amplia difusión por su capacidad de adaptarse a representaciones legas o populares del funcionamiento orgánico).[1] A la inversa, la proliferación de sustancias

---

1 Fue el caso del *humoralismo* de principios de siglo, cuya terapéutica se basaba muchas veces en purgantes y vomitivos destinados a expulsar del organismo los elementos impuros o corrompidos. Ello aparece denunciado por Inocencio Torino en un breve texto de 1884, cuyo cometido era denostar las inexactitudes de un tratado publicado en Buenos Aires en 1829. Al respecto concluía: "La medicación *Le Roy* que cuenta aún con sostenedores inteligentes en la turbamulta de los no iniciados en la medicina, reviste hoy formas distintas de las que adoptó primitivamente, pero las ideas teóricas entonces predominantes subsisten aún, si bien latentes, en los que todavía la preconizan y en los que sustituyéndola con fórmulas distintas le adaptan

presuntamente indicadas contra ciertas enfermedades legitimaba ante la mirada pública la existencia real de esas patologías (y, como corolario, la necesidad de una ciencia que las estudiara). Sin embargo, esa traducción o reenvío no siempre era seguro o posible; más importante aun, la oferta de productos debe ser leída desde un registro que le es propio. Su lenguaje es el del consumo, y su destinatario, el comprador.

En las últimas décadas, sobre todo gracias al impulso dado por Roy Porter al estudio de esa problemática, la historia de los cruces entre medicina y mercado de productos curativos ha dado lugar a ensayos muy documentados (Porter, 1989). Aquel historiador mostró de modo convincente que durante el siglo XVIII, en un contexto de franco crecimiento del consumo, el mercado de la salud aparecía constantemente tensionado entre la demanda de alivio de parte de los sujetos enfermos (entendidos como agentes activos que reclamaban respuestas y remedios para sus muchas dolencias) y un escenario donde los médicos competían, muchas veces con desventaja, con una gran variedad de sanadores, que intentaban por todos los medios prestigiar sus conocimientos y pericias en el arte de curar. En tal situación, los médicos aparecían como protagonistas entre marginales y poco afortunados a nivel competitivo. Otros estudiosos han mostrado que ese proceso de extensa comercialización de mercaderías sanitarias puede incluso ser remontado a los siglos anteriores para regiones como Inglaterra u Holanda (Curth, 2002, Cook, 2007). Sea como fuere, todas esas reconstrucciones han puesto en evidencia que la historia de la amalgama entre salud y mercado debe ser entendida desde una perspectiva de larga duración. Sería un error suponer que esa mixtura es privativa de la sociedad contemporánea, e igual de equivocado sería sostener que nada ha cambiado con el paso de los siglos. Muchos factores (la irrupción de las grandes empresas de productos químicos, la creciente profesionalización y consolidación social de la medicina, la difusión global de la cultura de patentes y marcas, etc.) han hecho que, hacia finales del siglo XIX, ese mercado haya comenzado a adquirir los rasgos que mantendría hasta nuestros días (Marland, 2006).

---

denominaciones nuevas –aunque no sistemáticas– con el objeto de explotar la candidez ajena. El sin número de píldoras purgantes: de *Brandreth, píldoras depurativas, cápsulas de taurina*, etc., que se espenden al público con éxito más o menos justificable, sirven para establecer la filiación histórica de la medicina popular actual, con las rancias y extravagantes doctrinas de edades que, si bien muy próximas, parecen remotísimas por la estructura cerebral que revelan" (Torino, 1884a: 505). Acerca de la difusión del sistema *Le Roy* en la región, véase (Di Liscia, 2003).

En este capítulo no pretendemos sino ofrecer un mapa algo desordenado del cúmulo de productos curativos que los neuróticos porteños tuvieron al alcance de la mano en las décadas finales del siglo XIX. Sería difícil establecer con precisión cuándo desembarcan en las páginas de avisos las publicidades de cada una de las sustancias que habrán de retener nuestra atención. Lo que sí podemos afirmar con cierta seguridad es que desde comienzos de la década de 1880 la cantidad de esos avisos ha crecido de modo significativo, y también se ha reforzado su sofisticación en términos gráficos. En los inicios de nuestro arco temporal, lo nervioso, muchas veces declinado como debilidad, aparece como una condición mórbida apenas circunscripta. Son promocionados como remedios contra esas afecciones muchos productos que sirven en verdad para revertir variados procesos de decaimiento, pérdida de fuerzas o agotamiento. Las enfermedades nerviosas quedan confundidas, en el mensaje de promesa curativa enunciado por esas publicidades, con malestares que han ganado ya una entidad más segura: tuberculosis, clorosis o digestiones difíciles. Poco a poco, tal como veremos, no solamente comienzan a recibir nombres propios más claros (neurastenia, histeria, etc.), sino que quedan asociadas a sustancias que les son privativas en esa farmacopea casi plebeya.[2]

La expansión del mercado de remedios constituye tan sólo una pequeña muestra de las alteraciones que se producen hacia fines de siglo en las pautas de consumo de los argentinos. La modernización económica, sumada al crecimiento demográfico y al afianzamiento de la urbe, trajeron como corolario la conformación de un mercado interno que dejó atrás la vieja lógica del auto-abastecimiento, y que pasó a estar regido por la espiral del consumo (Rocchi, 1999; Szir & Félix-Didier, 2004). Según algunos cálculos aproximativos, entre 1880 y el inicio de la Primera Guerra, el tamaño del mercado interno local creció unas nueves veces; en ese mismo lapso, los sectores medios, al menos en lo que respecta a la región del litoral del país, pasaron del 15 al 30 por ciento de la población total, y su poder adquisitivo se triplicó (Hora, 2010). La vida cotidiana de los habitantes de Buenos Aires comenzó a estar teñida por el acceso creciente a una amplia gama de productos (alimentos, ves-

---

2 El libro de Diego Armus sigue siendo el estudio más completo e informado sobre la comercialización y difusión publicitaria de remedios y productos higiénicos en el cambio de siglo (Armus, 2007: 305-314; véase asimismo Armus, 2016). Existen monografías sobre recortes más puntuales de ese mundo de la publicidad médica o farmacéutica (Carbonettí & Rodríguez, 2007; Carbonetti *et al*, 2014).

tidos, muebles, adornos, bebidas, etc.), despachados por una extensa red de negocios y agentes sociales. José Wilde fue un testigo privilegiado de esa metamorfosis; en sus memorias de 1881 se encargó de subrayar el contraste entre la vieja sociedad de 1830 o 1840, de ritmos aún coloniales, y la que él llegó a conocer en su vejez, en la cual el "furor por la novedad" alimentaba un mercado infinito de objetos (Wilde, 1881). Ese proceso se vio reflejado y fortalecido por el desarrollo de la publicidad visual, que en los últimos años ha recibido una fuerte atención de los estudiosos de la cultura gráfica de fin de siglo (Szir, 2009a, 2009b; Tell, 2009; Bonelli Zapata, 2017).

Excesos de bacalao y un poco de cocaína

Las publicidades que tanto escándalo generaron en Hugo Marcus llenaban las páginas finales de los periódicos (que en los de menor tiraje, como los de comunidades extranjeras, eran las páginas tercera y cuarta). El formato habitual de estos avisos puede ser descrito del siguiente modo. Solían ser rectangulares, con mucha información escrita, y a veces iban acompañados por alguna ilustración precaria, que en los inicios aparecía en segundo plano o en tamaño pequeño.[3] Uno de los obstáculos técnicos más notorios para la inclusión de elementos iconográficos en la prensa general residía en la dificultad de imprimir, en una misma página, texto e imágenes. Ese impedimento afectaba, por ejemplo, a la litografía, que fue la técnica de reproducción de imágenes más difundida a nivel local durante el siglo XIX. Recién en la década de 1890 fue adoptado aquí el sistema de fotograbado tramado o de medio tono, que sí permitía la convivencia de los dos elementos (Szir, 2009b; Tell, 2009).

Los recursos para atraer la atención del consumidor (y para legitimar el valor del producto) eran reiterativos: por un lado, la enumeración de las dolencias que serían disueltas por la mercadería; por otro, la mención de supuestas autoridades médicas extranjeras que o bien habían comprobado la utilidad del objeto, o bien recomendaban directamente su uso; tercero, la información sobre las firmas extranjeras que estaban detrás de su producción o distribución. De hecho, la gran mayoría de las mercaderías que abultaban esa miscelánea farmacopea era de

---

3 En las publicaciones ilustradas, las imágenes comerciales tenían un grado mucho mayor de sofisticación visual, y en algunos casos el contenido gráfico, abigarrado y cuidadosamente compuesto, se autonomizaba respecto del mensaje verbal (Román, 2017: 130-154).

procedencia foránea, o al menos era vendida como tal.[4] En un contexto en que la producción farmacéutica local era aún muy débil, el mercado estaba dominado por esos productos que habían atravesado el océano.[5] A ello se agregaba muchas veces alguna advertencia sobre la existencia de falsificaciones o imitaciones (Correa, 2018). Todo ello podía ir o no acompañado por la indicación de alguna farmacia local que estuviera autorizada a comercializar el remedio.

Si bien en nuestro análisis nos concentramos en la publicidad gráfica impresa en los periódicos, no podemos dejar de señalar que los remedios también fueron promocionados, tal y como se desprende de algunas de las fuentes que revisaremos, en otros soportes que formaron parte de esa pujante cultura visual: carteles en la vía pública, en tranvías, en coches, etc.

La comercialización de estas sustancias contra los problemas nerviosos se amparaba en el uso local de publicidades estandarizadas; su difusión dependía de la utilización de planchas tipográficas distribuidas por los mismos agentes que garantizaban la importación de los específicos. En tal sentido, esa zona de la propaganda se mostró menos contaminada por las torpezas y rusticidades que solían cometer los dueños de otros negocios a la hora de elaborar sus carteles, tal y como fue satirizado por una crónica:

---

4 En su estudio sobre el mercado de productos terapéuticos en Chile, María José Correa comprobó que hacia 1902 el volumen de artículos de farmacia importados era el doble que el de perfumería, y casi equivalente al número de mercaderías alimenticias ingresadas al país (Correa, 2014a). El censo de Buenos Aires de 1887 arroja cifras distintas, pero que de todas maneras reflejan la significación de las sustancias importadas en el mercado farmacéutico porteño. Según aquel recuento, el valor total de las "Sustancias y productos químicos y farmacéuticos" importados durante 1887 ascendía a $ 2.380.505. El valor de los alimentos importados era de poco más de 13 millones de pesos; el de bebidas llegaba a 12 millones; el de tabacos era de 1.370.000 (*Censo General*, 1887, Tomo 2, pp. 156-164).

5 El Censo de 1887 contabilizaba la existencia de una única fábrica de productos químicos en la ciudad, que recién comenzaba a funcionar (*Censo General*, 1887, Tomo II, p. 336). Se trata seguramente de la firma Demarchi, Parodi & Cía., que en 1886 se había transformado en la primera fábrica de sustancias farmacéuticas (Cignoli, 1953: 316). Ese estado de cosas no puede ser desligado, por supuesto, de la tardía autonomización de la química en el país (Matharan, 2016). Para 1904, solamente el 14% de las sustancias farmacéuticas del mercado interno era de producción local; el 84% restante provenía de la importación. En 1939 se alcanzó una segura sustitución de esas importaciones, y la industria local era la responsable de la elaboración del 91,5% de los productos (Campins & Pfeiffer, 2011).

> Lo que más llama la atención de los paseantes en esta Buenos Aires son los letreros de las casas de comercio menor, de los carros, coches, etc.
> Y a la verdad que ellos forman una de las cosas más curiosas.
> Juzgue el lector por esta treintena de letreros:
> Almacén de la hija de Giacumina.
> Fonda del hijo de la tía Ambrosia.
> Café y Billardo del Peringundín.
> (...) Almacén ¿Quién lo diría? - Almacén ¿Quién lo pensara?
> Casino de Pancho el Gordo.
> (...) En los carros se leen letreros como estos: Si te perdés chiflame - Soy un güen mozo - Ay juna que sos compadre.[6]

Esa relativa tosquedad de la cultura publicitaria fue notada, por ejemplo, por Rubén Darío, que en 1901 desde Madrid comentó lo siguiente: "Al escribir mis primeras impresiones de España, a mi llegada a Barcelona, hice notar que una de las particularidades de la ciudad condal era la luminosa alegría de sus calles, enfloradas en una primavera de *affiches*. Así como en Buenos Aires se está aún con el biberón a este respecto, en España no se ha salido de la infancia" (Darío, 1901: 324).

Un ingrediente que no podemos pasar por alto está dado por los agregados que intentaban realzar el tenor apetecible del remedio. La reiterada mención al buen sabor de las pastillas o jarabes, a su carencia de olor o a su fácil digestión, eran intentos por exorcizar los temores que podía despertar en el imaginario porteño un objeto desconocido o novedoso, verbigracia una "cápsula" –máxime cuando estaba lanzado a un circuito que dependía en gran medida del autoconsumo–. Las píldoras o pastillas, en aras de devenir objetos de consumo cotidiano, debían batallar por ganar su derecho de ciudadanía en un mercado en transformación. Por ejemplo, en el aviso publicitario de las "Cápsulas Thévenot" para "enfermedades confidenciales", se informaba que eran "sin olor ni gusto" y de "absorción fácil".[7] La publicidad de las "píldoras de Catramina Bertelli" advertía que eran "muy solubles y bien digeridas por los estómagos más delicados"; a renglón seguido se agregaba: "No hay instrucciones particulares que observar para el uso de estas píldoras. Se dejan disolver en la boca, de una a dos (que se pueden también tragar

6 "Títulos y letreros risueños", *Sud-América*, 23 de julio de 1890.

7 *Sud-América*, 13 de marzo de 1891.

directamente enteras de dos en dos horas)".[8] Uno de los múltiples remedios ofrecidos para combatir la tenia o lombriz solitaria (la "Pelletierina de Tanret") era "el más fácil de tomar" y cada dosis iba acompañada de "una instrucción detallada".[9]

Podemos recuperar el ejemplo de un producto muy conocido en la época, el "Aceite de hígado de bacalao de Berthé", indicado contra la debilidad y el raquitismo.

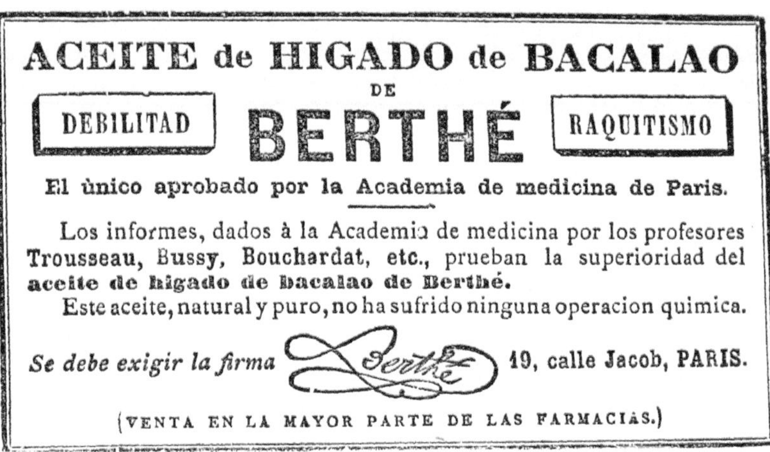

(Imagen 1: *Sud-América*, 28 de noviembre de 1889)

Bajo el generoso paraguas de la "debilidad" podían ubicarse variadas condiciones difusas, y muchos de los remedios que estamos estudiando apelaban a esas categorías vagas. Las "Píldoras Restauradoras Formiguera", "recomendadas por las eminencias médicas americanas y españolas", curaban la "clorosis, anemia, debilidad general" y servían para dar "fuerza y vigor a los ancianos, convalecientes y personas débiles y decrépitas".[10] Un remedio podía ser ofertado, por el contrario, para entidades diagnósticas un poco más acotadas, pero en ese caso el listado de condiciones mórbidas era tan extenso que lograba similar poder de inclusión que la "debilidad". Por ejemplo, otro aceite de hígado

8 *Sud-América*, 14 de marzo de 1891.

9 *Sud-América*, 14 de marzo de 1891.

10 *El Diario*, 28 de marzo de 1890. Las "Grajeas de hierro Rabuteau" estaban indicadas para tratar esas mismas condiciones; *El Censor*, 11 de febrero de 1892.

de bacalao era anunciado como remedio contra la anemia, la clorosis, la bronquitis, la tisis, la diátesis escrofulosa y un largo etcétera.[11] En igual sentido, las "píldoras de Damiana del Dr. J. Welton de Nueva York" eran vendidas por la Droguería Nacional de la calle Rivadavia como el "único remedio conocido hasta la fecha para la infalible y completa curación de la impotencia"; según el mismo aviso, pareja eficacia tenían contra la espermatorrea, la diabetes, la gota militar, debilidad del cerebro, dispepsia, "decadencia y laxitud de todo el sistema nervioso".[12] La "Antipirina de Troeutte" agregaba a ese generoso listado las "enfermedades nerviosas":

Solucion
De ANTIPIRINA
de TROUETTE
Calma instantáneamente y cura las Jaquecas, las Neuralgias, los Cólicos hepáticos y nefríticos, el Asma, el Enfisema, los Reumatismos, la Gota, la Ciática, las Enfermedades nerviosas y en generál todas las Enfermedades en que los dolores hacen el principal papel
Cuídese mucho de exigir que cada frasco lleve al nombre de TROUETTE
Venta por Mayor, en PARIS, E. MAZIER, Farmacéutico
264, Boulevard Voltaire
Depósitos en Buenos-Ayres y Rosario : DEMARCHI, PARODI y Ca
Y EN LAS PRINCIPALES FARMACIAS Y DROGUERIAS

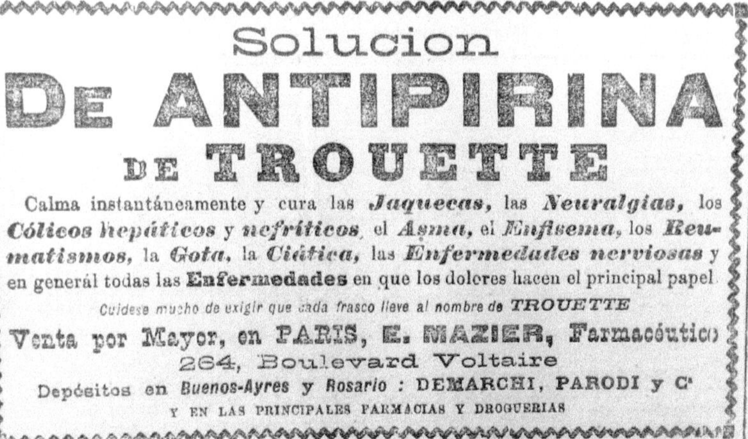

(Imagen 2: *Sud-América*, 15 de junio de 1891)

Sucede como si una astuta estrategia de *marketing* estuviera detrás de esa competencia de remedios similares (y surtidos probablemente

---

11 La "Trefusia (Albuminado de hierro natural)" era ofertada como un remedio eficaz contra "anemia, clorosis, y en general todas las distrofias del tejido sanguíneo, debilidades, cualesquiera que sean los individuos o las causas de que provienen; las diversas formas de leucemia, raquitismo, escrofulosis, pelagra (…), consecuencias de malaria, de la sífilis y de los envenenamientos crónicos"; *Sud-América*, 12 de julio de 1892.

12 "Impotencia", *Sud-América*, 13 de noviembre de 1890. En el mercado porteño circularon muchos otros remedios de venta libre contra la impotencia; por ejemplo, las "píldoras tónico-genitales del Dr. Morales, de Madrid", que eran publicitadas también como el "único remedio conocido para la infalible y completa curación" de esa condición; esas mismas píldoras, según el aviso, tenían resultados positivos en la esterilidad de la mujer; *El Diario*, 11 de diciembre de 1890.

por una cantidad reducida de distribuidores). Para un lector mejor informado, o quizá más proclive a buscar con un diccionario de medicina en la mano el nombre de su mal, se despachaban avisos que no ahorraban tecnicismos galénicos (incluso algunos que empezaban a envejecer, como el de "clorosis", una categoría que los médicos de Buenos Aires ya casi no empleaban para fines de siglo).[13] Para un consumidor menos pretencioso se echaba mano de descripciones más globales o impresionistas, donde términos como "debilidad" o "cansancio" bastaban para captar la atención.

ACEITE de HIGADO de BACALAO
del Dr DUCOUX
Iodo-Ferruginoso con Quina y Cáscaras de Naranjas amargas
Este medicamento es fácil de tomar, sin asco, y tiene un gusto agradable. Su composicion le da todas las calidades que le permiten combatir :
á la ANEMIA, la CLOROSIS, las ENFERMEDADES del PECHO
la BRONQUITIS, los CATARROS, la TISIS
la DIATESIS ESTRUMOSA, ESCROFULOSA, etc., etc.
Por las razones de su fácil uso, sus acciones múltiples y seguras y por su economia para los enfermos, los Médicos le ordenan con preferencia á los demás medicamentos semejantes.
DEPÓSITO GENERAL :
PARIS - 209, rue (calle) Saint-Denis, 209 - PARIS
VENDE SE EN TODAS LAS PRINCIPALES FARMACIAS DEL UNIVERSO

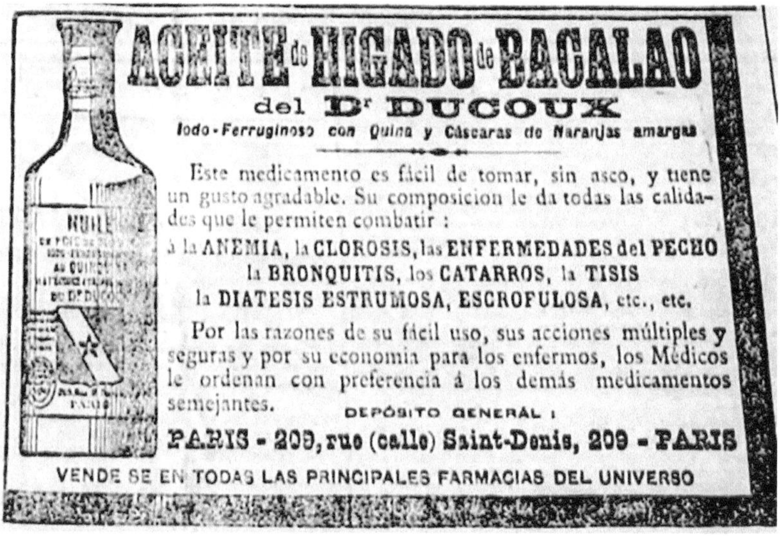

(Imagen 3: *Sud-América*, 8 de julio de 1886)

La dimensión de lo nervioso podía figurar en el espectro de esas medicinas de manera más bien difusa o vaga, sobre todo en los años previos a la última década del siglo. Antes de recortarse como un campo generoso de patologías bien delimitadas, lo nervioso quedó anexado al tópico de la debilidad y el mal desarrollo. Los nervios parecían guardar

---

13 La clorosis podía ser también combatida con las "Píldoras de Vallet" (véase *Sud-América*, 10 de enero de 1889). En ese aviso, que al igual que otros incluía frases en francés y referencias a direcciones postales de París, se habla en verdad de "chlorosis". Ese detalle nos hace presumir algo que quizá resulte obvio: en muchas de estas publicidades no se hacía sino reutilizar 'clichés' (o planchas tipográficas) adquiridos en el exterior (Bonelli Zapata, 2017). En efecto, estas mismas publicidades llenaban las páginas de los diarios y revistas de muchos países de ambos hemisferios.

mayor parentesco con un sistema orgánico a fortalecer, que con la posibilidad de constituir la sede de afecciones rotuladas. A esa meta iban apuntados, por ejemplo, algunos productos basados en el hígado de bacalao, como la Emulsión Defresne:

EMULSIÓN DEFRESNE
DE ACEITE DE HIGADO DE BACALAO
Iodo-Fosfatada
Tan agradable de tomar como la Leche.
Los más eminentes médicos de los Hospitales han reconocido y apreciado su digestibilidad, su riqueza incomparable en principios reconstituyentes y depurativos (iodo y fosfato de cal).
La Emulsion Defresne se muestra soberana para contener la tos, las inflamaciones de la garganta y de los pulmones en los adultos.
Ningun específico ha dado hasta el dia tan maravillosos resultados como la EMULSION DEFRESNE en los niños en la debilidad de los huesos, la escrófula, y la flogedad de las carnes; es indispensable al desarrollo del sistema:
MUSCULAR, OSEO, SANGUINEO Y NERVIOSO
UN FRASCO,
dá los mismos resultados que un litro de Aceite de Higado de Bacalao
AL POR MAYOR: TH. DEFRESNE, Pre de 1a Clase Proveedor, con privilegio, de la Armada y de los Hospitales por la Pancreatina y su Peptona, PARIS.
AL POR MENOR: En todas las buenas Farmácias de España y U tramar.

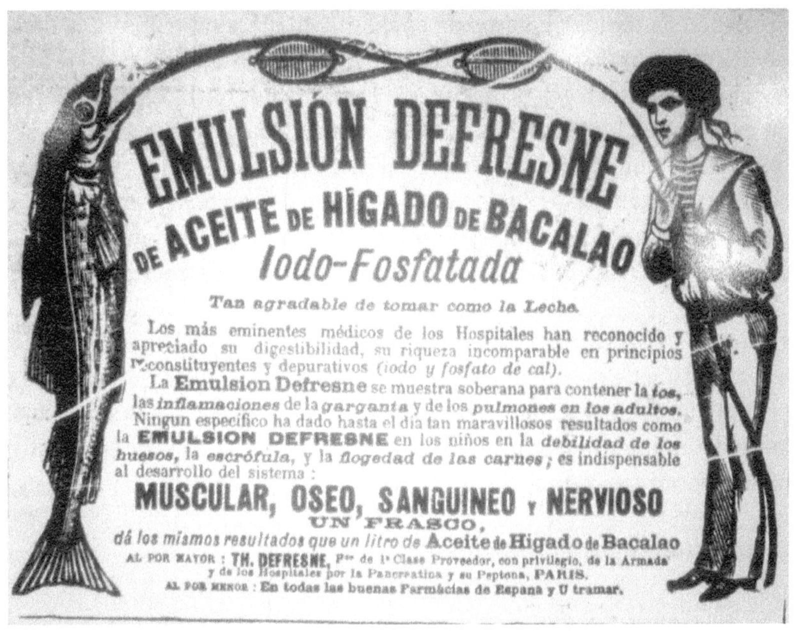

(Imagen 4: *El Diario*, 14 de abril de 1891)

Pareja difusión tuvieron otros productos, como las "perlas de quinina del Dr. Clertan", indicadas para tratar la fiebre, o las "perlas de éter" del mismo "profesional", que contaban además con la "aprobación" de la Academia de Medicina de París y que servían para atacar las palpitaciones y "calambres de estómago".[14] También de la capital francesa provenían las "pastillas y polvo de carbón del Dr. Belloc", que ayudaban para combatir las "digestiones difíciles". Los "verdaderos granos de salud del Dr. Franck" servían para idéntico fin.[15]

Detrás de esos rudimentarios avisos había, claro está, una compleja maquinaria de distribución y venta de productos, una aceitada red de importadores, publicistas y minoristas quc abastccía a un público quc

14 Véase *Sud-América*, 27 de junio de 1890.

15 Véase *Sud-América*, 13 de julio de 1889.

se mostraba deseoso de consumir las mismas sustancias que llenaban las vidrieras de las droguerías parisinas o londinenses. Entre esas últimas novedades estaba, por ejemplo, la cocaína, y las farmacias de Enrique Krauss se encargaron de poner a disposición de los porteños inyecciones de esa nueva droga (indicada contra la gonorrea).[16] Hablar del deseo de emular hábitos de consumo de otras metrópolis es otro modo de mentar la réplica local del poder distintivo de estos desarreglos nerviosos. En efecto, es probable que para muchos de los consumidores de estas publicidades, los rótulos de "nerviosidad" o de "neurastenia" fueran sinónimo de modernidad, cuando no de refinamiento, tal y como señaló acertadamente Rawson de Dellepiane en su tesis. Antes de que esas categorías diagnósticas fueran recubiertas con el estigma de la degeneración, tuvieron el extraño encanto de otorgar simultáneamente sufrimiento y distinción social. Para un sector importante del imaginario *fin-de-siècle*, sufrir de los nervios era pertenecer por derecho propio a la agitación de la ciudad moderna. Los publicistas lo advirtieron más pronto que tarde, y a ello obedeció seguramente que muchos avisos dejaran de enumerar síntomas y pasaran en cambio a ofrecer como carnada el mote capaz de seducir: "histeria", "enfermedades nerviosas", etc.

Instrucciones para *bromiómanos*

Con el correr de los años, como dijimos, las "enfermedades nerviosas" en su conjunto, o algunas de ellas en particular, comenzaron a figurar en esos avisos de milagros. Ya a mediados de la década de 1880 hallamos ese tipo de publicidades, y no cabe duda de que muchas de ellas se remontan a años anteriores. La "solución anti-nerviosa de Laroyenne", por ejemplo, figurará en esa sección de los diarios durante muchos años. Con ella se conseguía una "curación frecuente" y "alivio siempre" para la epilepsia, el "histérico" o las convulsiones. El aviso tiene valor paradigmático, por otro lado, por el balance disparejo que establece entre el texto, claro y en letras bien visibles, y la imagen (que representa a un hombre caído, presa de un ataque convulsivo), pequeña, ubicada en el vértice superior derecho.

---

16 Véase *El Correo Español*, 15 de octubre de 1892. Poco después circuló en Buenos Aires la "Cocaína Midy", indicada para molestias en la garganta, laringe y boca; *Semana Médica*, Año IV, 182, 8 de julio de 1897.

EPILEPSIA
HISTÉRICO
CONVULSIONES
ENFERMEDADES
NERVIOSAS
¡Curacion frecuente!
¡Alivio siempre!
CON EL USO DE LA
SOLUCION ANTI-NERVIOSA
DE
Laroyenne
VENTA POR MAYOR
PARIS, 7, Boulevard Denain, 7, PARIS
FARMACIA DUREL
Depositarios en Buenos-Ayres: DEMARCHI, PARODI y Cª; — ZINERONI y Cª; — A. EASTMAN y Cª.

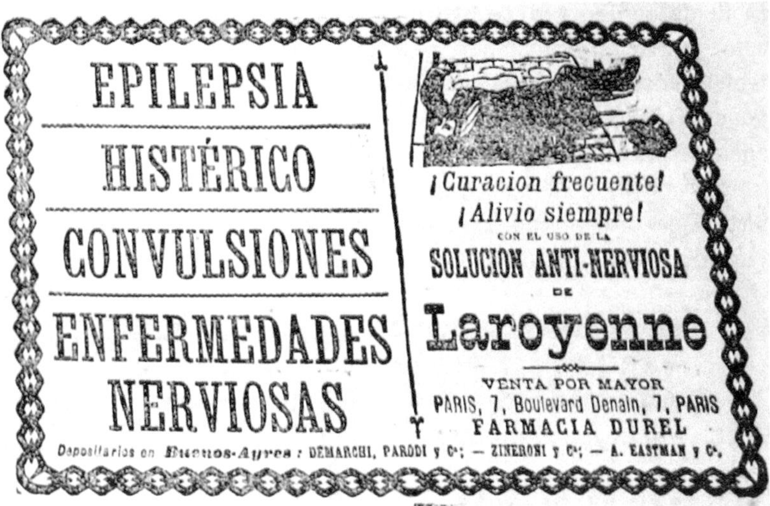

(Imagen 5: *Sud-América*, 5 de julio de 1886)

La misma alusión al "histérico" aparece en otro remedio que además prometía una "curación segura" de la epilepsia o la corea: las "Grajeas Gelineau". El producto estaba indicado para condiciones un poco más difusas, pero que de todos modos ya comenzaban a ser deletreadas en la literatura médica del período y a abultar los registros estadísticos, como el "nervosismo":

Curación segura
DE
la COREA, del HISTERICO
DE LAS CONVULSIONES, DEL NERVOSISMO
de la Agitacion nerviosa de las Mugeres en el momento
de la Menstruacion y de
LA EPILEPSIA
CON LAS
GRAJEAS GELINEAU
En todas las Farmacias
J. MOUSNIER y Cía, en Sceaux, cerca de Paris

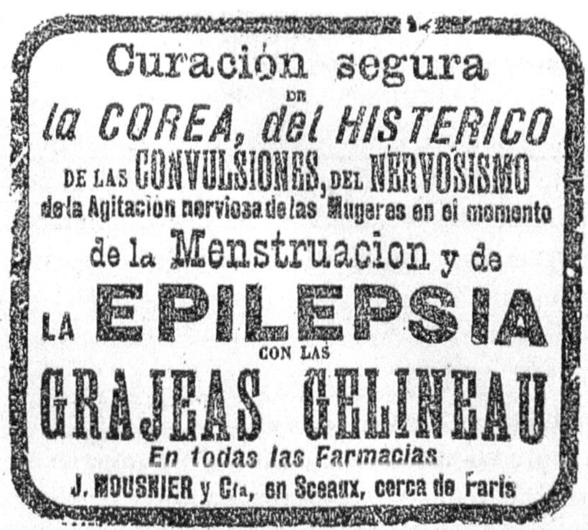

(Imagen 6: *El Correo Español*, 8 de enero de 1890)

El jarabe Henry Mure, distribuido por esos mismos días, apuntaba a una población similar, pero se atrevía a dar un extenso listado de las "enfermedades nerviosas" que podían ser contrarrestadas. Aquí también podemos sospechar que no hay una mano médica detrás: no debido a lo añejo de los rótulos, sino a su carácter extravagante (o a su denominación errática). Por ejemplo, este jarabe debía servir contra el "baile de San Víctor" –recordemos que la enfermedad lleva el nombre de "baile de San Vito"–, o contra la extraña dupla "Epilepsia-histérico, histero-epilepsia".

CURACION CIERTA
de los Enfermedades Nerviosas por el
JARABE HENRY MURE
Buen éxito demostrado por 15 años de experiencias en los Hospitales de Paris
PARA LA CURACION DE
Epilepsia-Histérico
Histero-Epilepsia
Baile de San Victor
Enfermedades del Cerebro
y de la Medula Espinál
Diabetis Azucarada
Convulsiones, Vértigos
Crisis nerviosas, Jacquecas
Desvanecimientos
Congestiones cerebrales
Insomnios
Espermatorrea
Se envia gratuitamente una instruccion impressa, muy interesante, á las personas que la pidan
HENRY MURE, en Pont-St-Esprit (Francia)
VENDENSE EN TODAS LAS PRINCIPALES FARMACIAS Y DROGUERIAS

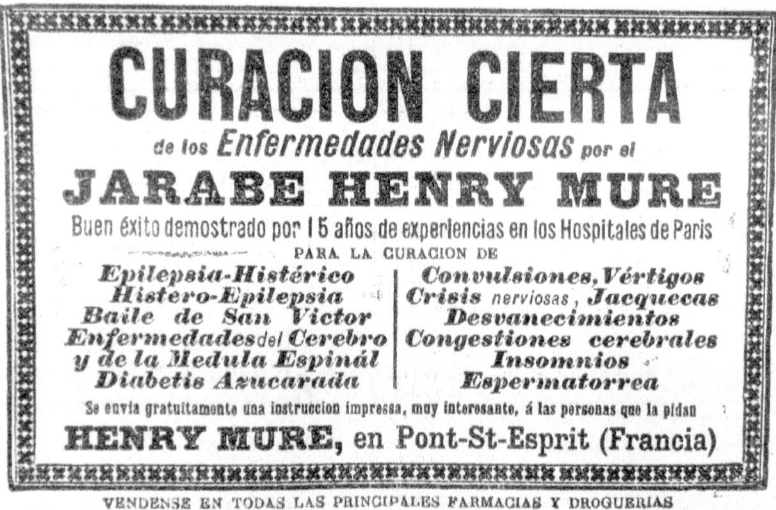

(Imagen 7: *Sud-América*, 31 de julio de 1890)

Muchas de estas publicidades guardaban silencio acerca de la composición de los productos lanzados al mercado. Otras pocas, en cambio, daban un esquivo detalle de su fórmula activa. El "elixir antinervioso polibromurado Dr. Baudry" reunía "en perfecta combinación" drogas que eran muy utilizadas por esos años por los médicos en sus abordajes de las patologías nerviosas: bromuro de potasio, de sodio y de amonio. Este elixir en particular prometía la curación o el alivio del insomnio, la jaqueca, la agitación nocturna, "el histérico", el baile de San Vito y las convulsiones infantiles; convenía, por último, "a las señoras que padecen de espasmos, vapores y ataques de nervios".[17] No todas las sustancias provenían de Francia. Algunas eran de origen inglés, como las "Beecham's Pills". Por otro lado, la toma en consideración de la circulación de esta

17 Véase *El Diario*, 9 de diciembre de 1890.

última mercadería en el mercado porteño sirve para efectuar un señalamiento que puede ser extensivo a otros productos. La emergencia de lo "nervioso" como parcela de un mercado de bienes de consumo no se tradujo en la inmediata irrupción de drogas que se aplicasen exclusivamente a esa nueva esfera. En algunas ocasiones, a los remedios que eran vendidos para enfermedades más tradicionales o para condiciones que no respetaban la progresiva sectorización de los sistemas orgánicos de la medicina, se les quiso agregar mágicamente un poder anti-nervioso. Es lo que comprobamos en esas píldoras de Beecham. Además de remediar las pústulas en la piel o el escorbuto, "refrescar la sangre, rechazar las calenturas y prevenir las inflamaciones en los climas cálidos", eran provechosas asimismo "para los desórdenes biliosos y nerviosos" como jaquecas, vértigos, sofocaciones, "rojeces súbitas", pesadillas y "todas las demás sensaciones nerviosas y temblorosas".[18]

Otro ejemplo ilustrativo está dado por el "Hierro del Dr. Girard", entre cuyas indicaciones estaban la histeria, la clorosis, la anemia, el empobrecimiento de la sangre, la constipación y los dolores de estómago.[19] Las "Píldoras tocológicas del Dr. Bolet" (fabricadas en Nueva York y distribuidas en Buenos Aires por la farmacia de Otto Recke, según rezaba su anuncio) eran el "remedio infalible" para el histerismo, los "catarros uterinos", los "malos embarazos" o los tumores de ovario.[20] Por su parte, el "Sirop du Dr. Forget" era anunciado como un antídoto contra "resfriados, insomnios y enfermedades nerviosas".[21]

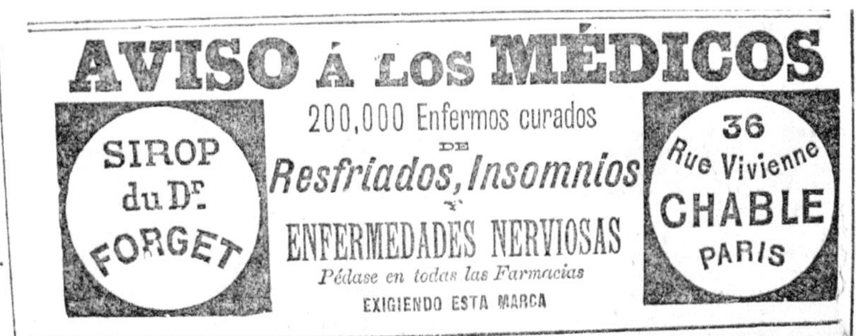

(Imagen 8: *Tribuna*, 2 de enero de 1893)

18 Véase *Sud-América*, 28 de noviembre de 1889.

19 Véase *Tribuna*, 2 de enero de 1893.

20 Véase *La Patria Argentina*, 1 de julio de 1885.

21 Para luchar contra la dificultad de conciliar el sueño, los porteños podían también recurrir al "Elixir de Cloralamido de Gibson"; *El Nacional*, 8 de noviembre de 1890.

Algo similar puede ser señalado quizá respecto de los "Cigarrillos Espic". Además de "calmar el sistema nervioso", eran recomendados contra el asma, la tos, las constipaciones y las neuralgias.

OPRESIONES
TOS.
CATARROS, CONSTIPADOS
ASMA
NEURALGIAS
CURADOS
Por los CIGARILLOS ESPIC
Aspirando el humo, penetra en el Pecho, calma el sistema nervioso, facilita la expectoracion y favorece las funciones de los órganos respiratorios.
(Exigir esta firma : J. ESPIC.)
En Buenos-Ayres : DEMARCHI, PARODI y Cª ; — ZINERONI y Cª ; — A. EASTMAN y Cª.

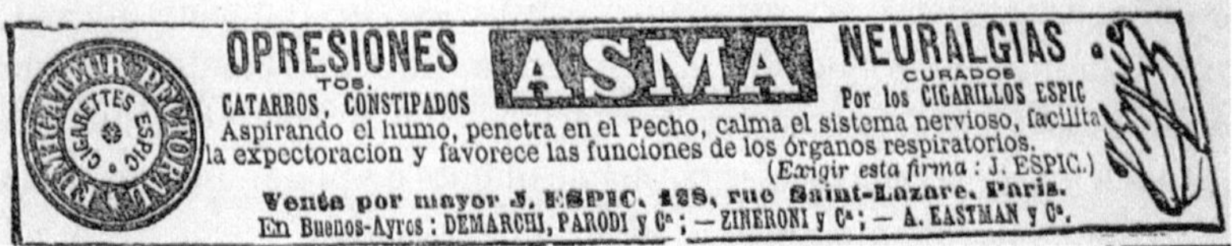

(Imagen 9: *Sud-América*, 16 de julio de 1886)[22]

Para el caso de las enfermedades nerviosas podemos hacer valer asimismo la distinción entre avisos como los recién recuperados, que iban dirigidos a condiciones singulares, y algunos otros que no renunciaban a una confusa mescolanza. Entre estos últimos cabe colocar a las "cápsulas Thévenot", compuestas de antipirina, bromuro de alcanfor, bromuro de potasa y éter; según el aviso que se imprimió en esos años, esas cápsulas servían de remedio contra "enfermedades nerviosas de toda clase".[23] Para "todos los afectos nerviosos", y para las jaquecas y calambres de estómago, iban destinadas también las "píldoras antineurálgicas del Dr. Cronier".[24]

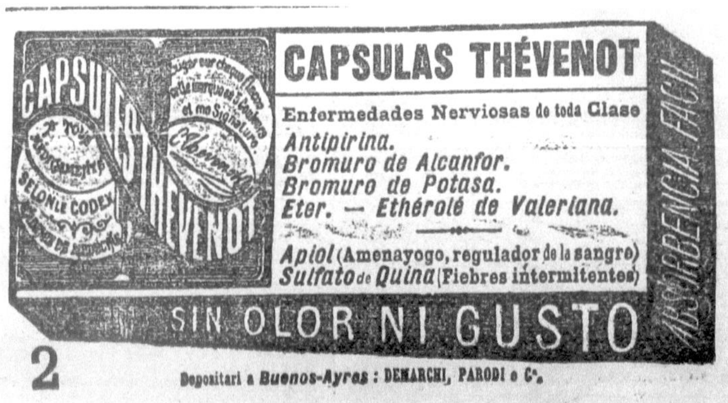

(Imagen 10: *Sud-América*, 10 de julio de 1889)

22 También los cigarros Joy eran vendidos como remedio contra el asma por esa época; véase *El Correo Español*, 3 de febrero de 1893.

23 Véase *Sud-América*, 10 de julio de 1889.

24 Véase *Sud-América*, 13 de julio de 1889.

Para mediados de la década de 1890 una entidad diagnóstica invade los avisos de específicos; conquista esas propagandas más rápidamente que las páginas eruditas de los doctores. Nos referimos a la neurastenia (o la neurosis a secas). Estamos ante una entidad que llegó para quedarse, pues los productos para atacar ese mal abundarán en el mercado sanitario durante largas décadas. En el capítulo cuatro abordaremos las figuraciones que acerca de esa condición circularon en la medicina local a fines de siglo. Anticipemos meramente que ella tenía la virtud de recuperar y resignificar las clásicas representaciones del debilitamiento, aunándolas a modelos y lenguajes que insistían en el carácter perjudicial de la vida moderna (el aceleramiento del tiempo, el desgaste por sobre-estimulación, etc.).

En el cierre del siglo XIX los flamantes neurasténicos de Buenos Aires tuvieron al alcance de la mano múltiples remedios para su mal. En muchos casos debieron consolarse con píldoras que servían para todo, pues a los tradicionales "tónicos" o reconstituyentes se les atribuyó, de un día para otro, virtudes anti-nerviosas. Las páginas de *La Semana Médica* supieron ser una inmejorable vidriera de esas novedades del mercado. Allí se anunció la "Contradolina", un innovador "antineurótico", que además estaba indicado contra el reumatismo, la gota, la gripe, la fiebre tifoidea y la fiebre amarilla.[25] O el "Fosfato Vital de Jacquemaire", en solución inyectable, útil para la neurastenia, la tisis y las enfermedades de los niños.[26] Encontramos también la versátil "Cerebrina", que en su versión "bromada y yodada" servía para combatir la neurastenia, la neurosis y las neuralgias rebeldes.[27] Las sílabas "neuro" aparecían en los rótulos de los productos más diversos, incluso en los que incluían sólo tangencialmente las enfermedades nerviosas en el largo listado de las dolencias a revertir: el "Hemoneurol Cognet", que amén de la neurastenia, curaba la tuberculosis y las afecciones de los huesos;[28] o el reconstituyente "Neuroiodina Tegami" que, al igual que muchas sustancias de esos años, era promocionado como un excelente reemplazo para los "repugnantes y desagradables" aceites de hígado de bacalao;[29]

---

25 *La Semana Médica*, 24 de diciembre de 1896, p. DCCCXX.

26 *La Semana Médica*, 2 de enero de 1896, p. XI.

27 *La Semana Médica*, 17 de enero de 1895, p. XXIV.

28 *La Semana Médica*, 15 de julio de 1897, p. CCCCXLVII.

29 *La Semana Médica*, 18 de noviembre de 1897, p. DCCXLIII.

el "Neurosine Prunier", en cambio, apuntaba más directamente a los desequilibrios nerviosos.[30]

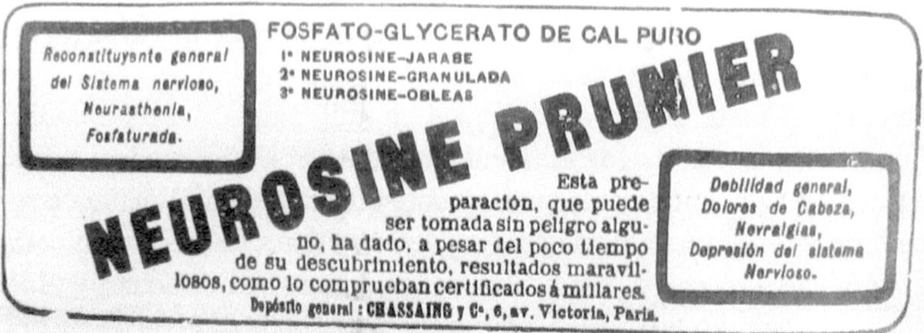

(Imagen 11: *Semana Médica*, Año IV, 207, 30 de diciembre de 1897, p. DCCCXLVIII)

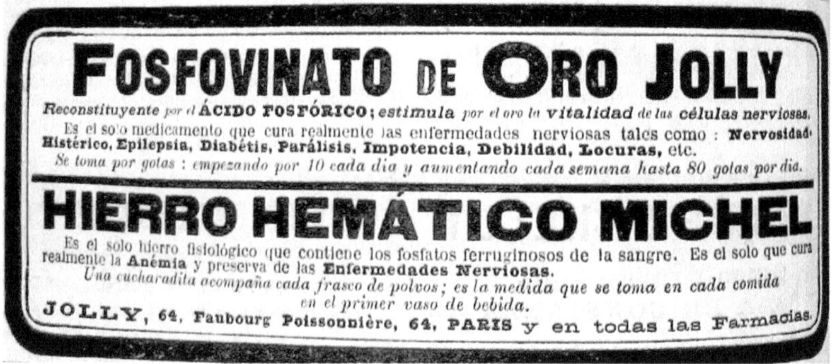

(Imagen 12: *La Semana Médica*, 17 de enero de 1895, p. XXIV)

No todos los productos ofertados para sanar vagas condiciones nerviosas se amoldaban al hábito del consumo de sustancias (por vía oral o mediante inyecciones). Si bien su difusión fue más marginal antes del cambio de siglo, en los años que nos ocupan circularon asimismo implementos o artefactos de auto-consumo ligados al universo del magnetismo o la electricidad. Reaprovechando fantasías y representaciones que atribuían a pilas, imanes o mercancías electrificadas un poder curativo inmaterial, distintos actores sociales, en muchos casos magnetizadores no-diplomados, pusieron a la venta objetos portátiles y accesibles: medallas imantadas, cinturones eléctricos o plantillas magnetizadas. En un contexto en el que, tal y como veremos en el capítulo que sigue, los propios médicos promocionaban abiertamente las virtudes bienhe-

30 *La Semana Médica*, 24 de junio de 1897, p. CCCCII.

choras de los magnetos, la electro-terapia o las máquinas vibratorias, sus competidores lanzaron al mercado objetos que tenían la ventaja de poder ser llevados en las prendas de vestir, y que podían ser utilizados sin la costosa mediación de los galenos (Correa, 2014b). Algunos de estos objetos prescindían incluso de toda referencia técnica a su presunto mecanismo eléctrico –en sus publicidades no había información sobre el tamaño o potencia de la "pila" o del inductor de energía–, y apelaban más bien a un imaginario cuasi religioso o pagano, acostumbrado a los amuletos o talismanes. Tenemos, como primer ejemplo, un collar cuyo nombre buscaba la aleación entre los dos universos de significación, uno ligado a lo técnico (Volta) y el otro a la fe (Cruz). El producto tenía, según su vistosa publicidad, efectos benéficos en casos de "nerviosidad", insomnio, dispepsia u otras condiciones mórbidas.

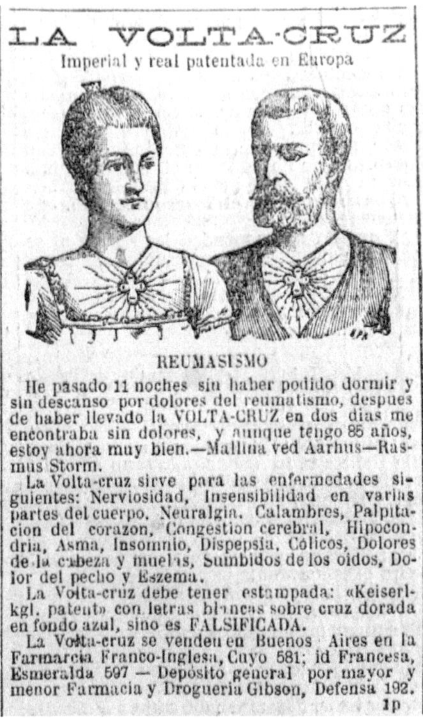

LA VOLTA-CRUZ

Imperial y real patentada en Europa

REUMASISMO

He pasado 11 noches sin haber podido dormir y sin descanso por dolores del reumatismo, despues de haber llevado la VOLTA-CRUZ en dos dias me encontraba sin dolores, y aunque tengo 85 años, estoy ahora muy bien.—Mallina ved Aarhus—Rasmus Storm.

La Volta-cruz sirve para las enfermedades siguientes: Nerviosidad, Insensibilidad en varias partes del cuerpo. Neuralgia. Calambres, Palpitacion del corazon, Congestion cerebral, Hipocondria, Asma, Insomnio, Dispepsía. Cólicos, Dolores de la cabeza y muelas, Sumbidos de los oidos, Dolor del pecho y Eszema.

La Volta-cruz debe tener estampada: «Keiserl-kgl. patent» con letras blancas sobre cruz dorada en fondo azul, sino es FALSIFICADA.

La Volta-cruz se venden en Buenos Aires en la Farmarcia Franco-Inglesa, Cuyo 581; id Francesa, Esmeralda 597 — Depósito general por mayor y menor Farmacia y Drogueria Gibson, Defensa 192.

1p

(Imagen 13: *La Prensa*, 1 de febrero de 1893)

Un segundo ejemplo está dado por la medalla "electro-magneto-terapéutica" de Borsani, en cuya publicidad se apelaba sin medias tintas a un ideario religioso. Ese producto fue comercializado por un hipnotizador, José Borsani, que hacia 1890 tuvo algunos altercados con las autoridades sanitarias locales (Vallejo, 2017b). La medalla curaba "todas las enfermedades nerviosas", y era acompañada, sin costo adicional, por un librito explicativo.[31]

El descubrimiento mas grande del Siglo
LA SALUD
RECOBRADA Y CONSERVADA
con el uso de la
MEDALLA
Electro-Magnético-Terapéutica
BORSANI
La salud para todos
Curación GARANTIDA de todas las enfermedades NERVIOSAS y CONSUNTIVAS, reputadas incurables por medio de la ELECTRO-METALOTERAPIA.
NOTA—El librito es dado gratis siendo pedido al Profesor BORSANI, calle Paraná núm. 45, Buenos Aires.
Se piden agentes en todas las Provincias para la venta de dichas medallas.
n1:22 v1°E.

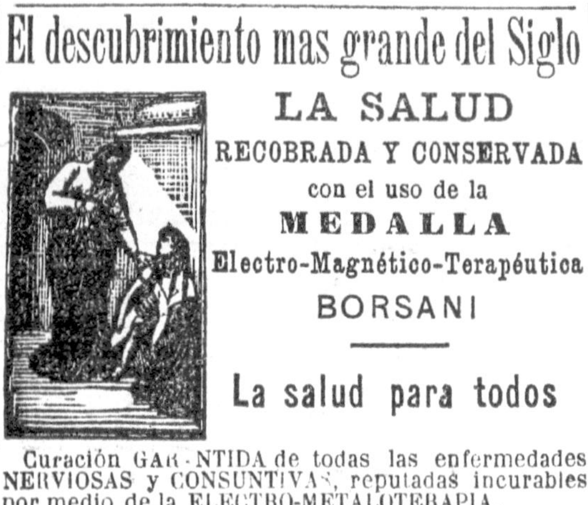

(Imagen 14: *El Correo Español*, 24 de diciembre de 1891)

A medida que nos acercamos al cambio de siglo, algunas tendencias en esta fauna publicitaria se tornan reconocibles. Por un lado, son cada vez más numerosos los productos que apuntan a desarreglos que aparecen definidos con un apego más claro al lenguaje de la medicina contemporánea. Por otro lado, se ve un avance en la calidad gráfica de los anuncios, sobre todo un protagonismo mayor de las ilustraciones. Valga como ejemplo la publicidad de la "Sirop" (o jarabe) de Follet, anunciado como remedio contra el insomnio producido por cualquier tipo de causa.

31 A ese listado podríamos sumar los "Verdaderos Collares electro-magnéticos Royer", indicados contra las convulsiones y para facilitar la dentición de los niños (*El Nacional*, 19 de agosto de 1889), o el "braguero electro-médico" de los doctores Marie (de París), "que contrae los nervios, fortalece sin conmoción y sin dolor, y asegura la curación radical" de las hernias; *El Diario*, 18 de marzo de 1891.

Le Sirop de Follet
El JARABE de FOLLET es el remedio por excelencia del *dolor* y del *insómnio*, cualquiera que sea la causa : REUMA, JAQUECA, NEURÁLGIA, FATIGA DEL CEREBRO, IRRITACIÓN NERVIOSA, TÓS, ASMA, BRONQUITIS, GRIPPE, INFLUENZA, etc.
El JARABE de FOLLET procura un sueño profundo análogo al sueño normal: su empleo no expone á ninguno de los inconvenientes del ópio ó de la morfina.
« El JARABE de FOLLET es la mejor forma de administracion del cloral; su conservación es perfecta y, asi aconsejado, no irrita en lo más mínimo el estómago. »
(Formulario de Terapeútica.)
VENTA EN TODAS LAS FARMÁCIAS
PARIS, Casa L. FRERE, A. Champigny y Cª, Sº, 19, r. Jacob

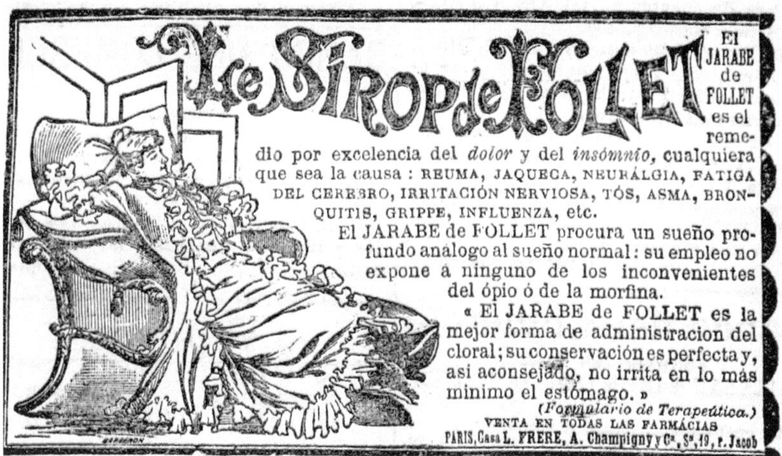

(Imagen 15: *El Correo Español,* 10 de marzo de 1895)

Más de un elemento del contenido visual apunta en la dirección señalada más arriba. El vestido de la mujer, así como su calzado y su peinado, indican claramente su pertenencia al sector acomodado. Otro tanto hace el sillón en que se recuesta, de madera ornamentada. La imagen, en tal sentido, parece jugar con el carácter equívoco de la escena presentada: antes que ilustrar el efecto sanador del remedio, opta por resaltar la posición deseable de su consumidora (elegante, adinerada). El mensaje icónico se inclina por ensalzar la condición envidiable de la mujer, antes que la naturaleza bienhechora del jarabe, y al hacerlo enaltece lo que se muestra como envés (en tanto que signo y no como consecuencia) de esa distinción: la neuralgia o la irritación nerviosa. Por otro lado, el aviso se muestra fiel a una recomendación que los publicistas hacen en el cambio de siglo: cada vez con mayor insistencia sugieren contextualizar los objetos o los hábitos a difundir. En vez de ofrecer la imagen de la botella o el piano a vender, es menester evocar su tenor deseable a través de un trayecto oblicuo, indirecto, visualizando una escena donde el objeto en sí mismo quede asociado a su ámbito natural de consumo (Szir & Félix-Didier, 2004). Siguiendo esa lógica, el sillón, el vestido y los bastidores son indicadores inconfundibles de que estamos en el interior de un hogar de clase media o alta. Así, el porte relajado de la mujer se debe menos a su cansancio que al goce de la tranquilidad del hogar. El insomnio queda así en un segundo plano.

Le Sirop de Follet queda delineado como una mercancía apetecible, no porque cure el insomnio, sino porque forma parte del hábito de consumo de quien se ha ganado ese derecho de distinción. A todo ello cabe quizá sumar una conjetura alternativa. Si el centro de la escena está ocupado por una figura humana –y por una figura que poco tiene que ver con la mortificante convulsión que habíamos recortado en una publicidad más vieja– y no por un producto, ello se debe a que para esa fecha (1895) lo nervioso ha ganado mayor derecho de ciudadanía. El neurótico ya tiene un rostro reconocible. Gracias a la confluencia de un mercado inquieto y de una medicina no menos imaginativa, existe ya el contorno de ese nuevo personaje, que puede buscar en los avisos impresos una imagen en que identificarse.

En síntesis, las dolencias nerviosas no tardaron en alimentar ese pujante mercado de productos curativos, gestionado en gran medida por firmas internacionales que importaban drogas y remedios desde Francia, Inglaterra y Alemania. Las farmacias, droguerías y boticas eran algunos de los puntos de distribución y venta de esas mercaderías. Si hemos de prestar su debida significación a la sostenida y abultada difusión de esos avisos publicitarios en todos los diarios de Buenos Aires, no podemos sino concluir que estamos frente a un circuito de venta exitoso. Los neuróticos porteños, los individuos que se sentían víctimas de esas dolencias nerviosas un tanto inmateriales, debilidades difusas, o simplemente de síntomas que poco tenían que ver con el vetusto y vergonzoso mundo de la locura, se lanzaban diariamente a esa feria de remedios y novedades.[32]

---

32 Quizá haya que encadenar la consolidación de ese mercado sanitario con la irrupción de una nueva entidad patológica: el consumo problemático o la adicción. Ramos Mejía acopió desde bien temprano (1884) informes referidos a estos nuevos consumidores de sustancias, con los que se topó durante su trabajo en el servicio de enfermedades nerviosas del Hospital San Roque (al respecto, véase *infra*, capítulo 5). El médico se detuvo sobre todo en los bebedores irreprimibles del bromuro de potasio (los "bromiómanos"), una droga muy usada en el tratamiento de la epilepsia, así como de la nerviosidad o la histeria (Ramos Mejía, 1889c; 1893b). El caso más ilustrativo es el del joven de 30 años, de buena familia, que tras años de intenso trabajo intelectual, comenzó a sufrir molestos síntomas nerviosos, característicos de la neurastenia (insomnio, palpitaciones, tedio, falta de memoria, cansancio, vértigo). Consultó a un médico, quien restó importancia al cuadro; "Pero como el paciente insistiera, recetóle una poción con bromuro de potasio" (Ramos Mejía, 1889c: 155). Ese fue el inicio de su calvario, pues de inmediato se hizo adicto a esa droga. Solía entrar a cualquier botica, pedir un frasco de su sustancia, y beber de un trago hasta la última gota. Otro paciente, un conocido abogado, había desarrollado una tan notoria dependencia al bromuro, que siempre llevaba consigo una botella con el medicamento. La sola conciencia de poseer su remedio en el bolsillo, bastaba muchas veces para devolverle la tranquilidad (Ramos Mejía, 1889c: 161). Su adic-

Mediante la compra de esas mercaderías, los porteños decaídos hacían mucho más que amontonar en sus botiquines sustancias de controvertible efectividad. Se daban a sí mismos la identidad que la medicina académica les denegaba. No es momento de zambullirnos en conjeturas contrafácticas, pero ¿dónde, si no en la seducción de esas publicidades, los neuróticos de Buenos Aires pudieron descubrir (y forjar) su verdadera condición, dado que los médicos locales apenas empezaban a escribir correctamente los nombres de esas afecciones en sus tesis a veces grandilocuentes? Esos avisos dieron a sus lectores la lección que ningún otro dispositivo cultural podía en aquel entonces reproducir; divulgaron, de modo obstinado y convincente, que lo nervioso era un territorio del auto-cuidado, siempre proclive a desarreglos y disfunciones. En un comienzo sancionaron que esa parcela era un rostro más de la debilidad orgánica, y en consecuencia debía ser revertida con productos reconstituyentes. Muy pronto acometieron una catalogación más pretenciosa, y dieron en deletrear afecciones que tenían el brillo de la moda. Autonomizaron el redil mórbido de lo nervioso mediante un mensaje que era asaz atractivo para su destinatario: el neurótico no sólo aprendió que su mal tenía un nombre, sino que merced al mismo gesto entendió que un simple consumo era su tramposa redención. De todas formas, lo más importante de todo esto es que jamás se lo confundía con el loco. El dispositivo de generación del neurótico tuvo el cuidado, desde el más temprano inicio, de colocar a sus criaturas a resguardo del estigma de la alienación. Cuanto más realimentaba su condición de comprador (artí-

---

ción había tenido un origen similar: una noche, luego de un baile en el Club del Progreso, se vio preso de tal excitación nerviosa, que un médico le recomendó la ingesta de bromuro de potasio; desde ese día fue incapaz de prescindir del elixir, al que llamaba "el agente vivificador de su vida". Incluso la prensa general se hizo eco de esas nuevas adicciones. A modo de ejemplo, a comienzos de mayo de 1890 una mujer de 32 años ingresó al servicio de enfermedades nerviosas que Ramos Mejía dirigía en el Hospital San Roque; deseosa de combatir su asma, hacía tiempo había comenzado a consumir morfina por medio de inyecciones, y en el momento actual no podía vivir sin esa sustancia; "Un caso de morfinomanía en Buenos Aires", *Sud-América*, 8 de mayo de 1890. Ya en 1886 Meléndez había tratado en el Manicomio a otro asmático que, a resultas de la prescricpión realizada por un facultativo, había desarrollado una triste adicción a la morfina. Alertada del hecho, la familia del sujeto lo obligó a suspender de improviso su consumo, a raíz de lo cual desarrolló un cuadro de excitación maníaca (Meléndez, 1886).

fice de un auto-consumo deliberado), más lo tranquilizaba respecto de su no pertenencia al universo del delirio.[33]

El enunciado de *Sud-América* ubicado como epígrafe de este capítulo decía en tono de sorna algo más que una ocurrencia divertida; lanzaba una verdad sobre la génesis cultural del neurótico. Dada la naturaleza endeble de la medicina nerviosa porteña, y ante la carencia de otros artefactos culturales que se mostraran capaces de alojar una demanda y una experiencia que una temprana globalización comercial ya había hecho arraigar, el neurótico estableció su diálogo generatriz con el mercado. Mucho antes de buscar su hábitat natural (que legitimara su rostro y le hablara en su propio lenguaje) en el diván, y bastante antes de que una medicina entre moral y tecnificada se mostrara a la altura de las circunstancias, a la experiencia neurótica le cupo ser el corolario quejumbroso de un mercado. Quien estuvo dispuesto a llevar hasta sus últimas consecuencias el estudio de la neurosis halló más tarde que esa experiencia tenía siempre algo de *interminable*; nadie puede poner en duda esa verdad, pero a condición de agregar que ella afecta más al dispositivo que le dio vida, el mercado, que a la propia experiencia patológica.

Boticas, regentes y falsificadores

La sostenida proliferación de avisos de productos sanitarios en la prensa gráfica indica sin ambages la buena salud de ese mercado. Y dado que éste, según nuestro entender, fue uno de los artífices esenciales de una novedosa experiencia subjetiva y patológica, conviene atender a las lógicas que regían el desenvolvimiento de esa cultura comercial. Para empezar, cabe recordar algo ya señalado por otros autores: desde 1870 crece de modo acelerado el número de farmacias en la ciudad, y al mismo tiempo distintos actores sociales (médicos, comerciantes y químicos) deciden invertir en ese rubro que computan como lucrativo (González Leandri, 1999: 156-160). Por otra parte, la pujanza de ese negocio, así como las frecuentes noticias sobre clausuras de farmacias

33 Meléndez, el gran alienista porteño de fin de siglo, supo captar con mucha sutileza el estigma que llevaba consigo el diagnóstico de locura. En uno de sus textos señaló: "Más de una ocasión me ha acontecido encontrar en la calle a un ex-orate, que no quiso mirarme a la cara, demostrando en su rostro la vergüenza de algo que ya pasó; y sin embargo, esa persona es uno de los locos que más trabajo me dió y el que me prodigó palabras más groseras y soeces, amenazó y escupió en la cara. Estas circunstancias no son las que le avergüenzan; es el recuerdo de la vesanía!" (Meléndez, 1881b: 243).

ilegales, hacen presumir que en Buenos Aires se dio el mismo proceso que en otras ciudades: esas mercaderías eran vendidas en una extensa variedad de puntos ("oficinas" de adivinas, cantinas, almacenes, consultorios médicos) que quedaban por fuera de los legalmente habilitados (farmacias registradas) (Correa, 2016; Palma, 2016).[34] No faltaron, por ejemplo, puestos ambulantes de expendio de drogas, y al objeto de poner fin a ese tráfico, en diciembre de 1890 el Departamento Nacional de Higiene pasó una nota al jefe de policía exigiendo que los vigilantes impidieran la labor ilegal de esos sujetos que ofrecían "remedios secretos para la curación de numerosas afecciones" en plazas y otros lugares públicos.[35]

A la inversa, las propias farmacias, según testimonian algunas crónicas, podían funcionar casi como almacenes de ramos generales y clubes sociales. Refiriéndose a la década de 1870, Daniel Cranwell afirma:

> Por aquellos tiempos de gentes sencillas y modestas, la farmacia era el sitio preferido de reunión. Se discutía política; se jugaba algún partido amistoso de naipes; se gustaban los refrescos a base de orchata y los aperitivos a base de tinturas; se conversaba sobre las novedades de los teatros y las comadrerías sociales eran comentadas con fruición. (Cranwell, 1939: 23).

Dos décadas más tarde, la recién inaugurada *Farmacia Franco-Inglesa* vio en esa posibilidad de vender productos de otros rubros una exitosa estrategia de mercado; en su salón de ventas se alineaban diversos "aparatos (...) de indudable atracción en su época: la famosa gallina que ponía huevos con caramelos, el negro que brindaba sabrosos chocolates, el vaporizador mecánico de perfumes" (Anónimo, 1942: 13).[36] No se trata de un fenómeno que afectara sólo a los comercios de productos

---

34 A modo de ilustración, cabe citar el negocio de Jorge Tuati y Cía., ubicado en Cerrito 158. Según el anuncio aparecido bajo el rubro "Electro-homeopatía" de la *Guía Kraft* de 1889, ese local oficiaba de "Depósito General de Electro homeopatía, botiquines, libros, vino puro de Jerez para enfermedades, Tratamientos especiales" (*Guía Kraft*, 1889: 398).

35 "Remedios secretos", *Sud-América*, 6 de diciembre de 1890.

36 Según la fuente que estamos siguiendo aquí, esa farmacia fue pionera en una estrategia de *marketing* que interesa particularmente a nuestra argumentación: el servicio de reparto a domicilio (efectuado a partir de 1893 en un vistoso coche tirado por caballos, cuya fotografía puede ser consultada en [Anónimo, 1942: 11]). Ese servicio realzaba aun más, a nuestro entender, el estatuto de producto de consumo de las mercaderías despachadas en una farmacia; las transformaba en un objeto que uno

farmacéuticos o higiénicos. A resultas de un mercado cuyo ritmo de expansión fue más acelerado que su posibilidad de sectorizarse en rubros diferenciados, era frecuente que un mismo local de un género cualquiera sirviera de punto de despacho de una infinita variedad de mercancías. El *Censo* de la ciudad de 1887 incluía al respecto una queja furibunda:

> En ninguna plaza comercial del mundo podrá ser más difícil la clasificación por ramos de las casas de negocio que la formen, que en la plaza de Buenos Aires. En primer lugar, en nuestro mercado, son raras excepciones, las casas que se consagran a negociar con una sola clase de artículos y sus verdaderos anexos, y, por el contrario, numerosos son los establecimientos que abarcan y reúnen ramos de comercio de bien distinta clase y género. Muchas casas introductoras venden al mismo tiempo al por mayor y en detalle los artículos que introducen directamente de las plazas extranjeras, y los artículos que introducen pertenecen a todas las clases que produce la industria humana. (...) Es muy general en Buenos Aires, ver perfumerías en las cuales se expenden, por cascos y cajones, vinos y licores finos, así como trajes confeccionados en el extranjero, y mil objetos diversos de fantasía.[37]

El descontento era también para con las farmacias autorizadas, pues ellas expendían sin receta una gran cantidad de medicamentos y preparados, funcionando de esa manera como centros donde se ejercía ilegalmente el arte de curar.[38] No faltaron incluso denuncias contra farmacéuticos que, cual curanderos inescrupulosos, revisaban, auscultaban y atendían a los enfermos.[39]

---

podía recibir en su domicilio, anulando las mediaciones (guardapolvos, recetas, libros de registros) que recordaran su inscripción en un universo profesional sanitario.

37 *Censo General*, 1887, Tomo II, pp. 213-214.

38 "Farmacéutico apercibido", *El Correo Español*, 29 de diciembre de 1889; "Los farmacéuticos y las parteras", *Sud-América*, 7 de marzo de 1890; "Por ejercer la medicina", *Sud-América*, 24 de enero de 1890. Unos años antes, un médico había sentenciado: "Vienen a aumentar el número de individuos que ejercen el arte de curar, notablemente los farmacéuticos que ordenan y expenden al mismo tiempo remedios contra un sin número de males; el campo de las afecciones venéreas y de niños, es para los últimos el terreno más fértil" (Wernicke, 1880: 80).

39 "Boticario-médico", *Sud-América*, 2 de febrero de 1891; "Farmacéuticos curanderos", *Sud-América*, 22 de abril de 1891; "Multa a un farmacéutico", *El Correo Español*, 8 de abril de 1892. Al respecto, véase González Leandri (1999: 154).

Ese desarrollo mercantil de la profesión farmacéutica fue objeto de una dura autocrítica, confeccionada desde los foros más eruditos o académicos de la farmacia porteña. Las páginas de la *Revista Farmacéutica* sirvieron para lanzar una reiterada condena contra ese hábito de transformar las farmacias en un "bazar de expendio de *panaceas* comerciales, y en negocio de competencias rastreras".[40] Esa campaña se materializó, por ejemplo, en la advertencia sobre la necesidad de prescindir del añejado término *botica* para designar a la oficina de farmacia; tal y como se encargaba de puntualizar Estanislao Zubieta en 1888, la botica constituía sólo una de las tres secciones de toda farmacia: aquella en donde el encargado del despacho tenía contacto con el público. Las otras dos (la *rebotica*, donde se preparaban las recetas, y el laboratorio) eran en verdad las más significativas, pues eran los indicadores de que la profesión había dejado atrás su vieja rusticidad.[41]

Resulta entendible esa queja, pues desde hacía mucho tiempo un sector de los farmacéuticos sostenía una batalla por lograr el reconocimiento del status científico de su profesión, y por prestigiar la embrionaria industria local, azotada por la continua invasión de esas "especialidades" extranjeras. Estas últimas mercancías colocaban a la profesión farmacéutica en una posición paradójica. Al tiempo que significaban un porcentaje significativo de las ventas o las ganancias de los locales, atentaban contra los intereses de muchos actores del gremio, sobre todo de su elite académica (deseosa de realzar el tenor científico de su quehacer) y de los empresarios capaces de solventar la fabricación de sus propios "preparados" (González Leandri, 1999: 157). Tal y como afirmamos más arriba, carecemos de recuentos exactos del volumen de mercaderías importadas en este sector comercial. Varios elementos indican, de todas maneras, que hacia fines de siglo, la comercialización de esos productos foráneos constituía una parte esencial de la actividad de las farmacias porteñas. Así,

---

40 "La farmacia en decadencia", *Revista Farmacéutica. Órgano de la Sociedad Nacional de Farmacia*, Año XXXI, Tomo XXVIII, 1, 1 de enero de 1889, p. 2; véase también "Redacción", *Revista Farmacéutica*, Año XXIX, Tomo XXVI, 6, 1 de junio de 1887, pp. 185-187. Esa utópica autopercepción de los farmacéuticos daría lugar a descripciones de abnegación igual de bucólicas que las utilizadas por los médicos; así, la Sociedad Nacional de Farmacia clamaba por una unión de todos los que "hacen de la farmacia un sacerdocio, no un comercio"; "La unión constituye la fuerza", *Revista Farmacéutica*, Año XXXII, Tomo XXIX, 3, 1 de marzo de 1890, p. 82.

41 Estanislao Zubieta, "Equívoca interpretación de las palabras botica y farmacia, boticario y farmacéutico", *Revista Farmacéutica*, Año XXX, XXVII, 9, 1 de septiembre de 1888, pp. 311-314.

en plena crisis de 1890, los redactores de la *Revista Farmacéutica* ofrecieron una enumeración de los factores que explicaban el fuerte impacto del *crack* económico en su profesión, y entre ellos figuraba: "su carácter esencialmente comercial, motivado a que además de no existir en el país los elementos e industrias que dan a este gremio el carácter nacional, estriba su principal ramo de explotación en preparados y especialidades extranjeras".[42]

Ya en 1887 la misma revista tildaba al tráfico de específicos de "verdadera plaga", compuesta por productos que "en su mayor parte no contienen nada de la base o principio activo que deben contener según el anuncio de la etiqueta que los acompaña".[43] Sabemos que se trata de una batalla perdida de antemano: todavía en 1929, en una de sus *Aguafuertes*, Roberto Arlt sentenciaba que "la profesión ha sido muerta por el específico".[44] Unos años más tarde, en 1935, Fernández Verano interpretaba como el máximo peligro sanitario

> (...) la multitud de pretendidos "específicos", que llena las estanterías y depósitos de las boticas, cuyos avisos ocupan gran parte de los periódicos de toda clase, que cubre con carteles y "affiches" de propaganda los muros de las calles e invade hasta los mismos hogares con volantes y folletos. (Fernández Verano, 1935: 13).

En 1891 el Departamento Nacional de Higiene encargó al químico Nicolás Levalle un análisis de los específicos; según *Sud-América*, comprobó que no poseían "ni un adarme de las materias que dicen tener".[45] Dos años más tarde, un examen metódico de algunas sustancias muy populares en el tratamiento de trastornos digestivos, las pepsinas y papaínas comerciales, fue llevado a cabo por Miguel Puiggari (1893). Los resultados eran demoledores. Del análisis de 115 pepsinas de distintas marcas, se comprobó que sólo 9 eran buenas en cuanto a su poder de acción. El examen de las papaínas arrojó resultados aun peores:

---

42 "La farmacia en su carácter comercial, científico e industrial", *Revista Farmacéutica*, Año XXXII, Tomo XXIX, 9, 1 de septiembre de 1890, p. 310.

43 "Intereses profesionales", *Revista Farmacéutica*, Año XXIX, Tomo XXVI, 11, 1 de noviembre de 1887, p. 366.

44 Roberto Arlt, "La decadencia de la receta médica", *El Mundo*, 9 de enero de 1929.

45 "Departamento Nacional de Higiene", *Sud-América*, 14 de abril de 1891.

> Nada hay tan variado, como los caracteres físicos y químicos que presentan las papaínas que circulan en el comercio. (...) Estas variedades deben preocuparnos algún tanto, por la duda que llevan al espíritu, respecto de la bondad de un producto que debiendo ser destinado al mismo objeto, se le encuentra bajo diversos aspectos; sin embargo, debo confesarlo, aquella duda y esta preocupación disminuyen de grado, al observar, que estudiando su poder peptonizante en los ensayos fisiológicos por la digestión artificial, se obtienen resultados completamente negativos de todos ellos. Y a pesar de todo, éstas son las papaínas usadas entre nosotros, y las mismas tal vez que se emplean en todas partes, haciéndose de ellas un inmenso consumo, y que dado su elevado precio, representa una suma considerable puesta al servicio de enfermos que pretendieron quizá recuperar con ella su salud, y que sólo han perdido su tiempo. (Puiggari, 1893: 87-88).

Los voceros de los intereses farmacéuticos responsabilizaron a los médicos de la bochornosa proliferación de esas panaceas curativas. Con su constante recomendación de esos productos foráneos, los galenos cometían varios pecados. Por un lado, se rebajaban al nivel del curanderismo, pues aconsejaban el consumo de preparados cuya composición o dosificación les era absolutamente desconocida. Por otro lado, forzaban al farmacéutico a hacer de su local una tienda de talismanes: "para mayor irrisión está obligado el farmacéutico a ser su agente y aún a exhibirlas, para que no le pongan en entredicho los médicos y el público, que se han empeñado en convertir las boticas en un bazar de fruslerías".[46] Si bien ese enunciado es un síntoma de un vano intento de resolución –vía inculpación de la medicina– de una contradicción interna del gremio farmacéutico (tensionado irresolublemente entre la ciencia y el comercio), tiene el mérito de señalar la activa participación de los doctores en el desenvolvimiento de un mercado que, a primera vista, parecía transitar un sendero ajeno a las faenas de los galenos.

Siguiendo la propuesta enunciada por María José Correa (2018), podemos recortar la posición incierta y productiva de la figura del médico

---

46 "La farmacia, los médicos y las especialidades", *Revista Farmacéutica*, Año XXXI, Tomo XXVIII, 8, 1 de agosto de 1889, p. 270; véase también "Las especialidades y la farmacia", *Revista Farmacéutica*, Año XXXI, Tomo XXVIII, 9, 1 de septiembre de 1889, pp. 308-311; "Especialidades farmacéuticas", *Revista Farmacéutica*, Año XXXIII, XXX, 4, 1 de abril de 1891, pp. 136-139.

en ese mercado de consumo y en las publicidades que lo atizaban. En un plano más inmediato, la referencia a la profesión médica servía en muchos de estos productos como una vía de legitimación de su modernidad, de su autenticidad o de su efectividad. Recordar que tal o cual sustancia contaba con el improbable aval de una Academia de Medicina, o que era el fruto de la labor investigativa o humanitaria de un médico de vacilante renombre, parecía denotar un doble proceso: por un lado, ratificaría el prestigio público del saber médico, pues éste era convocado como el más seguro sostén del producto comercial, y por otro, demostraría hasta qué punto una empresa o iniciativa en el mundo de la salud dependía de su ligazón a ese mundo galénico donador de autoridad. Aquellas publicidades en las que un médico local o extranjero manifestaba su opinión favorable a propósito de un específico o remedio particular, constituirían otro ejemplo transparente de ese círculo de distribución de prestigios.

Ahora bien, la trama que sostiene este mercado asigna localizaciones menos previsibles o sencillas a los elementos que allí aparecen reunidos. Esto último es válido especialmente para el caso de los médicos. Al mismo tiempo que simulan acreditar el saber o la pericia de los diplomados, las publicidades en verdad incitan una tramitación de la enfermedad que prescinde de la intervención de los primeros. No sólo porque favorecían de manera abierta el autoconsumo, indicando dónde debían ser adquiridos los remedios o cómo debían ser ingeridos, sino también porque instaban a los enfermos/consumidores a reconocer por sí mimos su patología, o a circunscribir y nombrar sus síntomas. De esa forma lo que estaba en juego no era, en rigor de verdad, la reutilización del prestigio ya adquirido por los profesionales, sino algo más sutil y hasta contrario: si bien no se renunciaba a ese constante reenvío al lenguaje o los oropeles de la medicina, el enunciado que esos avisos transmitían en silencio rezaba que la visita a la botica era más provechosa y sanadora que la costosa consulta con el doctor.

Unos años más tarde, en su denuncia de la extensión del curanderismo en la Capital, Pedro Barbieri captó con sutileza esa confusa argamasa de agentes. Luego de advertir que muchas veces los diplomados pecan de torpeza a la hora de utilizar los recursos disponibles de la terapéutica, advirtió lo siguiente:

> Y de ahí los fracasos, de ahí la prescripción de específicos, tan nociva para el médico, pues llega, a la larga, a herir su reputación, desde que el enfermo pretende muchas veces que para comprar un específico le hubiera bastado consultar con el farmacéutico próximo o con la página de anuncios de cualquier diario político.

> A la próxima enfermedad el paciente acude al farmacéutico y, o le pide directamente un específico determinado, o le induce a *curandear* consultándolo sobre su mal. [¿]Acaso, dice, no conoce el farmacéutico tanto o más que el médico los específicos y su aplicación a las enfermedades? (Barbieri, 1905: 69).

Al mismo tiempo, ese elogio del autoconsumo resultaba atractivo para el enfermo por un doble motivo: primero, porque realzaba sus potestades (de regular por sí mismo su salud o sus drogas), y segundo, porque lo exculpaba de su padecimiento nervioso. Cabe suponer que esas publicidades se encargaron de popularizar a nivel local la certeza que otros historiadores han documentado para otros contextos, según la cual esas patologías eran de origen orgánico (y no mental), y que por ende nada tenían que ver con la vergonzante condición de la locura (Sengoopta, 2001; Thompson, 2001). Invitar a revertir una neurosis con un aceite o un específico era garantizar que la afección dependía de un desarreglo material (y no de la imaginación), y en simultáneo reforzar la vanidad del paciente que, cual buen sujeto moderno, tomaba las riendas de su cuidado personal.

Esa espiral del autoconsumo era estimulada asimismo por la comercialización de otros productos, que tenían un afán presuntamente aleccionador. Nos referimos a la difusión de folletos o pequeños libros explicativos, destinados en realidad a promocionar ciertos específicos o remedios. Esos materiales, de precio accesible, estaban redactados en lenguaje corriente, sin demasiados tecnicismos, y debían auxiliar a los lectores, por un lado, en el reconocimiento de los síntomas, y por otro, en la correcta administración de las drogas de venta libre. Algunos de esos volúmenes podían ir dirigidos a los médicos, a quienes buscaban instruir sobre las bondades de tal o cual específico; pero no sería errado aventurar que eran consumidos tanto por profesionales como por legos. A ese grupo pertenece una obra que circuló en la ciudad por esos años. Titulada *Algunas afecciones del sistema nervioso en las cuales el Jarabe de Hipofosfitos de Fellows es beneficioso*, e impresa en Londres en 1884 según su portada, esta obrita de 60 páginas contenía tres grandes secciones: en la primera de ellas se describían las afecciones nerviosas que podían ser sanadas mediante el remedio; en la segunda, se ofrecía la transcripción, cansina y redundante, de cartas de supuestos facultativos que habían probado con éxito la sustancia en sus pacientes; por último, se ofrecían precisiones sobre el modo de consumir la sustancia y acerca de los agentes que la distribuían a lo largo y ancho del planeta (Fellows, 1884).

De un tenor más popular, y con un contenido más parecido al de los folletos publicitarios, fueron los manuales del Dr Humphreys de Nueva York. De acuerdo con un aviso, esos manuales serían distribuidos gratuitamente a los interesados que contactaran al agente E. De la Balze, domiciliado en Cuyo 1837. Según esa publicidad, explicaban "los síntomas de cada enfermedad y modo de curarlas con los específicos de dicho autor, cura de la sífilis, debilidad nerviosa, etc.". En palabras de esa fuente, las medicinas garantizaban "curas simples, eficaces, seguras y las más económicas".[47]

Podemos aventurar, además, que el embrollo de identidades e intereses que vertebraba este mercado era aun más complejo. No alcanza con afirmar que las publicidades usaban y manipulaban de modo a veces descarado la figura del médico. Por alguna razón, que ciertamente excedía su gusto por el dinero, los doctores nunca dejaron de prescribir esos específicos, o de buscar diversas maneras de involucrarse en su comercialización. Sucede que los avisos no solamente servían al cometido de acercar al público más extenso la terminología médica, sino que propiciaban, aun a pesar suyo, una soldadura que podía resultar atractiva para los doctores. De manera subrepticia, las publicidades ligaban el campo de lo médico (su lenguaje, sus categorías diagnósticas) a una promesa tangible de sanación. Efectuaban un maridaje que la medicina por sus propios medios aún no podía garantizar. Invitaban a ver, tras los tecnicismos del vocabulario científico, la posibilidad de una cura, asequible mediante una acción muy simple ligada al consumo.

Por otro lado, esto último nos sirve para entender el motivo por el cual las publicaciones periódicas del gremio médico se hayan transformado, sobre todo a partir de la década de 1890, en una vidriera privilegiada de los "específicos". Nos referimos sobre todo a *La Semana Médica*, fundada en enero de 1894. Las páginas de esa revista estuvieron desde el inicio atestadas de avisos publicitarios de tónicos y jarabes milagrosos. No cabe suponer que los médicos fueran consumidores contumaces de esas sustancias, sino que más bien oficiaban de eficaces e imprescindibles mediadores en ese mercado. Carentes de drogas capaces de sanar las enfermedades que llegaban a su consultorio, los doctores no podían dejar partir a sus pacientes con las manos vacías. Según las palabras de un autor que desempeñó un papel vital en este mercado:

---

47 *El Diario*, 8 de abril de 1891.

> (...) ciertos enfermos de los nervios (hipocondríacos, histéricos, personas pertenecientes a las clases inferiores) no pueden prescindir de la preocupación de que a las enfermedades hay que combatirlas con medicamentos, y que se consideran mal asistidos o descuidados si no se les administran medicamentos. (Marcus, 1892: 195).

Una década antes, en su temprana tesis acerca de la hipocondría, Francisco Mendioros hacía una observación similar. A pesar de que el autor interpretaba la polifarmacia –esto es, el hábito de atiborrar a los pacientes con todo tipo de remedios– como un indicador nefasto de la falta de conocimientos firmes sobre la enfermedad, confesaba que: "el enfermo quiere ser tratado de su mal, y para esto quiere remedios, es pues esencial prescribirle aun cuando no fuese más que para satisfacer su imaginación" (Mendioros, 1880: 52-53).

Ni Marcus ni Mendioros tenían forma de saber que aquello que tomaron por un capricho de los enfermos, y al mismo tiempo por una pecaminosa condescendencia de los diplomados, era el reflejo locuaz de una sedimentación generatriz. Por un lado, si los neuróticos no estaban dispuestos a abandonar el gabinete de los profesionales sin una receta en la mano, ello tenía una explicación histórica muy sencilla: el lenguaje de los productos de consumo había sido el responsable de su bautismo en la trama cultural; el neurótico había llegado a ser lo que era gracias a un dispositivo de promoción del auto-consumo, y poner en entredicho esa alienación constituyente era anular toda posibilidad de un lenguaje compartido. Por otro lado, al plegarse a los engranajes de esa comercialización, los médicos no buscaban otra cosa que empujar hacia su propia cantera una experiencia que se había forjado casi sin su mediación.

Incluso en las salas de los hospitales los diplomados concedían el estatuto de remedio a objetos de consumo que estaban muy próximos a los específicos.[48] Tal y como denunciaron los propios farmacéuticos, los médicos prescribían y recomendaban a mansalva esas mercancías de composición dudosa, y de esa forma ayudaban a mantener vivo un circuito de consumo en el que todos salían ganando: los médicos resguardaban su prestigio y clientela, las farmacias seguían siendo locales

---

48 Julio Méndez no trepidó en utilizar, con los pacientes del Hospital San Roque, el Fernet Branca para tratar la constipación (por vía oral y rectal), tal y como quedó consignado en un informe de la principal revista galénica; "Tratamiento de la constipación por el Fernet Branca", *La Semana Médica*, 20 de septiembre de 1894, p. 278.

concurridos, y los importadores y droguerías pagaban el favor financiando, merced a sus avisos, las revistas profesionales. Nadie iba a andar preocupándose de que ese tipo de propagandas estuvieran prohibidas por una vieja ordenanza sancionada en abril de 1882 por el Departamento de Higiene, la cual condenaba y castigaba las publicidades de remedios "específicos" que incluyeran mención a las enfermedades en que debían ser empleados.[49]

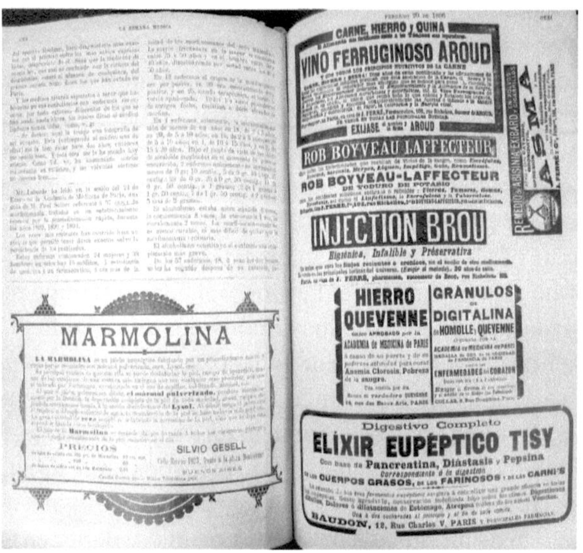

MARMOLINA

PRECIOS

SILVIO GESELL

CARNE, HIERRO y QUINA

VINO FERRUGINOSO AROUD

ROB BOYVEAU LAFFECTEUR

ROB BOYVEAU-LAFFECTEUR

INJECTION BROU

Higiénica, Infalible y Preservativa

ASMA

HIERRO QUEVENNE

GRANULOS DE DIGITALINA

Digestivo Completo

ELIXIR EUPÉPTICO TISY

Con base de Pancreatina, Diástasis y Pepsina

BAUDON, 12, Rue Charles V, PARIS

(Imagen 16: *La Semana Médica*, 20 de febrero de 1896)

A resultas de esos convenios, se producían a nivel visual contigüidades y composiciones que no tienen nada que envidiar a esos "encuentros fortuitos" preconizados por el surrealismo. Por ejemplo, una informada reseña del hallazgo de Wilhelm Röntgen, ilustrada con una prolija litografía del busto del científico alemán, quedaba casi opacada por las grandes publicidades que llenan la página derecha: el "Vino Nourry", el "mejor medio de administrar el Yodo" para el linfatismo, la anemia y las enfermedades pulmonares, o el "Licor del Dr. Laville" para la gota y el reumatismo.[50]

---

49 La ordenanza (del 29 de abril de 1882) puede ser consultada en la *Guía Médica Argentina*, Año I, 1899, pp. 16-17.

50 Un autor al que volveremos en el capítulo 4 denunció el éxito de la venta de vinos y licores con supuestos agentes terapéuticos: "En parte influye la moda en la generali-

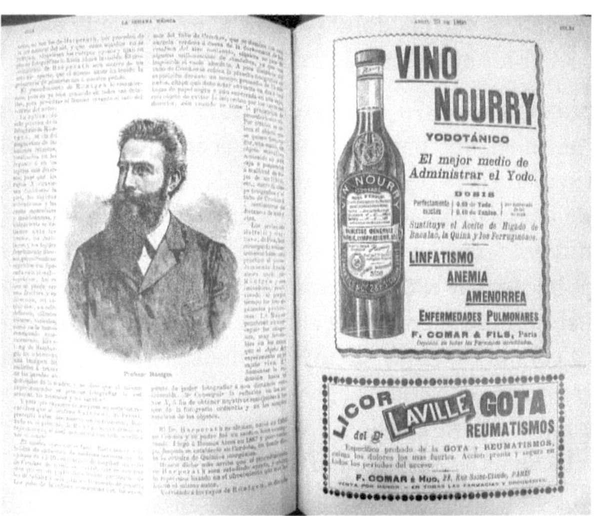

(Imagen 17: *La Semana Médica*, 23 de abril de 1896, pp. CCLX-CCLXI)

Un motivo adicional por el cual las farmacias solían quedar bajo la lupa de los guardianes del orden higiénico, concernía a un mal hábito que mostraban tanto farmacéuticos como médicos diplomados. Infringiendo una prohibición explícitamente contemplada en la ley de 1877, esos dos agentes sanitarios solían establecer asociaciones mutuamente provechosas.[51] Estamos ante un pecado que retorna una y otra vez. Ya en una resolución del Departamento de Higiene de mayo de 1882 se denunciaba:

> (...) que en la actualidad sucede en Buenos Aires con frecuencia que los médicos abren gabinete de consultas en la misma oficina de la farmacia o al lado, donde a título de asistencia gratuita atraen gran número de enfermos, a los que recetan de modo que no puedan ser despachados sino en la misma farmacia o

zación de su empleo, no habiendo casi madre de familia que no compre a sus hijos anémicos o dispépticos, los vinos aperitivos o tónicos de tal o cual fabricante, lo cual será muy bueno para el droguista como objeto de lucro; pero muy malo como prescripción medicamentosa" (Paladini, 1891: 181). Para citar tan sólo un ejemplo, el "Vino uraniado Pesqui" era promocionado para la "curación del Diabetes", pues hacía "disminuir de un gramo por día el azúcar diabético"; *El Diario*, 11 de marzo de 1891.

51 Aludimos a la ley de ejercicio de la medicina sancionada el 18 de julio de 1877 en el ámbito de la provincia de Buenos Aires (que unos años más tarde adquirió vigencia en el ámbito de la Capital) (Coni, 1879: 111-120).

> farmacia vecina, donde lo son a precios muy elevados para partir los beneficios entre médicos y farmacéuticos.[52]

En septiembre de 1879, la redacción de la *Revista Médico-Quirúrgica* afirmaba que no había "botica que no tenga oficialmente establecido un consultorio médico";[53] unos años más tarde, Emilio Coni sostuvo que a resultas de esas asociaciones prohibidas, "esos establecimientos son *verdaderas minas* para sus dueños" (Coni, 1885: 277). En su novela más célebre, publicada en 1884, Antonio Argerich describió con ironía ese hábito en el capítulo acerca de la amistad que unía a D. Isidro, el dueño de una botica, y el Dr. Catay, un médico mujeriego y fanfarrón. De este último personaje, la narración agregaba que "concurría a la botica para encontrar enfermos de ocasión" (Argerich, 1884: 87).

Esas relaciones ilegales podían tomar diversas formas, que una normativa del Departamento Nacional de Higiene de julio de 1890 se encargaba de detallar y condenar: desde el liso y llano "establecimiento de consultorios médicos en las oficinas de farmacia" (advertidos con chapas y letreros colocados en la puerta de estas últimas), hasta el más sutil artilugio de diseñar vías de comunicación que unieran por el interior un consultorio y una farmacia contigua (Departamento Nacional de Higiene, 1890b: 9-12; Barbieri, 1905: 717). La modalidad más extendida de esa infracción consistía, por supuesto, en el deshonroso ademán de los médicos que aconsejaban o exigían a sus pacientes la compra de los remedios en tal o cual establecimiento farmacéutico.[54] Al aplaudir aquella última ordenanza del Departamento de Higiene, la Sociedad Nacional de Farmacia lamentó que fuera "casi moneda corriente el que la farmacia tuviera su respectivo consultorio, bien dentro de ella, bien en la casa más inmediata".[55] La prensa general se hizo eco, de tanto en tanto, de quejas a propósito de ese reiterado delito. Por ejemplo, una nota publicada en *El Diario* en abril de 1891 responsabilizaba ante todo a los falsos médicos extranjeros de esa infracción. En sintonía con un prejuicio muy extendido en la opinión pública, según el cual se multi-

52 "Departamento Nacional de Higiene", *Revista Médico-Quirúrgica*, 1882, 19, p. 51.

53 "El curanderismo", *Revista Médico-Quirúrgica*, Año XVI, 12, 23 de septiembre de 1879, p. 243.

54 "Redacción", *Revista Farmacéutica*, Año XXXI, 6, 1 de junio de 1889, Tomo XXVIII, pp. 191-194.

55 "Médicos y farmacéuticos", *Revista Farmacéutica*, Año XXXII, Tomo XXIX, 8, 1 de agosto de 1890, p. 271.

plicaban en la ciudad inmigrantes que poseían diplomas falsificados, el artículo advertía que la llegada de "miles de *honorables seudo-diplomados médicos*, que nos llegaban con el fin *honesto di far l'América*", era tan solo la antesala de "asociaciones de médicos y boticarios (...) que se hospedan en una misma casa, y del estudio del médico a la oficina del farmacéutico es pasado el cliente".[56]

Otro motivo de queja de las autoridades sanitarias tenía que ver con la extendida existencia de los *regentes*. Con ese rótulo se nombraba a los farmacéuticos que, al menos en los papeles, estaban al frente de farmacias de las que no eran dueños. Según la queja de la elite farmacéutica, esos profesionales prestaban su firma a cambio de un honorario, y en realidad no participaban de ninguna de las actividades de la casa comercial, y en ocasiones ni siquiera vivían en la misma ciudad.[57] Cabe agregar, de todos modos, que ya a comienzos de 1870, cuando el tema generó un encendido debate, había quedado en evidencia que no todos los miembros de la corporación farmacéutica miraban con malos ojos la existencia de las regencias (González Leandri, 1999: 162-163). A pesar de que una normativa del Consejo de Higiene de 1871 había pretendido ordenar el papel de esos actores sociales, y a pesar de que su *status* era reconocido por la ley de ejercicio de la medicina de 1877 (artículo 20), algunos sospechaban que la regencia era muchas veces un artilugio usado por un individuo no diplomado (por ejemplo un curandero) que, escudándose en el título de su *regente*, podía llevar adelante su negocio de expendio de remedios ilegítimos.[58]

---

56 "Médicos y farmacéuticos", *El Diario*, 23 de abril de 1891.

57 "El ejercicio de la farmacia y la venta de los medicamentos", *Revista Farmacéutica*, Año XXXIII, XXX, 4, 1 de abril de 1891, pp. 125-128.

58 La *Revista Farmacéutica* ya había condenado esa práctica, reclamando "disposiciones que limiten el vergonzoso tráfico de las regencias, y de las especialidades de componentes desconocidos, que hacen del farmacéutico agente del curanderismo"; "La farmacia en decadencia. Las causas", *Revista Farmacéutica*, Año XXXI, Tomo XXVIII, 2, 1 de febrero de 1889, p. 43; véase también "Redacción", *Revista Farmacéutica*, Año XXX, XXVII, 12, 1 de diciembre de 1888, pp. 410-413. Otra infracción frecuente era que los "dependientes" o empleados de las farmacias carecieran de la autorización para ejercer, que debía ser obtenida mediante un examen; según Ramos Mejía, cuando en enero de 1892 se hizo cargo del Departamento de Higiene, pudo comprobar que solamente en 36 de las 204 farmacias de la Capital los dependientes contaban con la respectiva habilitación (Ramos Mejía, 1898: 505). Recién en 1905, con la sanción de la ley 4687, se alcanzó una primera regulación de la actividad farmacéutica, poniendo serias restricciones al lugar ocupado por los "idóneos" y dependientes (Otero González, 2013; Dussaillant, 2015).

En un informe elaborado en marzo de 1890 por el doctor Patricio Martínez Rufino a pedido del Departamento Nacional de Higiene, se dejaba constancia de que en sólo 97 de las 218 farmacias de la Capital los dueños eran farmacéuticos y atendían personalmente el negocio. En las 112 restantes, quien estaba al frente era un regente, careciendo el dueño de título profesional. Al respecto, el redactor agregaba:

> La regencia de las farmacias (...) no debe ser tolerada por más tiempo, pues a la sombra de éstas se permite ejercer una profesión científica a personas que no tienen sino un interés comercial. Afirma el informe que la frecuencia con que esa categoría de farmacéuticos flotantes, conocidos con el nombre de regentes, cambian de una farmacia a otra, es increíble, ejerciendo casi todos ellos actos de curanderismo.[59]

En la misma dirección, la difundida existencia de los regentes fue notada por el publicista genovés Ferdinando Resasco en su visita a la ciudad en 1889:

> Justo es decir que en la República Argentina la fortuna tiene esos caprichos raros (...). Algunos desesperados, no sabiendo a qué Santo encomendarse, se hicieron mancebos de botica, y una vez adquirido un poco de crédito, abrieron oficinas de farmacia por su propia cuenta, sin poseer título de ninguna clase, y realizaron grandes fortunas por haber comprendido al público y conocido la localidad. Supe de otros que por haber establecido en Buenos Aires boticas con un capital llevado de Europa, y con otro capital mayor en títulos y en conocimientos profesionales, se arruinaron y acabaron muy desdichadamente, siendo criados y practicantes de sus mancebos. (Resasco, 1890: 403-404).

A los fines de introducir algún ordenamiento en esas asociaciones sospechosas, en abril de 1891 el Departamento Nacional de Higiene dispuso algunas medidas, entre ellas la obligación de que los contratos entre las partes fueran celebrados con la intervención de esa repartición sanitaria.[60]

---

59 "Farmacéuticos, dentistas y parteras", *La Nación*, 7 de marzo de 1890.

60 "Farmacia. Relaciones entre los regentes y propietarios de farmacia", *Anales del Departamento Nacional de Higiene*, Año 1 (4), p. 212; "Departamento Nacional de Higiene", *Sud-América*, 24 de abril de 1891.

La proliferación de falsificadores, puntos de venta ilegales y productos de composición dudosa puede hacer pensar, a primera vista, en una competencia desregulada o salvaje.[61] Nada más lejos de la realidad. Incluso un aspecto como la publicidad estaba sometido a regulaciones que con el tiempo se tornaron más estrictas. En efecto, ya para el cambio de siglo fueron frecuentes las denuncias, formuladas muchas veces por los agentes o representantes de firmas internacionales, contra fabricantes o distribuidores que hacían imprimir propagandas que en su diseño, contenido o tipografía, emulaban las de productos de buena reputación.[62]

Resulta necesario comprender que el repetido señalamiento de esas infracciones es un síntoma de la existencia de controles ideados para regular infructuosamente un mercado denso y en constante expansión. Las propias autoridades no se cansaban, por su parte, de protestar por la insuficiencia de esos mecanismos de control. Podemos recordar, a tal propósito, la queja manifestada por el Departamento de Higiene en un informe publicado en 1896. Quedan allí en evidencia no solo la rotunda difusión y promoción de esas mercancías sospechosas, sino la vasta cantidad de actores sociales implicados en ese embrollado tráfico:

> "Se analizan los vinos, se ha dicho, ¿por qué no se someten al mismo control los específicos que en inmensa cantidad existen? Creemos que si para el vino es necesario un examen, con más razón debe establecerse para las drogas" – De acuerdo con esa opinión, conviene a los mismos fabricantes de especialidades exigir ese requisito para evitar que los que sin conocimientos

61 El *Censo*, en sus "Estudios de los resultados del censo de las industrias", elaborados por Manuel Chueco, daba cuenta de cuán extendido estaba el hábito de la falsificación de productos farmacológicos o similares. Refiriéndose a las fábricas de perfumería, señalaba que la mayoría de ellas "trabajan principalmente en falsificaciones más o menos groseras de los productos de las más afamadas fábricas extranjeras; falsificaciones que venden para las casas de negocio de la campaña y pueblos de la provincia", *Censo General*, 1887, Tomo II, p. 335. Carecemos de estudios históricos acerca de la falsificación de sustancias higiénicas o farmacológicas en Buenos Aires, pero la lectura de las sentencias firmadas por el juez Francisco Astigueta permite extraer dos conclusiones preliminares: por un lado, la gran extensión del delito en la ciudad, y por otro, la dificultad de probarlo. En muchos casos lo único que las pesquisas logran certificar es que el denunciado poseía los productos falsificados para su venta o distribución (Astigueta, 1905: 134).

62 Al respecto pueden consultarse las sentencias del Dr. Francisco Astigueta en algunos casos célebres, como por ejemplo el de Fernet Branca contra Verocai y Chissoti (Astigueta, 1905).

> de ninguna clase lancen productos sin acción de ninguna clase cuando no nocivos [sic]. Ahí están los tranways, las paredes, los teatros, llenos de avisos de unas famosas píldoras hechas aquí, bautizadas con un apellido alemán, que no son otra cosa que aloes y harina, sin dosis fija, y que son preconizadas con certificados falsos contra todas las afecciones (...). Desgraciadamente en estos tiempos, ha adquirido el *negocio* de las especialidades un desarrollo exagerado a tal punto que puede decirse que no hay un farmacéutico que no tenga su vino, su elixir, su jarabe, sus polvos (hasta los médicos los tienen!), sus cachets, etc. (Anónimo, 1896: 15-16).[63]

No todos los creadores de esos sospechosos preparados o específicos se movían de espaldas a la ley. Muchos de ellos, deseosos quizá de promocionar con alguna libertad sus invenciones, cumplían con la obligación de dar aviso a las autoridades sanitarias sobre sus productos, sometiéndolos a un análisis químico.[64] Lo hacían también con el objeto de poder colocar su mercancía en las farmacias habilitadas, pues la ley de 1877 establecía, en su artículo 21, que los farmacéuticos "responden de la buena calidad" de las drogas que expendan en sus locales (Coni, 1891: 249-250). Así, si algún día se lograse recabar el catálogo completo de los productos presentados ante la repartición de higiene, se tendrá

63 El iracundo texto que acabamos de citar, redactado con total seguridad por Ramos Mejía, evitaba mencionar que las publicidades de esos aborrecidos productos también llenaban las páginas de las propias revistas médicas. Sin ir más lejos, en el mismo volumen de *La Semana Médica* que contiene aquel texto, es posible hallar publicidades como la de "Rob Boyveau Laffecteur" (de yoduro de potasio), que cura "todas las enfermedades que resultan de vicios de la sangre, como escrófulas, eczema, soriasis, herpes, líquen, empétigo, gota, reumatismo", además de los accidentes sifilíticos antiguos o rebeldes; véase *La Semana Médica*, 20 de febrero de 1896, p. CXXI.

64 La normativa sobre ejercicio de la medicina y de la farmacia prescribía lo siguiente: "Art. 28. Tanto a los farmacéuticos como a los drogueros o a cualquier otra persona, queda absolutamente prohibida la venta de todo remedio secreto, específico o preservativo de composición ignorada, sin previa autorización del Consejo [de Higiene]. Se comprende por remedio secreto, específico y preservativo de composición ignorada, toda preparación que se aplique exterior o interiormente en forma de medicamento y cuyo nombre no exprese claramente su naturaleza y composición, o cuya fórmula no exista en farmacopea o no haya sido publicada por el Consejo. Art. 29. Los que deseen expender remedios secretos se presentarán al Consejo de Higiene Pública por escrito, acompañando la fórmula o composición de dicho remedio y demás comprobantes que pueda aducir" (Coni, 1891: 250).

una idea más clara no sólo del indomesticable universo de remedios que circulaban en la ciudad, sino también de la dispar identidad de sus promotores.

En mayo de 1891, *Sud-América* informaba que el Departamento de Higiene había recibido la más reciente creación del "Dr. Navá, el autor de la *Perlarina*, medicamento que lo mismo curaba un dolor de muelas que uno de tripas".[65] Este individuo había acercado "un frasco de otra nueva composición que denomina *mitrina*, en honor según parece del general Mitre. El nuevo medicamento, según Navá, cura las enfermedades del estómago, la parálisis, los callos y la calvicie".[66] Casi por las mismas fechas llegó al Departamento otra elaboración, el "Agua del Salvador", para obtener su permiso de comercialización. El pedido fue efectuado por un médico extranjero de apellido Sorrentino, pero las autoridades sabían muy bien que ese profesional era una suerte de pantalla o portavoz del verdadero creador: el curandero y mistificador Hugo Salvador Baschieri, quien por esas fechas, y bajo el amparo de aquel doctor, explotaba un "consultorio nigromántico" en la calle Rodríguez Peña.[67] En ese establecimiento, no sabemos si a resultas del consumo de aquella agua, "murieron dos o más [personas] por envenenamiento y varias otras causas", lo cual motivó la intervención de la justicia.[68]

La existencia de productos que, además de ser falsificados, suponían un peligro para la salud no pertenecía sólo al terreno de la imaginación paranoica de los higienistas. Se trataba de una realidad cotidianamente verificada por los encargados del análisis químico de los objetos de consumo de los porteños. Si tomamos los resultados de las comprobaciones efectuadas en 1884, vemos que circulaban en la ciudad más vinos "malos peligrosos" que "buenos" o "regulares" (por ejemplo, durante el mes de mayo, el análisis arrojó como resultado 110 vinos malos peligrosos y ¡sólo 17 buenos!). Los números respecto de confituras, materias colorantes o café eran un poco mejores, pero de todas formas

---

65 "Departamento Nacional de Higiene", *Sud-América*, 26 de mayo de 1891.

66 "Departamento Nacional de Higiene", *Sud-América*, 26 de mayo de 1891.

67 Toda esa información figura en una nota redactada por José María Ramos Mejía el 13 de marzo de 1894, y enviada al juez que entendía en la acusación de ejercicio ilegal de la medicina lanzada por el Departamento Nacional de Higiene contra Baschieri; Archivo General de la Nación, Juzgado del Crimen, Siglo XIX, Caja B-63, "Baschieri, Salvador Hugo por ejercicio indebido de la medicina", 1894-1895, foja 3. Acerca de Baschieri, véase Vallejo & Correa (2019).

68 Ibíd.

señalaban la prevalencia de falsificaciones que atentaban contra la salud (Arata, 1885).[69]

En síntesis, la comercialización de específicos contra afecciones nerviosas formó parte de la consolidación de ese mercado que, aun con sus desórdenes y tensiones, abastecía cotidianamente a esos porteños que para fines de siglo se habían habituado, movidos por la fuerza de las cosas, a amalgamar el cuidado de la salud con un ademán de (auto)consumo. Tal y como veremos, los boticarios no fueron los únicos en sacar provecho de esa fusión. Por lo pronto, conviene subrayar que el estudio de esa profusa circulación de remedios atañe, de un modo íntimo y en una medida difícil de sobreestimar, a la historia de la experiencia de la enfermedad en una ciudad cuyos habitantes tenían cotidianamente una relación fría y distante con la profesión médica. Más que la distancia, lo que marcaba el contacto con la medicina era la decepción; nunca viene de más repetir que durante el último cuarto del siglo XIX, y aun a pesar de los estrepitosos avances efectuados en bacteriología o en cirugía, la ciencia médica seguía siendo lo de siempre: una profesión que no curaba. Su arsenal terapéutico para las enfermedades más mortíferas y extendidas, como por ejemplo la tuberculosis, no era más efectivo que el hígado de bacalao. Una de las luminarias de esa ciencia había escrito en su tesis de juventud una confesión que encerraba esa verdad. En palabras de Enrique del Arca, la medicina "no cura sino algunas veces" (Del Arca, 1877: 9). El vacilante optimismo del "algunas veces" no sólo era incapaz de roer la contundencia del primer mensaje ("no cura"), sino que más bien lo realzaba.

En su novela *Sin rumbo*, Cambaceres puso en boca de una comadre torpe y supersticiosa, un parecer que fue compartido por los muchos enfermos que pudieron comprobar en carne propia la estrechez de la eficacia médica: "Güenos alarifes son los médicos; pa saquiarlo al pobre y mandarlo más antes a la sepoltora es para lo que sirven, ¡masones, condenados!" (Cambaceres, 1885: 79). Unos años más tarde, un autor de folletos populares repitió esa diatriba en un escrito aparentemente testimonial:

> Lector, si tienes la desgracia, lo que Dios no quiera, de estar enfermo no cometas la simpleza de consultar a un Mata-sanos, pues es dinero tirado y tiempo perdido. Lo que a mí me ha sucedido te sirva de lección, en caso apurado, cualquier vecino,

69 Véase también "Higiene alimenticia", *El Censor*, 22 de abril de 1890.

> una curandera, el más obscuro veterinario, te servirá mejor que un Doctorete que tan solo busca tu dinero, no tu salud. Y al hospital, no vayas jamás, si en algo estimas tu existencia. Allí sólo servirías de objeto de estudio, de carne de bisturí (...) ¡te matarían de hambre! (Lecea, 1909: II).

Es la recuperación ecuánime de esa verdad, y no cualquier conjetura sobre la intrepidez o el desparpajo de farmacéuticos y mercaderes, lo que debe comandar la reflexión acerca de la aplastante presencia de los remedios y su autoconsumo en la cultura sanitaria porteña a fines del siglo XIX. La progresiva acumulación de conocimientos históricos a propósito de la profesión médica, el saber de los doctores o la implementación de sus campañas de higiene, nos ha acercado valiosas intelecciones sobre el pasado de esa ciencia o acerca de la intrusión de los artefactos médicos en los aparatos de acción estatal. Esa ganancia de saber jamás puede ser traducida, sin embargo, como un avance certero en la comprensión de las experiencias, prácticas y representaciones suscitadas realmente alrededor del cuerpo enfermo. Solo un estudio material del mercado de objetos y servicios movilizados cotidianamente en torno a la enfermedad puede otorgar ese discernimiento faltante. Sobre todo cuando lo que está en juego es una condición que en sus inicios halló en el mercado su único interlocutor o caja de resonancia.

CAPÍTULO 2

Duchas, poleas y pedicuros en los institutos médicos

> *"Si uno quería vivir del tratamiento de enfermos nerviosos, era evidente que debía ser capaz de prestarles alguna asistencia. Mi arsenal terapéutico comprendía sólo dos armas, la electroterapia y la hipnosis, puesto que enviarlos tras una sola consulta a un instituto de cura de aguas no significaría un ingreso suficiente".* (Freud, 1925: 15).

La visita cotidiana a la droguería no era el único recurso disponible para esos neuróticos de fines de siglo. La botica no fue el único emplazamiento mercantil en que los nerviosos porteños fueron reconocidos en su verdadera identidad. Existió también un segundo bazar de mercaderías curativas, y esta vez los remedios corrían por cuenta de los médicos diplomados. En efecto, desde bien temprano los doctores hicieron todo lo posible para intervenir en ese promisorio mercado, sostenido por una clientela *sufriente y consumidora*. Los hombres de guardapolvos extrajeron la misma conclusión que su colega Sigmund Freud, y entendieron que esa conjunción ("y") hacía mucho más que listar o secuenciar atributos desligados; todo lo contrario, comprendieron que ella mentaba una relación causal y casi reversible. Para mantener a los neuróticos la identidad patológica que se habían ganado, era menester volver a confirmarles que sólo con una acción de consumo lograrían desprenderse de esa condición sufriente que, paradoja mediante, les daba acceso y derecho a un florido rosario de objetos y servicios apetecibles y bien promocionados.

Los egresados de la escuela de medicina vieron la posibilidad de participar en esa feria neurótica haciendo algo más que prescribir específicos o compartir ganancias con los boticarios. Adivinaron que como todo mercado, el de la neurosis soportaba o precisaba una estratificación. A la democratización neurotizante del específico sumaron la distinción expulsiva del instituto (o de la consulta). Plegándose a un fenómeno que conoció en Europa y en América del Norte su desarrollo más consumado, los médicos de Buenos Aires intentaron responder a la presencia de los nerviosos –o intentaron favorecer su multiplicación– mediante la fundación de centros privados que poco tenían que ver con los manicomios, y mucho con las boticas que ya conocemos.[1]

En este capítulo nos vamos a referir a las empresas particulares que los médicos llevaron a cabo para atacar esos padecimientos nerviosos, a las estrategias publicitarias que las ampararon, y al imaginario sobre el cuidado de sí que de esa forma ayudaron a propagar. En el capítulo tercero haremos un breve examen de las tensiones que esa iniciativa despertó al interior del propio gremio profesional, y en los dos capítulos finales nos ocuparemos, por último, de los ensayos teóricos que esos mismos diplomados emprendieron para comprender o analizar aquellas afecciones.

Los doctores de la Capital se lanzaron sin titubear a ese universo de avisos publicitarios y venta de servicios de ortopedia yoica. A través de la fundación de clínicas e institutos, o de la oferta pública de tratamientos algo rimbombantes, los galenos salieron a la caza de histéricos, neurasténicos e insomnes que no se conformaban con las drogas o los collares magnéticos, y que podían darse el lujo de tratamientos más personalizados. En lo que sigue nos referiremos mayormente a las intervenciones galénicas que salieron a competir de modo abierto en ese océano de mercaderías y servicios, y que lo hicieron a través de publicidades que se dirigían al potencial cliente. Dicho con otras palabras, a lo largo de este capítulo examinaremos un recorte muy preciso de la terapéutica confeccionada por los doctores para los nerviosos, pues haremos foco exclusivamente en aquellas ofertas curativas que, continuando el surco abierto por una cultura sanitaria ya revisada, dependían de (y propiciaban) una ceremonia de consumo. En estas páginas documentaremos los modos exitosos con que los médicos respondieron al curioso desafío de arrastrar hacia el redil de su mundo profesional, a esos sujetos que, por costumbre y por coacción, se habían habituado a tramitar sus desarreglos corporales y espirituales en los vericuetos de un proceso mercantil.

---

1 En un artículo devenido clásico, Edward Shorter documentó la proliferación de institutos privados para enfermos nerviosos y mentales a partir de 1850 en Alemania y Austria, los cuales muy pronto fueron elegidos por los pacientes neuróticos de buena posición económica, que recelaban de los dispositivos manicomiales (Shorter, 1990). Los ensayos reunidos en el volumen *Cultures of Neurasthenia* contienen valiosa información a propósito de ese proceso en otros países del Viejo Continente (Gijswijt-Hofstra & Porter, 2001). Para una visión de conjunto, véase Scull (2015).

Testículos de carnero y planchas de zinc

No nos ocuparemos aquí, por lo tanto, de todos los ensayos terapéuticos (que también fueron variados desde comienzos de la década de 1880) que los profesionales porteños realizaron, de modo más o menos sostenido o metódico, en los hospitales, laboratorios o consultorios particulares, y que luego fueron recuperados en escritos científicos de distinto calibre. Mapear de modo exhaustivo tales abordajes terapéuticos reclamaría una pesquisa independiente y más extensa. De todas maneras, y a los fines de ilustrar cuán generoso supo ser el abanico de ofertas curativas de parte de los médicos, nos permitimos tan sólo recuperar dos de esos remedios que, a diferencia de los ejemplos que serán analizados a la brevedad, no llegaron a ser más que ensayos exploratorios, y por ende no fueron casi promocionados como objetos de consumo masivo. El primero de ellos pertenece al inicio del arco cronológico de nuestra investigación, y estuvo en manos de un solitario experimentador local. El segundo, por el contrario, tuvo su momento de gloria unos diez años más tarde, y correspondió a una oferta curativa que, luego de emigrar al mundo plebeyo de las boticas, tardaría largas décadas en desaparecer.

A comienzos de 1880, Bartolomé Novaro (1846-1904), un médico porteño con pasado militar y que en 1885 se haría cargo de la materia "Medicina operatoria", sorprendió a sus colegas con sus experiencias en el uso de imanes y metales para sanar algunas enfermedades nerviosas y para producir fenómenos muy llamativos en el área de la sensibilidad. Se trataba de la recepción local de un campo de estudio, la metaloterapia o magnetoterapia, que había provocado una pequeña convulsión en el mundo médico parisino unos años atrás. El empleo de imanes u otros metales para la curación de patologías había sido una práctica habitual a fines del siglo XVIII y comienzos del XIX, en pleno auge del magnetismo animal (Darnton, 1968; Rausky, 1977). Para mediados de esa última centuria, unos pocos practicantes que aún se sentían atraídos por los postulados de Mesmer continuaban ensayando los poderes de esos elementos. Entre ellos se contaba Victor Burq, quien hacia mediados de la década de 1870 logró llamar la atención de los médicos de París mediante su propuesta de encarar un nuevo estudio científico y desapasionado de la influencia de los metales.

Ya en 1851, en su tesis inaugural, Burq había propuesto la aplicación de imanes en la superficie corporal para el tratamiento de la histeria.

Prosiguió tales aventurados ensayos, y en 1876 nada menos que Claude Bernard designó una comisión para que supervisara y examinara las experiencias, y luego informara a la *Société de Biologie*. La comisión estaba compuesta por tres médicos de renombre: Jules Luys, Amédée Victor Dumontpallier y Jean-Martin Charcot. A pesar de mostrarse escéptico acerca del nuevo método, Charcot aceptó la tarea, y muy pronto se convenció de la efectiva y visible influencia de imanes y metales en la modificación de los accidentes histéricos. Tal y como ya ha sido determinado por los estudiosos, ese encuentro con la metaloterapia fue uno de los principales motivos por los que Charcot dirigió su atención al tópico del hipnotismo (Harrington, 1988; Goetz, Bonduelle & Gelfand, 1995; Walusinski, 2017).[2]

Como tantos otros temblores del mundo científico de ultramar, la moda de los metales no tardó en llegar a las costas bonaerenses.[3] En 1880, apenas tres años después del primer informe redactado por Charcot y sus colegas, Bartolomé Novaro comenzó a efectuar experiencias con imanes en sus pacientes de la capital argentina. Publicó al respecto un pequeño informe en la *Revista Médico-Quirúrgica*, en el cual detallaba los beneficios producidos por el nuevo remedio en dos mujeres aquejadas de histeria, con marcados síntomas físicos (anestesias, palpitaciones, disnea, etc.) (Novaro, 1881). En el primer caso, la aplicación, durante dos días consecutivos, de un imán en forma de herradura sobre los antebrazos de la joven trajo una mejoría inmediata: cesó la anestesia del mismo lado, y recuperó la capacidad de escuchar y de ver. En el segundo, la aproximación del imán a la zona abdominal desencadenó una notoria mejoría "como por encanto".

Unos meses antes, el 9 de octubre de 1880, el médico había dictado una conferencia sobre esta temática en los salones del Círculo Médico Argentino, publicada en los *Anales* unas semanas más tarde (Novaro, 1880a).[4] Recuperando las teorías con tufillo mesmérico de Burq, Novaro proclamó que, por una razón que no dejaba de ser misteriosa, cada ser humano "tiene una sensibilidad metálica especial, y el metal que le curará es el que corresponde a esta sensibilidad" (Novaro, 1880a: 90). La

2 Los trabajos de Charcot a propósito de la metaloterapia fueron reunidos en el volumen IX de sus obras completas, editadas por Bourneville.

3 La primera noticia local sobre la metaloterapia se produjo apenas unos meses después de que la comisión compuesta por Charcot emitiera su informe; nos referimos a una breve reseña aparecida en la revista médica de los porteños; "La Metaloterapia", *Revista Médico-Quirúrgica*, 14 (1), 8 de abril de 1877, p. 21.

4 El escrito se imprimió asimismo como un folleto de 44 páginas (Novaro, 1880b).

primera parte del trabajo, tendiente a hallar esa sensibilidad personal, constituye la *metaloscopía*; la segunda, consistente en la suministración del metal adecuado, es el corazón de la *metaloterapia*.

Pues bien, a diferencia del artículo aparecido en la *Revista Médico-Quirúrgica*, este extenso trabajo era eminentemente teórico, a punto tal que a los fines de ilustrar la sintomatología histérica, y para poner de relieve los efectos de los metales, se basa todo el tiempo en una ficción. Novaro pide a sus colegas que imaginen que allí enfrente hay una histérica aquejada de hemianestesia, y se dedica a relatar la florida sintomatología de su mujer imaginaria. Acto seguido ofrece explicaciones teóricas algo especulativas sobre los sorprendentes fenómenos provocados por los metales, deteniéndose particularmente en el hecho conocido como *transfert*: en muchos casos, la colocación de un trozo de metal en una zona corporal no sólo devuelve la sensibilidad (táctil, visual, auditiva, etc.) de ese lado del cuerpo, sino que puede desencadenar la anestesia del lado contrario, que hasta entones mostraba un funcionamiento normal.

El brevísimo escrito aparecido en la *Revista Médico-Quirúrgica* era mil veces más elocuente que la conferencia, sobre todo porque el primero iba acompañado de evidencias clínicas más directas. ¿Por qué motivo Novaro apeló a esa decepcionante enferma imaginaria? ¿Por qué razón, después de ese entusiasmo inicial, abandonó de inmediato el campo de la metaloterapia? Quizá ambas preguntas remiten a una única respuesta, visible en eso que los colegas no pudieron ver el 9 de octubre de 1880. En Buenos Aires escaseaban aún esos cuerpos histéricos plagados de sensibilidades paradójicas, fisiologías disparatadas y contorsiones anti naturales. No sólo se echaban en falta esas corporalidades; tampoco abundaban los dispositivos teóricos y académicos que las produjesen o las tornaran creíbles (Vallejo, 2019a). Debido a la falta de una tradición ligada a la experimentación en fisiología, y ante una medicina mental que no podía abordar lo nervioso más que con el lenguaje del delirio, la ciencia porteña de comienzos de la década de 1880 no ofrecía un buen terreno de implantación o recepción de experiencias ligadas a los automatismos nerviosos, la hipnosis o la histeria charcotiana –tal y como desarrollaremos con más extensión en el cierre de esta obra–.[5] En tal sentido no ha

5 Unos años más tarde, en un escrito en que recomendaba la metaloterapia (bajo la forma de cadenas de cobre y zinc) en casos de artritis reumática, Silverio Domínguez se mostraba poco partidario de su uso en la histeria: "Adoptado el sistema con entusiasmo en sus primeros tiempos, poco a poco viene quedando relegado en el olvido, limitado y restringido su uso a ciertas modalidades nerviosas, en particular

de extrañarnos que la incursión de Novaro en el mundo de los metales haya quedado como una experiencia trunca y aislada, que de todos modos sirve para ilustrar que aun en ese contexto los médicos de la ciudad podían mostrarse deseosos de ensayar con sus pacientes neuróticos las novedades que traían las revistas del Viejo Continente.

El segundo remedio que ilustra el afán industrioso de la medicina porteña tiene que ver con un episodio muy curioso de la historia de esa disciplina. Nos referimos al tratamiento basado en la inyección de extractos orgánicos, propugnado y popularizado por el afamado fisiólogo franco-inglés Charles-Édouard Brown-Séquard (1817-1894). Luego de ejercer y enseñar en diferentes latitudes (sobre todo en Inglaterra y Estados Unidos), en 1878 Brown-Séquard sucedió a Claude Bernard en el *Collège de France*, y ese nombramiento vino a significar un firme reconocimiento a sus investigaciones experimentales referidas al sistema circulatorio y al funcionamiento nervioso (Celestin, 2014). Pues bien, a mediados de 1889 se produjo un sorpresivo giro en su carrera, cuando presentó ante una prestigiosa sociedad científica sus recientes experimentos (hechos inicialmente sobre sí mismo), ligados a las virtudes vigorizantes y reconstituyentes atribuidas a la inyección subcutánea de testículos de mamíferos triturados (perros y carneros). La propuesta no era ajena a una concepción tradicional de la sexualidad masculina, basada en la presunción de que la pérdida excesiva o la inexistencia del semen en el cuerpo, iban acompañadas de estados de debilidad o problemas de salud. Los viejos, los eunucos y los masturbadores eran, según esta visión, la confirmación más lapidaria.[6]

En esos experimentos, que no dejaron de marcar un hito en la historia de la endocrinología, Brown-Séquard se sostenía en la idea según la cual todas las glándulas (e incluso los demás órganos) aportan a la economía vital, a través de la sangre, sustancias o nutrientes que ayudan a mantener la fuerza y la salud, y cuya carencia ocasiona el deterioro y la

---

de origen histérico, que bien podemos llamar como curiosidad o entretenimiento científico: es curioso, en verdad, apreciar los fenómenos de trasferencia en una hemianestesia" (Domínguez, 1884a: 358).

6 Laura Davidow Hirshbain (2000) ha señalado que la hipótesis que había sustentado los ensayos de Brown-Séquard gozaría de buena salud durante algunas décadas más. En efecto, 30 años más tarde se multiplicarían las intervenciones quirúrgicas fundamentadas en razonamientos similares. La operación de Eugen Steinach fue quizá la más conocida de todas ellas (y cabe recordar que Sigmund Freud, recién diagnosticado de cáncer, se sometió a ella, con la esperanza de que esa castración actuase como un reconstituyente de su vitalidad y de sus defensas) (Baños Orellana, 2005).

debilidad.[7] Tan pronto como esas comunicaciones científicas fueron difundidas, los experimentos del fisiólogo fueron replicados en distintos puntos del globo, y no tardó en demostrarse la inocuidad (si no la peligrosidad) de la inyección de esas sustancias. Si bien hubo sabios de renombre que hicieron un uso personal del nuevo remedio (tal fue el caso de Louis Pasteur o Karl Vogt), la comunidad académica optó por burlarse del supuesto hallazgo (Celestin, 2014: 203). Las polémicas eruditas y la mala recepción de los trabajos de Brown-Séquard no impidieron que de inmediato comenzaran a comercializarse por todo el mundo distintas versiones del mágico jugo testicular. Durante un par de décadas, aquel "elixir" hecho a partir de testículos de perros, toros y carneros, se comercializó en todas las ciudades del mundo, recomendado sobre todo como un remedio contra la debilidad nerviosa o la neurastenia.

Buenos Aires, por supuesto, no iba a mantenerse al margen de esa curiosa moda. Sin demora se habrían efectuado aquí intentos de comprobar los beneficios del milagroso descubrimiento realizado en París. A comienzos de diciembre de 1889, un diario local dedicaba una orgullosa columna a informar que, fiel a su tradición, Buenos Aires sería la sede de las primeras réplicas de la novedad de Brown-Séquard:

> [Buenos Aires] fue la primera que tuvo un Instituto Pasteur cuando en el mundo solamente lo tenía París, fue la primera donde se hicieron serios experimentos de hipnotismo y hoy será la primera que ensayará la inyección de Brown Séquard para devolver al cuerpo desgastado por los años y por el uso, el vigor y la fuerza.[8]

La nota agregaba que ese día, a las tres de la tarde, en el Hospital de Clínicas se efectuaría el ensayo sobre un hombre de 79 años, oriundo de Santiago del Estero, llamado Manuel Guerra. De la experiencia, realizada gracias a gestiones del médico polaco Ricardo Sudnik (quien en

---

7 Algunos historiadores han planteado que el 1 de junio de 1889, día en que Brown-Séquard presentó su conferencia ante la *Société de Biologie*, debe ser tomado como el punto de nacimiento de la endocrinología moderna (Celestin, 2014: 213). En efecto, muy pronto el fisiólogo comenzó a estudiar de modo experimental la inyección de otras sustancias orgánicas (extractos de materia gris, de páncreas, de tiroides, etc.); tales experimentos, secundados por unos similares efectuados por otros estudiosos en aquellos años, sentaron las bases del abordaje científico de las glándulas endócrinas.

8 "La primera inyección de Brown Séquard en Buenos Aires", *Sud-América*, 2 de diciembre de 1889.

1869 había asistido en París a las clases del gran fisiólogo), participaron algunos de los nombres más célebres de la medicina porteña: Pirovano, Güemes, Ayarragaray, Susini, Costa y Wernicke (Sudnik, 1893). No sabemos cuál fue el desenlace de ese prematuro estudio, aunque el diplomado de origen polaco aclaró años más tarde que, por razones ajenas a su voluntad, no fue posible darle continuidad en el marco de ese nosocomio (Sudnik, 1893). Así y todo, el nuevo método cautivó rápidamente la curiosidad y la imaginación de los porteños. Un escritor muy sensible a la magia del rumor público, se hizo eco de la novedad apenas unas semanas más tarde, ironizando acerca de Brown-Séquard "con sus inyecciones de quién sabe qué cosa macerada, alambicada hasta tener el *extractum vital* que rebaja de a diez años, *ad beneficium vitae*, o sea para sacarle el jugo y la miel a la vida".[9]

De todas maneras, podemos asegurar que en lo inmediato otros profesionales de la ciudad continuaron aquellas experiencias, tanto en instituciones públicas como en consultorios privados.[10] Entre los defensores locales del método de Brown-Séquard cabe consignar, por un lado, a Diógenes Decoud (1857-1920), un médico de origen paraguayo, que ya en 1888, a través de un ensayo sobre hipnosis experimental, había demostrado su interés por estudiar metódicamente cuestiones de actualidad científica (Decoud, 1888a).[11] Según informaba en un largo escrito aparecido en marzo de 1893, y en el que se mostraba muy al corriente de los estudios efectuados a favor y en contra de la hipótesis del fisiólogo francés, había empleado las inyecciones de líquido testicular en 14 pacientes, durante cuatro meses, en el Hospital Militar (Decoud, 1893). Se trataba de 14 enfermos bien distintos, aquejados

---

9 Lucio V. Mansilla, "Confidencias de bufete", *Sud-América*, 6 de febrero de 1890.

10 En otro orden de cosas, conviene recordar que a fines de 1889 la principal revista médica de la ciudad había reproducido una elogiosa reseña de las experiencias de Brown-Séquard, aparecida originalmente en una publicación en lengua alemana (Anónimo, 1889).

11 También en 1888 había publicado un escrito que parece anticipar su futuro entusiasmo por las inyecciones (y su defensa de la tesis en que ese procedimiento se amparaba). Se trata de un breve texto acerca de la nutrición del cerebro, que se ocupaba sobre todo de conjeturar qué alimentos podían aportar las sustancias que ese órgano precisaba (y evitar así los "cerebros gordos" o llenos de grasa, por ejemplo en quienes no lo ejercitaban demasiado). Su artículo concluía: "En la alimentación del cerebro (…) siempre quedaría asegurada la plenitud de la vida psíquica. La célula vibraría la idea con toda espontaneidad, y ni en una sinuosidad se acumularía la grasa que molesta el impulso" (Decoud, 1888b: 160).

de patologías claramente diferenciadas: 3 casos de ataxia locomotriz asociada a un estado sifilítico, 2 de tuberculosis, 2 casos de cáncer, 2 de impotencia de origen neurótico, 1 de senilidad precoz, 1 de paludismo, 1 de dispepsia, 1 de hemiplejía y 1 de linfoadenoma. Las aplicaciones de líquido testicular se realizaron en algunos pacientes con frecuencia diaria; en otros, cada cuatro o cinco días. Los resultados obtenidos por Decoud no fueron muy alentadores.

En algunos enfermos una mejoría inicial dio lugar a una rápida recaída; en otros, por el contrario, no se verificó ningún beneficio de manera objetiva, a pesar de que los pacientes referían una sensación de bienestar como consecuencia de las inyecciones. De todas maneras, en unos pocos sujetos el hallazgo de Brown-Séquard surtió un efecto terapéutico positivo y ostensible. Esas mejorías tuvieron lugar, de hecho, en los tres casos referidos a patologías claramente nerviosas (dos hombres aquejados de impotencia sexual y una mujer con síntomas digestivos o dispepsia). Citemos, a título ilustrativo, uno de dichos historiales clínicos:

> Observación Nº 5. Hombre de 25 años, alto y de buena constitución. Infancia sana. En 1887 blenorragia, prolongada bajo la forma de gota militar, cuatro años. Sirve en el ejército desde hace ocho años y soporta sin fatiga los ejercicios más prologados. Desde hace un año, disminución del sentido genital, cada vez más acentuado, sin erección. (...) Noviembre 30.- El tratamiento iniciado a la dosis trisemanal de 1 c. c. dura sólo quince días. El sujeto manifiesta que desde la tercera inyección se encontró bien y que ha recuperado la integridad de sus funciones. No ha sido visto después, por haberse ausentado a la frontera. (Decoud, 1893: 88).

El autor concluía su informe lamentando la pobre acción curativa de la novedad, pero agregaba que si las inyecciones mostraban de modo tan seguro su "acción tónica sobre el sistema nervioso", era evidente que muy pronto las enfermedades de esa naturaleza serían tratadas con feliz resultado mediante el extraño líquido testicular.

Por otro lado, debemos recuperar las experiencias llevadas adelante por quien había sido el verdadero introductor de la novedad: Ricardo Sudnik (quien, emulando a su maestro Brown-Séquard, también utilizó en sí mismo las inyecciones de material orgánico). De acuerdo con una larga comunicación leída en dos sesiones de la *Sociedad Médica Argentina* entre agosto y octubre de 1893, el doctor polaco nunca había interrumpido su estudio de las inyecciones desde fines de 1889. A diferencia de su colega de origen paraguayo, Sudnik se mostró mucho más optimista respecto de la potencial eficacia terapéutica del remedio, sobre todo en el tratamiento de la impotencia de origen neurasténico. En efecto, los resultados casi milagrosos obtenidos en 1889 en dos sujetos aquejados de esa condición, habían alentado al polaco a proseguir sus ensayos. Su primer paciente había sido un español de 32 años, de profesión comerciante, quien a pesar de haber abandonado hacía unos años el hábito de la masturbación, jamás había logrado una erección fisiológicamente viable. Luego de algunas aplicaciones de electroterapia, Sudnik prescribió la inyección de tejido orgánico obtenido mediante la trituración de testículos de conejo. Al cabo de 10 inyecciones, efectuadas a lo largo de un mes, el atribulado español logró tener una relación sexual, y dos meses más tarde se pudo hablar de una curación completa (Sudnik, 1893: 347).

Desde el punto de vista de este autor, las inyecciones testiculares traen para la neurastenia un alivio mucho mayor que el aportado por otros abordajes (incluida la electroterapia) debido a que inciden en el fundamento orgánico de esa enfermedad, constituido por una alteración nutritiva. A los fines de otorgar un basamento más sólido a esa conjetura terapéutica, Sudnik había encarado un estudio metódico de indicadores objetivos de esa acción. Periódicos exámenes de orina a los enfermos sometidos a su tratamiento, le brindaron esas cifras concluyentes. Gracias a todo ello, concluía su disertación con un balance más que positivo de un remedio que, sin ser un elixir mágico, significaba un avance en la terapéutica de ciertas patologías: "En resumen, pienso que el tratamiento de Brown-Séquard, que recién pisa los dinteles de la ciencia, tiene un fondo indiscutible de verdad terapéutica, dentro de los límites que su mismo creador le ha trazado" (Sudnik, 1893: 470-471).

Sabemos que poco tiempo antes Sudnik, en sociedad con Miguel Ferreira (que años más tarde sería un pionero entusiasta de los rayos X), habían instalado en Esmeralda 870 un "consultorio especial para el tratamiento de la impotencia y debilidad nerviosa por las inyecciones de Brown-Séquard", al que habían dotado de "todos los aparatos necesarios" (Vallejo, 2019c).[12] Casi por esos mismos días, otro doctor les hacía la competencia con una empresa similar:[13]

---

12 "Inyecciones de Brown-Séquard", *Anales del Círculo Médico Argentino*, Año XV, 10, octubre de 1892, p. 772.

13 Un año atrás, este médico extranjero (Salvador Borgondo) había regenteado un consultorio especializado en hipnosis (Vallejo, 2017b).

DOCTOR S. BORGONDO — Artes 210— Consultas de 7 á 8 a. m. y de 1 á 3. p. m. Impotencia, consuncion y parálisis se sanan con las inyecciones Brown Sequard. Curacion radical de la *gota militar*. Dr. Borgondo. Artes 210 de 1 á 3 p. m. n. 20 perm.

(Imagen 18: *El Heraldo. Diario de la Tarde*, Año I, 1, 17 de noviembre de 1892)

De todas maneras, no tardaron en llegar a la ciudad voces contrarias al nuevo método. Uno de los contrincantes más pertinaces fue José Esteves. En el mismo número de la *Revista de la Sociedad Médica Argentina* en que se publicó la primera conferencia de Sudnik (efectuada el 18 de agosto), Esteves incluyó, en la sección dedicada a reseñas, un breve análisis de tres recientes trabajos en lengua francesa, contrarios todos ellos a la innovación de Brown-Séquard: tanto Bareden como Mossé y Cozin habían mostrado que, o bien las inyecciones no traían ninguna mejoría, o bien producían modificaciones que eran enteramente atribuibles a la auto-sugestión (Esteves, 1893). El médico argentino amplió esas objeciones con experiencias de su propia cosecha. Él también había comprobado el peso excluyente del factor sugestivo, y no por azar había tenido la oportunidad de observar que las inyecciones desencadenaban alivio exclusivamente en sujetos neuróticos (esto es, proclives a la trampa sugestiva): "no observando el más mínimo fenómeno en los individuos [en] que las practicábamos, sin que ellos supieran de lo que se trataba, y verdaderos prodigios en un neurasténico abásico, que desde un mes y medio antes forjaba los más halagüeños proyectos" (Esteves, 1893: 418-419).

Esteves guardaba todavía un as en la manga: él había recibido a uno de los pacientes tratados, presuntamente con éxito, por Diógenes Decoud; pues bien, aquel paciente estaba en pésimo estado, lo cual ratificaba que las inyecciones en verdad no lo habían beneficiado (o, a lo sumo, que esa mejoría había sido un falaz producto de su imaginación). También había sido consultado por un sujeto enfermo de impotencia, que había sido asistido anteriormente por otro colega mediante electricidad e inyecciones testiculares. Si bien Esteves allí no lo indica, se está refiriendo claramente a un antiguo paciente de Sudnik. El impotente no había logrado recobrar la salud en manos del doctor polaco, cosa que sí alcanzó gracias a una sencilla dieta prescrita por Esteves.

Unas semanas más tarde, el 27 de octubre, la segunda parte de la conferencia de Sudnik fue seguida por un extenso debate, del cual participó activamente Esteves.[14] En esa oportunidad, este último insistió en su argumento sobre la auto-sugestión, relatando una de sus experiencias, en la cual reemplazó, sin conocimiento del paciente, el líquido testicular por una solución de sal ferrosa. A pesar de esa sustitución, los resultados fueron idénticos. A renglón seguido, Esteves recupera el caso del enfermo impotente, argüido en la reseña, pero esta vez indica que Sudnik había dirigido previamente el tratamiento: con él "no se había producido ningún cambio favorable, y sometido por mí a otro tratamiento, cuya parte fundamental consistía en el uso de los tónicos del sistema nervioso, vi en quince días desaparecer todos los fenómenos mórbidos".[15] Sudnik intentó defenderse de la encerrona preparada por su colega, afirmando que aquel paciente había enumerado explícitamente las ganancias clínicas que las inyecciones le habían deparado. El polaco concluía, a ese respecto: "Yo creo, pues, que fue éste uno de los enfermos que más [se] benefició del tratamiento".[16] Sudnik decidió emprender un contraataque, objetando a Esteves que éste reseñara solo los trabajos de los adversarios del método, pero guardara silencio a propósito de los textos que iban en una dirección contraria. El médico polaco, deseoso de jugarse el todo por el todo, cerró su intervención con la manifestación enfática de su credo: "Yo he obtenido la desaparición de la parálisis motriz en un hemipléjico y una histérica parapléjica camina ahora perfectamente".[17]

Para el momento de la muerte del fisiólogo, ocurrida en abril de 1894, sus inyecciones se habían transformado en un hazmerreír en los

---

14 El 18 de agosto también se había producido un debate después de la primera conferencia, durante el cual casi no se hicieron oír objeciones. Por el contrario, los colegas entonces presentes mostraron su acuerdo con la clasificación de la impotencia propuesta por Sudnik. Por su parte, Decoud recuperó allí su propia experiencia con las inyecciones testiculares ("Sesión del 18 de agosto", *Revista de la Sociedad Médica Argentina*, Vol. II, 11, septiembre-octubre de 1893, pp. 429-431).

15 "Sesión del 27 de octubre", *Revista de la Sociedad Médica Argentina*, Vol II, 12, noviembre-diciembre de 1893, pp. 532-534.

16 Op. cit., p. 533.

17 Op. cit. Unos meses más tarde, Sudnik reunió las dos conferencias en un folleto de 50 páginas. Le sumó un prólogo, en el cual, además de insistir en la tesis nutritiva de las enfermedades nerviosas, se cobró venganza de Esteves: "Apenas merece ser señalada la opinión de un socio que condena el método de manera casi absoluta, después de haberle usado una sola vez" (Sudnik, 1894a: X).

ambientes académicos. En la necrológica enviada desde París por Benjamín Larroque, el médico argentino tildaba a las inyecciones de "un imposible", "una ilusión dorada", una "piedra filosofal de las quimeras de los viejos impotentes que llegan al fin de la vida" (Larroque, 1894). El autor del obituario festejaba que "la furia de inyectar el líquido Brown-Séquard ha cesado y todo parece entrar en el camino del olvido". Si mediante ese diagnóstico se refería a los laboratorios médicos, Larroque tenía razón. Pero si lo que tenía en mente era el mundo más amplio de los remedios, se equivocaba de punta a punta. El repudio lanzado por los foros científicos no obstaculizó en lo más mínimo la comercialización de productos que recuperaban, de un modo u otro, el invento de Brown-Séquard. Los porteños, por ejemplo, aprovecharon durante mucho tiempo las virtudes regeneradoras de la "Iperbiotina Malesci", elaborada, según rezaba un aviso a página entera aparecido en *Caras y Caretas* durante años, con "el principio activo del jugo orgánico testicular de animales jóvenes vigorosos, a grado máximo de concentración, según el método del Profesor Brown-Séquard de la Academia de Medicina de París".[18]

IPERBIOTINA MALESCI
Tónico nervioso regenerador y reconstituyente general del organismo
Realización práctica completa del método de Brown Sequard, sin necesidad de las peligrosas inyecciones hipodérmicas ya por todos abandonadas.
La IPERBIOTINA MALESCI es un extracto á grado máximo de concentración preparado con testículos de animales sanos y jóvenes, y asociado á otras substancias tónicas vegetales, de gusto agradable, de asimilación perfecta. Su elemento principal es la NUCLEINA, substancia perfectamente inocua, y que, segun VAUGHAN, es el elemento que dá á las células el poder de crecer y reproducirse. (Prof. Silvio Plevani. Revista Internacional de Farmacopea, etc.)
Resultados rápidos y seguros en la neurastenia y afecciones neuropáticas, debilidad y depresión nerviosa, senilidad, insomnio nervioso, vértigos, impotencia, hipocondria, anemia, sifiloanemia, marasma, pedatrofia, escrófula, etc.
Se encuentra en las Boticas y Droguerías de Buenos Aires.
Los señores médicos que lo soliciten, recibirán gratis la cantidad necesaria de IPERBIOTINA MALESCI, para que, ensayándola, puedan convencerse de su real eficacia.
Únicos Depositarios O. Mónaco y Cia. Cerrito 362, B. Aires

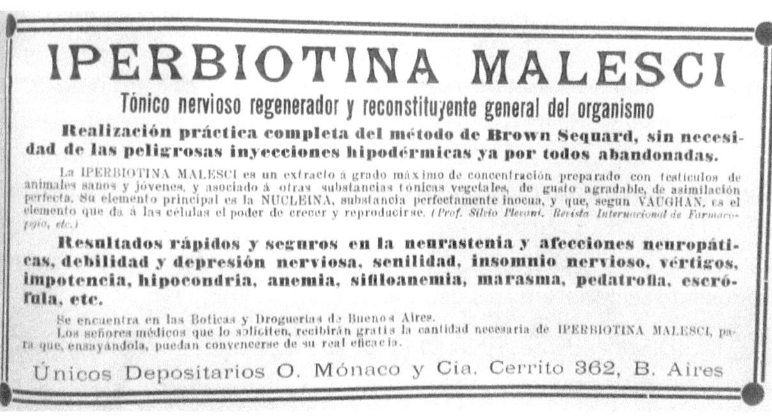

(Imagen 19: *Semana Médica*, Año IV, 206, 23 de diciembre de 1897, p. DCCCXXV)

La metaloterapia y las inyecciones testiculares fueron apenas dos ejemplos de los artefactos curativos implementados por los médicos porteños con sus pacientes neuróticos en las décadas finales del siglo XIX. Esos dos abordajes no alcanzaron, empero, mayor visibilidad en el mercado de Buenos Aires; si bien nutrieron algunos consultorios de

18 *Caras y Caretas*, Año VI, N° 266, 7 de noviembre de 1903

poca fortuna, esos ensayos casi no rebasaron las fronteras de las revistas galénicas. Así y todo, hallaron de inmediato sus consumidores y usuarios. Ya volveremos con detalle a ese argumento: a un profesional le bastaba con adoptar un presunto remedio contra las neurosis, y con promocionar tímidamente sus virtudes, para que los neurasténicos y nerviosos locales se lanzaran en tropel a abultar su clientela. Ello tenía lugar en los mismos años en que otros médicos, mas frecuentadores de hospitales y bibliotecas que de gabinetes privados, morían de ganas de ver con sus propios ojos la tez pálida de al menos un neurasténico. Otros emprendimientos terapéuticos muestran, por el contrario, que en esa época los médicos salieron a competir de igual a igual con las droguerías y los vendedores de aceite de hígado de bacalao, y gracias a ello logaron llamar la atención de sus conciudadanos más afligidos.

Nombres bárbaros e hidrópatas domesticados

En 1885 un médico de un poblado de la campaña bonaerense (9 de Julio) publicó en la *Revista Médico-Quirúrgica* una crónica desencantada sobre la extensión del curanderismo en la región. Harto de competir con los no-diplomados, el doctor se había dirigido a la capital del país, pero allí encontró un cuadro tanto o más desolador, pues en la gran urbe "la profesión médica es degradada por el charlatanismo" (Franceschi, 1885: 349). Haciendo eco a una denuncia que, como veremos en el próximo capítulo, también divulgarían otros colegas de renombre, Franceschi se refería de ese modo a la proliferación de médicos que, en aras de sobrevivir en un mercado de la salud plagado de remedios y estridencias, empleaban recursos que a su entender eran ilegítimos:

> Después viene la guerra por la cuarta página de los diarios: unos son especialistas, otros tienen establecimientos de atmiatría, hidroterapia y otros nombres bárbaros, otros consultorios, sanatorium, etc., en fin, hasta con el magnetismo y la homeopatía resucitan muertos. Todo esto da por resultado que en adelante el médico argentino tiene que casarse con una rica o buscar recursos haciéndose estanciero, comerciante, o vivir con empleos de las municipalidades, del Gobierno, etc. (Franceschi, 1885: 349).[19]

---

19 Juan Mateo Franceschi había nacido en Córcega en 1841. Concluyó sus estudios médicos en París en 1876, y un año más tarde revalidó su diploma en Buenos Aires. Después de muchos años de ejercer en pueblos de la provincia de Buenos Aires, a comienzos del siglo XX se instaló en la Capital Federal (Kohn Loncarica, 1981: 122).

Había quizá algo de exagerado en la alarma del buen pueblerino. Su oposición a la nueva estrategia de los médicos para acercar su arte a los enfermos, era una lucha contra molinos de viento. La equiparación que establece entre curanderismo, homeopatía, magnetismo e hidroterapia no hacía sino colocarlo a contracorriente de una tendencia sin retorno. Aun así, sus palabras tienen el mérito de ilustrar cuán novedosa, y sobre todo cuán discordante, era esa nueva presencia de la medicina en el mercado de la salud, plasmada en la apertura de establecimientos de títulos acaramelados y de naturaleza variada.

Franceschi estaba en lo cierto. Desde fines de la década de 1870, y con mayor fuerza a partir de mediados de la década siguiente, la ciudad de Buenos Aires se vio invadida por empresas médicas que, por un lado, echaban mano de recursos terapéuticos de avanzada –muchas veces ligados a implementos tecnológicos–, y por otro, apelaban de modo insistente a la publicidad gráfica a los fines de ganar su clientela. Lo novedoso, y hasta escandaloso, de esos servicios que eran promocionados al lado de los aceites de bacalao o los específicos, no residía simplemente en la lenta contaminación de la medicina por parte de la técnica. La verdadera disrupción estaba en la alteración que esos institutos imprimían en la presencia y la significación del arte médico en la cultura sanitaria y en la trama cultural en sentido extenso (volveremos a ello en el capítulo próximo).

Demos entonces al lamento de Franceschi el crédito que merece. Desde inicios de 1880 comenzaron a multiplicarse los establecimientos médicos, muchos de los cuales iban dirigidos a enfermos nerviosos.[20] De muchos de esos centros no tenemos sino publicidades indirectas, o avisos en medios de prensa más especializados. Por ejemplo, en las páginas de los *Anales del Círculo Médico Argentino* se imprimieron avisos de los primeros institutos de hidroterapia de la ciudad. El primero en fundarse habría sido el del Dr. Solá. Según la propaganda aparecida en aquella revista profesional, abrió sus puertas en 1874, y estaba recomendado para sujetos que padecían enfermedades nerviosas, crónicas (como la sífilis o la gota) o debilitantes.

---

20 Excluimos de nuestro análisis al *Instituto Frenopático*, fundado el 1 de febrero de 1880, pues ese nosocomio privado funcionó siempre como establecimiento destinado a casos de locura (para los que contaba, por cierto, con un departamento de hidroterapia, dirigido por Felipe Solá) (Pérez, 1880; Meléndez, 1885b).

ESTABLECIMIENTO

HIDROTERAPICO

DE BUENOS AIRES

Dirijido por el Doctor Solá

194-CALLE TEMPLE-194

La Hidroterapia (*medicacion por el agua*) es el medio curativo mas eficaz en el tratamiento de las enfermedades crónicas, como el reumatísmo, la gota, la sífilis y las escrófulas; en el de las enfermedades del hígado, del estómago, del aparatc génito urinario y del sistema nervioso; y especialmente en el tratamiento de todas aquellas que reconocen por causa un vicio de la sangre ó un estado de debilidad general, congénita ó adquirida por excesos ó pérdidas orgánicas.

La casa tiene habitaciones higiénicas y cómodas para recibir pensicnistas, aunque no necesiten del tratamiento hidriático; como aquellos enfermos que, viviendo fuera de Buenos Aires, deseen ser asistidos ú operados por los médicos y cirujanos mas notables de esta ciudad.

La mejor recomendacion del Establecimiento consiste en los satisfactorios resultados obtenidos durante los seis años que está al servicio del público.

(Imagen 20: *Anales del Círculo Médico Argentino*, Año 3, 4, 1 de mayo de 1880, s.p.)

La utilización del agua como medio terapéutico tuvo un gran auge en la segunda mitad del siglo XIX, sobre todo gracias a su popularidad en la medicina de Francia y Alemania. Ese nuevo arte recuperaba las virtudes curativas y reparadoras atribuidas a la aplicación del agua (fría o caliente, en chorros o bajo forma de inmersión), que había sido explotada anteriormente por profanos y en centros de descanso. Normalmente iba acompañada por la indicación de ciertos regímenes alimenticios y por la imposición de determinados ejercicios gimnásticos (Correa, 2017a). La hidroterapia fue, en términos generales, uno de los tratamientos más empleados para contrarrestar los síntomas de esas nuevas enfermedades de la modernidad como la histeria o la neurastenia.

Resulta casi imposible documentar las tareas curativas efectuadas por esos años en la empresa de Solá. Por otro lado, no sería correcto aseverar que antes de 1874 no se ensayaron en la ciudad o en la región tratamientos a través del agua. Por el contrario, diversas fuentes señalan que ya en 1836, en ocasión de una epidemia de escarlatina que asoló a la población porteña, algunos médicos habían aprovechado sus ventajas terapéuticas; esos mismos documentos agregan, sin embargo, que se trató de ensayos que se discontinuaron de inmediato, y que en años ulteriores los doctores locales aplicaron de cuando en cuando, nunca de modo sostenido, ese remedio (Valdés, 1888; De Elía, 1891). En su tesis presentada en 1866,

Francisco Albarracín señalaba que los diplomados de la ciudad acostumbraban enviar a baños termales de la zona "a los convalecientes, a los enfermos débiles, a las mujeres cloróticas, a las histéricas, a los hipocondríacos, y en fin, a todas aquellas personas que necesitan de una medicación tónica reconstituyente" (Albarracín, 1866: I).[21] A propósito del efecto del agua en los padecimientos nerviosos, este médico declaraba:

> El frío ejerce también sobre el sistema nervioso una acción sedativa poderosa, que puede utilizarse con gran provecho en la corea, la histeria, la epilepsia, el delirio nervioso, las afecciones espasmódicas, las convulsiones, la tos y las palpitaciones dichas nerviosas.
> (...) El eretismo de las mujeres nerviosas y las numerosas formas de neuralgias que le pertenecen, son de todas las enfer-

---

21 No existen aún monografías históricas acerca del uso de institutos termales en Argentina durante el siglo XIX. Sobre el caso de Chile, véase Correa (2017a). El primero en fundarse en el país habría sido el ubicado en la ciudad salteña de Rosario de la Frontera, cuyas puertas abrieron en 1879 (novedad que fue rápidamente saludada desde la *Revista Médico-Quirúrgica*; véase Año XVII, 4, 23 de mayo de 1880, p. 74). En una temprana tesis médica acerca de ese centro, se reconocía el valor de esas termas para el tratamiento del "neurosismo" (Vallejo, 1888: 32). De todas maneras, en las estadísticas recuperadas allí, referidas a los 1186 pacientes atendidos en las termas entre 1880 y 1887, no se contaban casos de padecimientos neuróticos, aunque sí había registro de una cantidad importante de pacientes (90) que habían acudido a esas aguas para encontrar un alivio para su dispepsia, una enfermedad que, tal y como veremos más adelante, era reconocida como un síntoma frecuente de la neurastenia (Vallejo, 1888: 53). Los diagnósticos más frecuentes de los enfermos que acudían a Rosario de la Frontera eran: sífilis (350), reumatismo (253), enfermedades de la piel (115) y afecciones del aparato genito-urinario (90). Importa señalar que Eliseo Cantón, director de esas termas en 1888 y 1889, en un escrito que contenía el análisis de esas estadísticas y de las referidas al período posterior a 1887, describía a la población de esas aguas con unos términos que, como tendremos oportunidad de documentar más abajo, eran generalmente reservados para retratar a las víctimas del nerviosismo de fines de siglo: "hoy en día [las termas] sirven para devolver fuerza y virilidad a la juventud agotada por la marcha vertiginosa de nuestro progreso" (Cantón, 1890: 24). Por otro lado, allí remarcaba que desde 1888 la cantidad media anual de enfermos asistidos duplicaba la habitual (que había sido de unos 170 pacientes por año), y que dos terceras partes de esos sujetos eran enviados desde Buenos Aires por sus facultativos. En un artículo publicado tres años más tarde, José María Cabezón repitió la convicción sobre la utilidad de esas termas para el tratamiento de las enfermedades neuróticas, acerca de las cuales comentaba: "Es un gran campo de investigación el de las enfermedades nerviosas en nuestra época, donde las condiciones de la existencia, la lucha por la vida, la fiebre y la agitación de los trabajos y también la mayor precisión del diagnóstico de estas enfermedades, parece haberlas hecho más frecuentes" (Cabezón, 1893: 222).

> medades nerviosas, las que presentan con más frecuencia la indicación del empleo del frío.
> (...) Los espasmos histéricos, las ansiedades epigástricas, las flatuosidades puramente nerviosas de las mujeres sujetas a la histeria vaporosa, las palpitaciones, amenazas de ataques convulsivos, pueden con frecuencia ser disipados por lavatorios o abluciones sobre el epigastrio y delante del pecho con una esponja mojada en agua fría. (Albarracín, 1866: 21-22).

A diferencia de lo que sucede con la empresa dirigida por Solá, sí tenemos rastros más elocuentes acerca del centro de hidroterapia que con el correr de los años se convertiría en el más reputado, fundado en 1878 por Juan Lacroze. En ese establecimiento, que muy pronto haría las delicias de los neuróticos porteños, la hidroterapia podía ser combinada con otros recursos de avanzada, como la electricidad o la aplicación del aire comprimido:

INSTITUTO
MEDICO HIDROTERAPICO
630-PIEDAD-630
Tratamiento por el agua:
Hidroterapia de las enfermedades crónicas y constitucionales ó aquellas que reconocen un estado de debilidad; los casos en que mejor resultado se obtiene son:
La anemia, clorosis, escrófula, tuberculosis, tisis pulmonar, neuralgias, afecciones del estómago y del hígado, enfermedades cerebrales y del sistema nervioso, histerismo, etc.
Baño de aire comprimido Tratamiento del asma, sordera catarral, bronquitis crónica, y enfisema pulmonar.
Electricidad Medio coadyuvante en las afecciones nerviosas.
Pulverizadores (Aguas minerales naturales)—Tratamiento de las enfermedades de la garganta y ojos.
Baño Turco Romano Sudacion por el aire caliente temperatura 50° centígrados, 40., 30., masaje, ducha fria y piscina—Tratamiento del reumatismo, gota, obesidad y neuralgias.
Baños Minerales Sulfurosos, mercuriales, arsenicales, yodo, etc., aplicaciones en las enfermedades de la piel; sifilíticas, herpéticas.
Señoras, Niños, Internos, Departamento independiente.
Médico Director,
JUAN A. LACROZE.
Administrador,
L. CHAVES.
El público puede visitar el establecimiento todos los dias de 12 á 3.

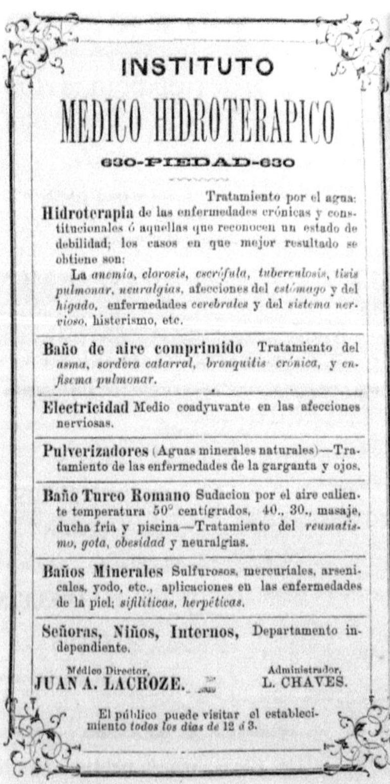

(Imagen 21: *Anales del Círculo Médico Argentino*, Año 3, 5, 1 de junio de 1880, s.p.)

Juan Lacroze fue, sin lugar a dudas, el principal promotor de ese nuevo arte de curar en Buenos Aires, y muchas de sus empresas lograron una amplia difusión entre el público nervioso de la ciudad. En 1877 había obtenido su título mediante la primer tesis médica dedicada a esa materia en el país (Lacroze, 1877). De extensión breve, aquel trabajo liminar consideraba los efectos fisiológicos de los distintos tipos de baños, en base a una serie de conjeturas sobre la naturaleza del calor en el organismo humano, y sobre todo acerca de la piel como agente regulador. La vaguedad de las argumentaciones fisiológicas no impedía que al medio estudiado se le atribuyesen poderes casi milagrosos:

> Es tal el poder estimulante de los baños fríos, que cuenta la clínica hidroterápica con un sin número de casos en los que, después de haber sometido a su acción a individuos escrofulosos, tuberculosos, y en la caquesia sifilíticas han podido reaccionar de la afección que estaban dominados; temperamentos linfáticos se han transformado en sanguíneos y su organización endeble se ha convertido en poderosa. (Lacroze, 1877: 31).

En lo que concierne a las enfermedades nerviosas, su poder no era menor. Los baños fríos, en virtud de su efecto anti espasmódico, podían lograr la curación de la locura, la hipocondría, la histeria y la epilepsia (Lacroze, 1877: 32). Una serie de publicaciones posteriores dará a conocer algunos detalles sobre los tratamientos llevados a cabo por Lacroze en su Instituto, fundado inmediatamente después de obtener su título médico (Lacroze, 1879a, 1879b). Entre esos casos figuraba un sujeto con una espermatorrea de origen nervioso, que analizaremos más abajo. En efecto, es evidente que los pacientes nerviosos se contaron entre los primeros consumidores de las aguas de Lacroze; una breve nota aparecida en la *Revista Médico-Quirúrgica* en febrero de 1879 informaba las afecciones atendidas allí en los últimos tres meses. Junto a la bronquitis, herpes, tuberculosis o dispepsia, se hallaba asimismo la histeria.[22] Al tiempo que las demás dolencias eran colocadas en categorías como "Afecciones del aparato respiratorio" o "Aparato de la locomoción", la histeria engrosaba la categoría "Señoras"... Estamos en una fecha (1879) en que los malestares nerviosos, al menos para el no muy copioso vocabulario técnico de los diplomados porteños, aún no habían

22 "Hidroterapia", *Revista Médico-Quirúrgica*, 15 (22), 23 de febrero de 1879, pp. 477-478.

alcanzado una autonomía mórbida demasiado segura, tal y como será desarrollado en el capítulo cuarto.

Ya en 1879 Ernesto Cabral dedicó su tesis al estudio y comentario de las curaciones realizadas en aquel centro, al que no ahorraba elogios en virtud de su equipamiento y comodidad ("ya sea en general o en sus detalles se halla colocado a la altura de los Institutos Termo-Balnearios Europeos" [Cabral, 1879: 35]). El discípulo subrayaba el vacío que la fundación del Instituto había llenado en una ciudad plagada de pacientes con enfermedades crónicas debilitantes, a las que la medicina tradicional era incapaz de acercar un remedio: "Cuántos pobres enfermos hoy abandonados por la ciencia no encontrarían su mejoría y aun su salvación con el uso metódico de este tratamiento" (Cabral, 1879: 33).[23] Cabral describía con visible delectación el carácter suntuoso del Centro: su piscina, sus escaleras de mármol, sus salas de sudoración, las habitaciones de masajes y la sala de duchas con su "baño de asiento" ("aparato en el cual están combinadas cinco duchas diferentes que son la pelviana, la ascendente, de lluvia, la del periné y testículos y la renal" [Cabral, 1879: 36-37]).

Las fotos que acompañan una reseña posterior del instituto de Lacroze permiten apreciar la opulencia que allí reinaba:

---

23 En una tesis presentada en 1879 en la Facultad de Matemáticas por el arquitecto sueco Enrique Aberg –probablemente familiar de Ernst, de quien hablaremos más tarde– para revalidar su título, se describía asimismo al emprendimiento de Lacroze como la única casa de baños digna de ese nombre en la ciudad: "[Es] recién ahora que el pueblo bonaerense empieza a pensar en el modo más adecuado de llenar la falta que todavía sienten de este poderoso medio para la salud pública. Las condiciones especiales de la playa del Río de la Plata, sobre la cual se encuentra la ciudad de Buenos Aires, no permiten a sus habitantes gozar de los baños del río, de manera que se ven obligados a aceptar los que ofrecen las casas de baños antiguas, que no se encuentran arregladas, ni mantenidas, como para despertar el deseo de visitarlas muy a menudo. (…) La gran necesidad que se siente aquí de estos establecimientos está demostrada prácticamente, por lo que ya se ha hecho por empresas particulares, que se han anticipado a la conclusión de las obras de salubrificación en el bien del público, y entre las cuales merece mencionarse la casa de baños del Doctor Lacroze" (Aberg, 1879: 5-6).

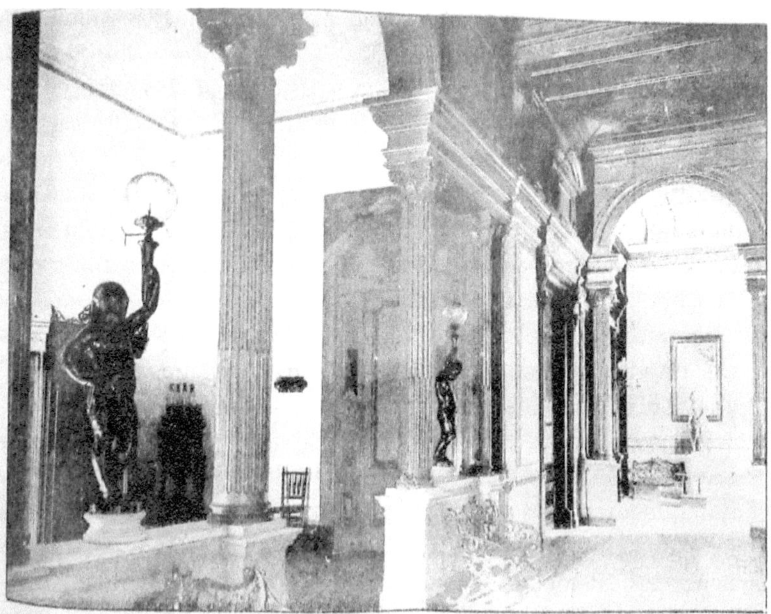

Entrada y vestíbulo del Instituto Médico y la Camara JOURDANET (aire comprimido).

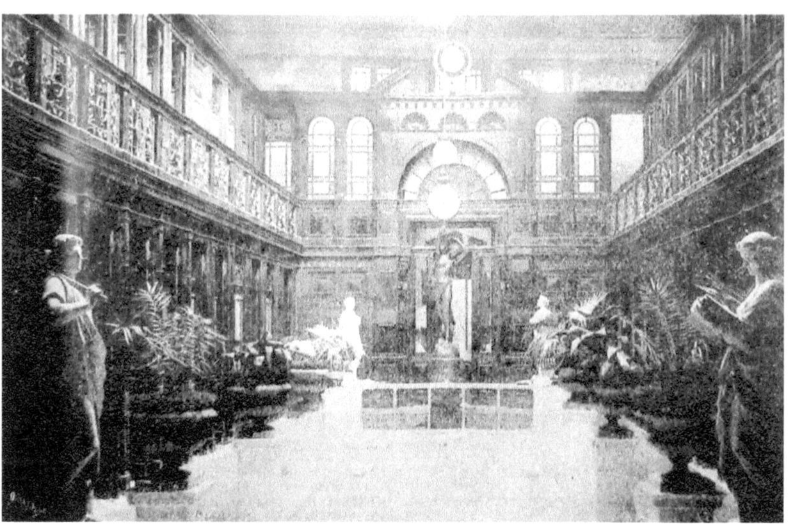

(Imágenes 22 y 23: "Instituto médico del Dr. Lacroze", *La Semana Médica*, Año IV, 180, 24 de junio de 1897, pp. CCCXCI-CCCCIII)

Una mirada rápida a esas descripciones y a esas imágenes nos alerta sobre el tipo de clientela que podía frecuentar el centro de hidroterapia. Se trataba de un servicio que resultaba accesible sólo a los sectores medios y altos de la ciudad; y resulta entendible que sus beneficios hayan sido difundidos en las páginas de publicaciones consumidas por esos estratos pudientes.[24] Así, podemos establecer con cierta seguridad que estamos frente a un mercado claramente estratificado. Los remedios, jarabes y aceites antes analizados, debido a su fácil acceso y a su precio módico, podían ir a parar a los botiquines y mesas de luz de todos los porteños aquejados de las enfermedades del progreso. De acuerdo con una de las tantas columnas con que los médicos porteños pretendieron denunciar el costado mercantil (y "curanderil") de las boticas locales, "la farmacia está más a mano de cierta clase social, que comprando por un peso una sustancia cualquiera obtienen de yapa una consulta, una opinión que les agrada tanto más cuanto que es emitida con un tono de seguridad que contrasta a menudo con las vacilaciones del médico concienzudo".[25] Remedios más sofisticados, ofertados desde centros dirigidos por profesionales, tenían naturalmente otro precio, que debía cubrir los honorarios, los sueldos de otros empleados, el costo de los aparatos (de electricidad, hidroterapia, magnetoterapia, etc.) o el mantenimiento del inmueble. Esa distinción se refleja en las plataformas de difusión de cada uno de esos recursos: los jarabes podían figurar tanto

---

24 A tal respecto, las crónicas periodísticas sobre esos establecimientos son más que elocuentes. Tomemos, por ejemplo, un artículo sobre el centro de Lacroze: "Si el cliente lo desea tiene a su disposición todos los servicios accesorios: peluquero, pedicuro, confitería, etc. Allí no se oye un ruido, no se nota una irregularidad. Hasta para las más superfluas necesidades de toilette encuentra siempre un mucamo que le facilita peines, le cepilla la ropa, le abrocha los botines, le alcanza el sombrero, le hace una reverencia y le da un: 'salud, señor', atento y respetuoso", "Institutos hidroterápicos", *Sud-América*, 27 de julio de 1891. En la misma dirección apunta el folleto publicitario del Instituto Médico de Hidro-Electroterapia ubicado en Cuyo 839 (redactado probablemente cerca de 1900), donde se informaba que en el establecimiento había "numerosos lavatorios, espejos, retretes w.c., sillones, sofaes, ventiladores, calefactores, etc., etc., que le dan el mayor confort posible. Al mismo tiempo cuenta (…) con un salón de *peluquería*, servido a toda hora, y una pequeña *confitería* o *refectorio* suficiente para las necesidades de la casa, esmeradamente servida por un empleado permanente" (Anónimo, s.f.: 15). Se aclaraba asimismo que el salón de baños de señoras contaba con una sala de espera, al cual podían ingresar las "sirvientas particulares" que acompañaban a las bañistas (Anónimo, s.f.: 17).

25 "Los parásitos de la medicina", *Revista Médico-Quirúrgica*, 16 (5), 8 de junio de 1879, pp. 105-106.

en la cuarta página de los periódicos generales, como en las revistas ilustradas de la elite o en los magazines médicos; los avisos de los centros de hidroterapia, por el contrario, tendían a aparecer en las revistas del público más pudiente (o en las columnas de las revistas galénicas).

Podemos abrir un pequeño paréntesis y recuperar aquí la crónica "Un hidrópata", incluida por Silverio Domínguez en su libro *Recuerdos de Buenos Aires* (Domínguez, 1888).[26] Ella no solamente sirve para ilustrar el origen social de un típico cliente de un instituto porteño de hidroterapia, sino para remarcar cuán novedosos o sorpresivos podían resultar para los enfermos los remedios allí expendidos. El relato narra en clave irónica el comportamiento de un español de 50 años que, siguiendo los consejos de un médico, se acercó a un consultorio de hidroterapia a buscar alivio para sus "humores". De origen humilde, antiguo labrador de Logroño, el consultante había logrado amasar una pequeña fortuna luego de arduo trabajo en una chacra del territorio bonaerense, y actualmente era un "hacendado en el campo, cuidando cinco mil ovejas de su propiedad". Después de unos torpes malentendidos, Domínguez consiguió que su cliente, de pocas luces, accediera a someterse al tratamiento en cuestión:

> En un cuarto de sudaciones dejé a mi cliente custodiado por un ayudante, para que me avisaran cuando estuviera listo para la ducha. Trascurridos que fueron unos ocho minutos, pasé a verlo y observando que sudaba abundantemente, traté de pasarlo a la sala de duchas.
> – ¿Cómo dice, paisano?
> – Que ahora le daré yo mismo la ducha.
> – ¿Ducha ha dicho?
> – Sí, hombre, una ducha de agua fría.
> – ¿De agua fría? ¿Está usted en sus cinco sentidos, hombre? Me decía en el colmo del asombro.
> – Sí, hombre; venga y verá lo agradable que es; no tenga cuidado.
> – Todo lo que usted quiera, pero eso de mojarme el cuerpo estando sudando (...) eso no lo piense, porque yo no me mamo el dedo.

---

26 Oriundo de la provincia española de Logroño, Domínguez (1852-1922) había obtenido su título médico en la Universidad de Valladolid. En 1874 emigró hacia la Argentina, y cuatro años más tarde revalidó en Buenos Aires su diploma (Fernández, 1893: 305). En sus primeros años en territorio argentino, ejerció su profesión en pueblos del interior (por ejemplo en Arrecifes), y luego se radicó en la ciudad capital, en la cual se destacó como especialista en enfermedades respiratorias, y prematuro difusor de la bacteriología (Kohn Loncarica, 1981: 99; Cutolo, 1969: II, 586-587).

> – ¡Vaya, hombre! No sea terco: mire que está ya demasiado con la sudoración.
> – ¿Pero usted habla de veras? ¡No señor! Yo no recibo agua fría, pues de tanta mojadura es que me han salido humores. (Domínguez, 1888: 91-92).[27]

Otros clientes habituales del centro de Lacroze mostraban un comportamiento más decoroso. Ello vale seguramente para los prestigiosos médicos locales que, según una nota previa del mismo Domínguez, asistían "todos los días" a ese instituto para aprovechar las virtudes higiénicas de los baños turco romanos; entre esos doctores estaban Navarro, Gil, Ayerza, Roberts, Tamini, Rawson y Defois.[28]

Es momento de retomar la tesis de Cabral, pues esas páginas revelan qué patologías podían circular entre las aguas de Lacroze y otros centros del mismo tenor. El primer caso presentado resume de modo inmejorable el tipo de enfermedades que, ubicadas en esa zona pantanosa donde la debilidad, los nervios y la sexualidad cruzaban sus caminos, hacían de sostén del mercado de ofertas reparadoras que estamos examinando. Se trata de un hombre que hacía ocho meses había comenzado con un raro padecimiento, que había quebrantado totalmente su moral y lo había dejado en un lamentable estado de postración y abatimiento. Sufría de pérdidas seminales involuntarias durante la noche, muchas veces acompañadas de "sueños lascivos con erección".

> El estado general estaba aniquilado, preso de la preocupación moral que lo dominaba y las pérdidas seminales que contribuían no poco a complementar su triste situación, el apetito había desaparecido y no era posible conciliar el sueño; desesperado con su enfermedad, evitaba el dormirse temiendo el derrame espermático que era inevitable. (Cabral, 1879: 40).

---

27 La proliferación de chascarrillos sobre los centros de hidroterapia es un claro signo de la popularidad de ese objeto de consumo. Por ejemplo, en el *Almanaque* 1891 de *Don Quijote* se incluye este pequeño relato transcurrido en "Los baños de Lacroce":
– "¡Mozo! ¡Mozo! –grita R. Blanco.
– Señor.
– No encuentro mi pantalón.
El mozo después de buscar en todas partes sin hallarlo.
– ¿Tiene usted seguridad de haberlo traído?" (Almanaque, 1891: 110).

28 Silverio Domínguez, "El baño turco romano", *La Prensa*, 10 de mayo de 1884.

Convencidos de que existía una falencia en el eje cerebro-espinal, origen de una influencia nerviosa débil y mal ordenada de los órganos genitales, los médicos procedieron a suministrar duchas sobre la zona de la médula. Tras dos meses de aplicaciones, realizadas todos los días, el enfermo se curó por completo.[29] Un caso similar será abordado por Alberto Castaño, por entonces socio de Lacroze en la dirección del Instituto, en un artículo publicado en 1884 en los *Anales del Círculo Médico* (Castaño, 1884a). Se trataba de un abogado de 25 años, aquejado de un malestar sexual igual de molesto: a pesar de lograr la erección en el acto sexual, no conseguía eyacular. Sufría de esa condición desde hacía cuatro años. Partiendo del supuesto según el cual toda afección nerviosa repercute en el funcionamiento de los órganos sexuales, y dado que "las grandes meditaciones y el mucho estudio" pueden ser causas de un desarreglo nervioso, los médicos optaron por aplicar una combinación de electro e hidroterapia ("ducha perineal"). Tras dos semanas el enfermo recobró su salud.[30]

Entre el hacendado obtuso que tuvo que domesticar Silverio Domínguez, y el abogado desconcertado con el que Castaño probó sus dotes sanadoras, parecen abundar las discrepancias. A pesar de las diferencias entre sus achaques y sus aptitudes, ambos clientes permiten adivinar, al menos de modo tentativo, el perfil social del consumidor habitual de estas empresas médicas. Y dan pie asimismo para consignar una evidencia que reclama una investigación aún por hacer: esa experiencia neurótica, que pudo comenzar a canalizar su demanda a través de esos institutos privados, se hizo presente desde el inicio a través de una sexualidad accidentada. El traspié sexual fue, tanto en Buenos Aires como en otras latitudes, una de las cartas de presentación más habitual de los nuevos nerviosos de la modernidad (Radkau, 2001; Forth, 2001). Por el momento la medicina porteña no puede hacer mucho con esa sexualidad fastidiosa: reducida a mero signo mórbido, ella carece de toda significación particular. Recién en 1900, de la mano de Francisco de Veyga o Ingenieros, la sexualidad será merecedora de una atención detenida. Pero se tratará entonces de una experiencia sexual muy distinta: ya no

29 Ese caso fue recuperado por el propio Lacroze en un artículo sobre el tratamiento de tres pacientes con espermatorrea (Lacroze, 1879b).

30 El texto de Castaño dio lugar a una agria polémica con Ricardo Sudnik, uno de los especialistas locales en electricidad médica. El debate estuvo referido a las descripciones anatómicas empleadas por Castaño, y ambos médicos se dedicaron epítetos cada vez más subidos de tono (Sudnik, 1884a, 1884b; Castaño, 1884b).

el tropezón del abogado vecino, capaz de ser afectado por el percance del que nadie queda indemne, sino la perversión (entre peligrosa y excepcional) que vale como estigma de otredad.

Sopapas y abdominales sarmientinas

En un artículo encomioso escrito para enlistar las mejoras introducidas recientemente por Lacroze y Castaño en el Instituto de hidroterapia, José Penna celebraba que hubieran quedado atrás los años en que las virtudes curativas del agua "no habían penetrado en la práctica habitual de los médicos" locales, y en que las recomendaciones de su uso no eran tomadas en serio por los enfermos. En tono entusiasta, el sanitarista agregaba: "Hoy todo ha cambiado: las casas de baños se generalizan y las aplicaciones médicas que de este agente físico, como de otros muchos, la medicina ha logrado sacar un gran partido, se difunden y se han hecho una necesidad" (Penna, 1885: 104-105).[31]

Penna estaba en lo cierto. Para cuando redactó esas páginas, otros centros e institutos competían con el de Lacroze, y combinaban asimismo la hidroterapia con otros recursos igual de atractivos. Sin ir más lejos, el emprendimiento de Lacroze incluyó, desde al menos 1880, una sección de electroterapia, que en un comienzo quedó bajo la dirección de José Carrera, quien redactó su tesis a propósito de los trabajos allí realizados (Carrera, 1882).[32] De los seis historiales incluidos en esas páginas, uno

31 Cabe recordar que Penna, durante muchos años director de la Casa de Aislamiento, era un practicante entusiasta del tratamiento a través del agua, sobre todo en pacientes con enfermedades infecciosas (como la viruela, la escarlatina, la difteria o el cólera) (Penna, 1891). Uno de sus discípulos consignó en su tesis de grado los dispositivos empleados por Penna en ese nosocomio (De Elía, 1891).

32 Una década después, ese gabinete de electroterapia fue ampliado y mejorado, tal y como puede comprobarse a partir de la descripción publicada en un diario local: "En este establecimiento modelo se ha instalado de una manera completa y lujosa el gabinete de electroterapia, pudiéndose utilizar la electricidad dinámica o estática. En las máquinas de electricidad dinámica las corrientes están dotadas con un correspondiente galvanómetro (...); las máquinas están dotadas con los aparatos necesarios para las aplicaciones electrolíticas o galvanocáusticas, desde el simple *electrodo* hasta el electrolictor *Jardin* para la cura de las estrecheses, y electrodos especiales para las aplicaciones de *cataporesis*. (...) Además, posee el gabinete el Taburete eléctrico perfectamente aislado para las aplicaciones de baños eléctricos tan recomendados para las neurosis (...). El Dr. Lacroze es digno de que se le mencione como el médico argentino que más ha hecho por establecer entre nosotros un gran servicio de electro-terapia, perfectamente ajustado a los mejores descubrimientos y sujeto a las indicaciones de los grandes maestros en esta importantísima rama de la

corresponde a un caso de impotencia. Se trataba de un muchacho de 26 años de edad; hasta los 19 años había cometido en exceso el pecado onanista, y luego se entregó con el mismo desenfreno a la cópula. A resultas de ello, le sobrevino una espermatorrea y una impotencia absoluta. Una vez ingresado al Instituto, y tras dos meses y medio de aplicaciones "de corrientes continuas sobre la columna vertebral, el periné y el anillo inguinal", obtuvo una curación completa (Carrera, 1882: 50).

Si bien en el cierre del capítulo analizaremos con mayor detalle la existencia de otros centros de electroterapia en la ciudad, agreguemos aquí que el propio Lacroze se dedicó a introducir mejoras en las máquinas utilizadas, y logró confeccionar una capaz de reunir todas las aplicaciones de la electricidad dinámica (corriente continua, corriente de inducción, etc.).[33] Un folleto impreso en 1900 informaba con jactancia que las instalaciones eléctricas de Lacroze habían seguido modernizándose, y que para ese entonces ya contaban con aparatos de rayos x y otras novedades similares (Anónimo, 1900).

No hay dudas de que esos abordajes novedosos conocieron al promediar la década de 1880 un desarrollo significativo. Prueba de ello es que por ese entonces se abrió un instituto que enseñaba (¿a los médicos o a los curiosos?) la hidroterapia y la electroterapia.[34] Las ofertas curativas que ensayaron los diplomados desde esos gabinetes eran las mismas que despertaban el escándalo extemporáneo de Fransceschi. Por ejemplo, en 1879 abrió al público un "Establecimiento Médico de Aeroterapia y Atmiatría", ubicado en Suipacha 148, que sobrevivió largos años.[35] Los dueños y directores de la empresa (los médicos Juan Cimone, Juan Luis Martín y Félix Romano) se ocuparon de inmediato de hacer imprimir, sobre todo en revistas ilustradas y en órganos de prensa profesionales, distintas publicidades de su proyecto.

---

medicación moderna. Puede decirse que este instituto hace honor a nuestro país y a la medicina nacional", "Instituto hidroterápico del Dr. Lacroze", *Sud-América*, 6 de noviembre de 1891.

33 Una extensa descripción de la innovación de Lacroze apareció en "Nueva máquina eléctrica, sistema del Dr. Juan A. Lacroze", *El Eco de la Exposición*, Año I, 4, 17 de mayo de 1882.

34 Según la *Gran Guía de la Ciudad de Buenos Aires* dirigida por Edelmiro Mayer en 1885, en la calle Paraguay 611 funcionaba un "Instituto y Enseñanza de Hidroterapia y Electroterapia", bajo la dirección del "Dr. Franz" (Mayer, 1885: 905).

35 Prueba de ello es que Emilio Coni lo incluye en su tratado de 1891 (Coni, 1891: 115).

ESTABLECIMIENTO MÉDICO

DE

AEROTERAPIA Y ATMIATRIA

Con el concurso científico de Médicos especialistas recibidos en Europa y Buenos Aires

148—SUIPACHA—148

Aeroterapia, *Aire comprimido, aire enrarecido*—Tratamiento del **Asma, Bronquitis, Tísis pulmonar, Sordera catarral.**

Atmiatria, *Inhalaciones, pulverizaciones*—Tratamiento de las enfermedades de la **Garganta,** de los **Bronquios** y de la **Nariz.**

Hidroterapia, *Baños de lluvia, de duchas y de estufa*—Tratamiento del **Reumatismo, Anemia, Enfermedades nerviosas.**

Electroterapia—Tratamiento de las **Parálisis, Histerismos, Ciática, Palpitaciones**—Cura radical de las **Estrecheces uretrales** con la *Galvano-cáustica.*

Lavaje del Estómago y de la **Vejiga** para el tratamiento del **Catarro crónico** de esos órganos.

Blenorrea *(gota militar),* **Leucorrea** *(flujos)*—Tratamiento rápido con el método de *Langlebert.*

Sífilis — Tratamiento enérgico por las *Fumigaciones*—El enfermo no tiene necesidad de tomar ningun medicamento por el estómago ni de usar las fricciones mercuriales, ni las inyecciones bajo la piel.

CONSULTAS de 12 á 2— Jueves GRATIS

DIRECCION: J. Cimone—J. L. Martin—F. Romano (propietarios)

NOTA—No serán admitidos en tratamiento los enfermos que los médicos del establecimiento consideren incurables.

(Imagen 24: *Revista Argentina de Ciencias Médicas*, 1884, 2, p. 39)

Los doctores no se contentaron con difundir esas propagandas. También dieron a la imprenta, en 1882, un folleto de 14 páginas, destinado a "los señores médicos", para que ellos "puedan en el tratamiento de sus enfermos disponer de los medios que el arte de curar moderno señaló como útiles, y que el establecimiento posee" (Anónimo, 1882a: 1). Este documento ofrecía asimismo el largo listado de enfermedades que podían recibir alivio en el Instituto: "Tratamiento con aparatos especiales de las enfermedades nerviosas, reumáticas, de los bronquios y pulmones, del estómago, vejiga, uretra, útero, garganta, del hígado y de la piel" (Anónimo, 1882a: 1). El escrito inventariaba los implementos técnicos sofisticados que estaban al alcance de la mano de estos facultativos deseosos de llamar la atención de sus potenciales clientes, ofreciéndoles un instituto que "se halla a la altura de los establecimientos europeos del mismos género" (Anónimo, 1882a: 1).

Por ejemplo, la sección de aeroterapia estaba equipada con una amplia *cámara pneumática*: "Un cilindro de hierro a puerta hermética de 10 metros cúbicos de capacidad, y pudiendo dar cabida a 4 personas a la vez, teniendo en su interior mesa, sillas, libros, campanilla eléctrica, etc." (Anónimo, 1882a: 2). Los enfermos allí colocados reciben, por espacio de dos horas, grandes volúmenes de aire comprimido y purificado; gracias a ello, pueden lograr la curación parcial o total del asma, la laringitis, la anemia o la clorosis.[36] Esa misma sección era completada por otros tres dispositivos. Primero, aire oxigenado, contenido en "sacos de caoutchouc", que podían ser enviados a domicilio. Segundo, una cámara de aire caliente, donde por medio de la abundante y repentina sudoración, los clientes podían remediar su reumatismo o enfermedades de la piel. Tercero, la gran estrella de la aeroterapia porteña era el conjunto de aparatos de *hemospasia*, sobre todo los ideados por Junod. Se trataba de recipientes metálicos, capaces de envolver y contener determinadas partes del cuerpo (pierna, brazo, torso) o incluso el cuerpo en su totalidad. Tales recipientes estaban conectados, a través de mangueras o caños, a bombas cuya función era crear vacío. Ese efecto de succión produce una congestión o afluencia de sangre en la zona manipulada (parte sana), lográndose así una descongestión de otras zonas (aquejadas, por ejemplo, de inflamaciones o derrames). Esas ventosas de Junod, aclaraba el folleto, podían ser empleadas en el domicilio de quien las requiriese.

Poco antes de la edición de ese folleto un joven estudiante, Cesáreo Amenedo, había elaborado su tesis de grado sobre los aparatos de hemospasia de Junod, en base a observaciones realizadas en el "Establecimiento médico de Aeroterapia y Atmiatría". Además de ofrecer una precaria fundamentación fisiológica de esa terapéutica, aquellas páginas brindan una detallada descripción de cada uno de los aparatos, así como informaciones muy valiosas sobre los tratamientos efectuados en aquel instituto. Según el autor de la tesis, las indicaciones terapéuticas más notorias de la hemospasia eran: congestión (cerebral o pulmonar), inflamación, enfermedades generales como la fiebre tifoidea o el cólera, y las neurosis. Respecto de este último punto, Amenedo aclara que él no ha visto casos de enfermedades nerviosas tratadas por medio de este remedio, pero de todas formas reproduce las consideraciones entusiastas de Junod referidas a casos de histeria, insomnio, locura o convulsiones. Más aun, en dos de los cinco casos clínicos recuperados en la tesis, abundan los síntomas nerviosos (los otros tres se refieren más concretamente a afecciones de las vías respiratorias). Amenedo escribe esas páginas en un momento en que sus colegas aún no usan el diagnóstico de neurastenia, y no sería aventurado suponer que apenas

36 El Instituto Médico Hidroterápico de Lacroze también contaba con una de estas cámaras. En base a observaciones realizadas en ese centro, en 1879 Facundo Larguía elaboró su tesis sobre los efectos fisiológicos del "baño de aire comprimido" (Larguía, 1879).

unos años más tarde esa misma sintomatología hubiese sido atribuida a la afección popularizada por Beard.

El primer falso neurasténico, Julio Cartti, un labrador italiano de 22 años, se había dirigido al establecimiento en busca de un alivio para sus "vértigos, gran tendencia al sueño, zumbidos de los oídos y una pesadez enorme en la cabeza" (Amenedo, 1881: 72). Se le diagnosticó una congestión cerebral, y tres sesiones con los aparatos de Junod bastaron para devolverle la salud. Otro enfermo, Antonio Lascano, un carrero argentino de 37 años, había consultado por un cuadro similar: mareos, cefaleas, zumbidos y tendencia al sueño. Tras establecer que se trataba de una hiperemia cerebral, los profesionales le aplicaron la hemospasia durante dos semanas, y gracias a ello recobró su bienestar.[37]

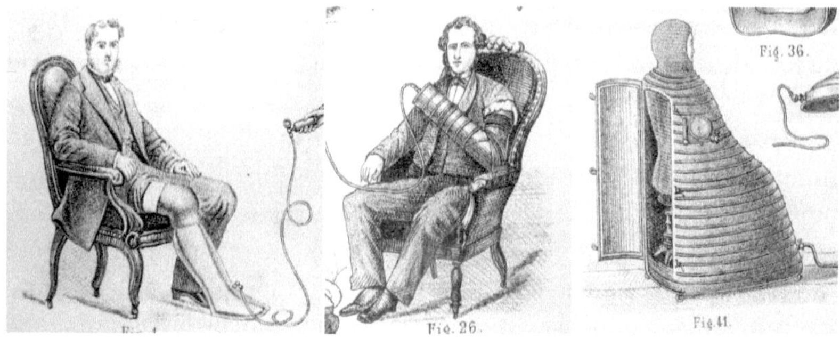

(Imágenes 25, 26 y 27: Ilustraciones incluidas en Amenedo, 1881, s./p.)

Los porteños que se dirigían al centro de la calle Suipacha podían aprovechar también las ventajas de los aparatos de atmiatría, creados tanto para la "inhalación de esencias oxigenadas como para las pulverizaciones de líquidos medicinales" (Anónimo, 1882a: 6), e indicados

37 Las ocupaciones de los pacientes (al labrador y al carrero hay que agregar un comerciante, una preceptora de escuela y "una persona cuya posición de fortuna le permitía dar expansión a su carácter que era el de los placeres" [Amenedo, 1881: 74]) nos hacen presumir que ese centro era visitado por porteños de sectores medios o no tan privilegiados. Y esa evidencia nos empuja a repetir para el caso porteño una sospecha que ha servido para iluminar otros contextos (Marland, 2001; Forth, 2001). ¿No vale acaso conjeturar que algunos médicos de Buenos Aires, al igual que colegas de otras regiones, solían reservar el epíteto de neurosis a su clientela más refinada? A la hora de atender pacientes de estratos más bajos, y ante síntomas que fácilmente podían corresponder a un desarreglo nervioso leve, tendían automáticamente a apelar a diagnósticos más rústicos, como el de congestión cerebral.

ante todo en afecciones respiratorias.[38] De todas maneras, el establecimiento de Romano tenía reservados otros remedios igual de sofisticados para los casos nerviosos: la hidroterapia y la electroterapia. En lo que se refiere a este último abordaje terapéutico, el folleto se enorgullecía de ofrecer el largo listado de implementos disponibles: "Los aparatos de Holtz, Bercht, para el empleo de la electricidad estática, y para la electricidad dinámica, los aparatos Voltafarádicos de Duchen, Legendre y Morin, Gaiffe y Trouvé. Los magnetofarádicos de Breton y Gaiffe. Pilas de toda especie, baterías, galvanómetros, galvanocauterios, y los aparatos de Mallez para la electrolicia y para la electro-puntura" (Anónimo, 1882a: 10).

En otro orden de cosas, hacia 1893 la publicidad de un centro muy parecido, ubicado a unos metros de distancia del anterior, comenzó a ser impresa en los primeros números de *La Agricultura*, una revista ilustrada y selecta, especializada en temas ligados al negocio del campo, que incluía asimismo columnas de literatura:

Establecimiento de hidro-termo-terapia

CALLE SUIPACHA 286

Baños turco-romanos, duchas frías, duchas escocesas, baños sulfurosos y medicamentosos, baños de inmersión (pileta y bañadera) massage, aire comprimido, electroterapia.
Tratamiento del reumatismo, resfríos, bronquitis, etc.
Tratamiento de la sífilis, enfermedades nerviosas y de la piel.

Para las señoras hay un departamento separado.

La dirección médica del establecimiento da consultas todos los días desde las 10 hasta las 4. Los juéves, consultas gratis

(Imagen 28: *La Agricultura*, Año I, 12, 23 de marzo de 1893, p. 128)

Es muy probable que en este último instituto trabajara el francés "John", un masajista musculoso y de piel negra, "alegre, dicharachero, familiar, poco respetuoso y un tanto burlón", según las palabras usadas por Eduardo Wilde en la crónica que le dedicó (Wilde, 1899: 153). Esas páginas acercan una fotografía muy nítida del origen social de los con-

38 En 1882 Nicolás Musante obtuvo su título médico gracias a una breve y superficial tesis referida a las pulverizaciones, confeccionada a partir de observaciones hechas en el instituto en cuestión (Musante, 1882)

sumidores de baños y masajes; según Wilde, John no estaba en compañía sino "de presidentes, de ministros, de jueces, de abogados, de comerciantes y de personas de distinción" (Wilde, 1899: 153). Con sus clientes, quienes estaban siempre desnudos y que solían recibir "una palmada de su mano en la parte más propia para recibirla", empleaba invariablemente un mismo tratamiento: se dirigía a todos con un "*Mr. le docteur*".

Durante esos mismos años, otro de los centros médicos más célebres fue el especializado en gimnasia mecánica, fundado y dirigido por el médico de origen sueco Ernst Aberg (1823-1906). Este profesional había llegado al país en 1855, presuntamente con el fin de buscar alivio para su afección tuberculosa, y con el correr del tiempo logró alcanzar el estatuto de Catedrático de la Escuela de Medicina local.[39] Introdujo en el país (y quizá en la región) los métodos y aparatos gimnásticos de Gustav Zander, y sus trabajos suelen ser considerados como pioneros en el ámbito de la kinesiología vernácula.[40] Su "Instituto Terapéutico de Gimnasia Mecánica" abrió las puertas el 4 de mayo de 1885, y fue dirigido por Aberg hasta finales de esa década, cuando se ausentó del país por largos años (Coni, 1891: 115).[41] Luego pasó a manos del médico Adolfo Puebla (Orías, 1895: 32).

39 En un trabajo presentado en un congreso en Estocolmo en 1880, pero publicado diez años más tarde, Aberg recordaría que su padecimiento (consistente en una fiebre intermitente y molesta, acompañada de debilidad y sudoraciones nocturnas) se había iniciado durante su estadía en el continente africano, entre 1846 y 1849. En 1855, poco antes de su llegada a Argentina, los síntomas, sobre todo los pulmonares, habían recrudecido. Fue en ese entonces que comenzó a aplicar, primero sobre su persona y luego entre sus pacientes, el agua helada como remedio contra la tisis, método que siguió utilizando durante décadas (Aberg, 1890). Vale recordar que en 1856 revalidó en Buenos Aires su título (obtenido en Upsala) mediante una tesis sobre la gota (Aberg, 1856).

40 Felipe Martínez ha documentado la difusión de la gimnasia de Gustav Zander en Santiago de Chile a partir de inicios del siglo XX (Martínez Fernández, 2015).

41 Unos años antes, en 1876, ya se había fundado en Piedad 262 un Instituto de Gimnástica, dirigido por el doctor Lausen, quien, con el auxilio de la "señorita Drachmann", muy pronto logró que su método fuera utilizado sobre todo en colegios para niñas. Eduardo Wilde escribió de inmediato dos elogiosas columnas sobre ese establecimiento (Wilde, 1876a, 1876b). En una de ellas recalcó la "inmensa ventaja de la gimnasia en el tratamiento de las enfermedades nerviosas, histerismo, epilepsia, hipocondría, corea y ciertas parálisis" (Wilde, 1876b: 180). En el prefacio que en 1879 redactó para un tratado que resumía su concepción sobre la gimnasia (escrito por el Dr. Drachmann, de Copenhague, padre de aquella señorita), y en alusión a las condiciones que más se veían beneficiadas por los ejercicios, Lausen

Al igual que los dueños del centro de atmiatría, Aberg apeló a variados recursos para hacer conocer su empresa entre el público general y entre sus colegas. Además de utilizar los periódicos para difundir propaganda gráfica, redactó un pequeño folleto de claros fines publicitarios, y a ello sumó algunos artículos científicos destinados a detallar los resultados terapéuticos de su procedimiento. Al elogiar las virtudes curativas y reconstituyentes de su método de gimnasia, Aberg se plegaba a una incipiente difusión local de una cultura del cuidado corporal, que poco a poco se materializaba en prácticas y hábitos adoptados por los sectores encumbrados. En efecto, antes de su masificación –lograda mediante preceptos gimnásticos que fueron impuestos sobre las clases escolares o los soldados–, y antes de que un discurso nacionalista y eugenista tiñera la valoración de su importancia sanitaria, la cultura gimnástica quedó restringida a los sectores que, con inocultables afanes de distinción social, hacían del cuidado de sí un esforzado privilegio (Scharagrodsky, 2014). Entre otros testimonios de ese proceso, podemos recordar que la reputada revista de la Biblioteca Nacional, dirigida por Paul Groussac, incluyó en sus primeros números, en dos entregas, un largo texto de Bartolomé Novaro a propósito de las ventajas higiénicas y espirituales del ejercicio físico (Novaro, 1896-1897).

La esgrima, el remo o el tenis fueron algunos de los primeros ejercicios deportivos adoptados por los sectores medios o altos que querían plegarse a los aires modernizadores del auto-cuidado, a los que pronto se sumó el boxeo (Viale, 1950). En el tramo final del siglo XIX se crearon los primeros clubes especializados en las distintas disciplinas, y muchos de ellos resultaban del influjo de la comunidad anglosajona (Losada, 2008). Ya para 1887 comenzó a editarse en la ciudad *La fuerza*, una revista enteramente dedicada a la gimnasia y a sus "aplicaciones a la higiene, la moral y las buenas costumbres".[42]

---

sostuvo: "La anemia y la nerviosidad son las dos enfermedades con que tienen que luchar las niñas. Las dos se producen por falta de ejercicio y demasiada ocupación de la inteligencia y de la fantasía. En los últimos decenios ha habido una tendencia predominante a estos males en toda la generación, particularmente en las mujeres, que por naturaleza tienen inclinación a una vida sedentaria y poseen una fantasía muy desarrollada" (Lausen, 1879: III). Aquel tratado mereció una elogiosa reseña en la prensa médica local; "Bibliografía", *Revista Médico-quirúrgica*, Año XVI, 8, 23 de julio de 1879, p. 173.

42 En la nota editorial a propósito del primer aniversario de la revista se hacía explícita la inclusión de centros como el de Aberg en una cultura gimnástica más extensa, que ya adquiría cierta presencia en la ciudad: "Ya Buenos Aires posee centros de educación

Para esos años, empero, el interés por el deporte o la gimnasia podía ser interpretado, sobre todo de parte de individuos que no pertenecían a los sectores acomodados, más como un divertimento que como una acción higiénica. Según el recuerdo de Manuel Bilbao "los juegos deportivos ingleses no contaron en un principio con la simpatía de los hijos del país, que consideraban aquellos algo así 'como juegos de locos', al ver que hombres de países de clima frío se les viese lo mismo en invierno que en verano entregados a sus aficiones, sin importárseles de los rigores de las estaciones ni del *qué dirán*" (Bilbao, 1934: 287). Para esas miradas subalternas la cultura del movimiento era apenas un capricho de las clases ociosas, y por eso mismo quedaba siempre expuesta a adquirir el tenor perverso que se atribuía a esos estratos pudientes. A tal respecto, es significativo el modo en que para 1886 José Ceppi, un inmigrante italiano de origen humilde que hacía dos años había llegado al país, condenó la incipiente difusión de esas disciplinas en la ciudad:

> (...) se van desarrollando rápidamente en nuestra sociedad aficiones, que pueden degenerar en abusos, y asumir o revestirse de un carácter repugnante. Entre esas aficiones, la principal, aquella a que por ahora entiendo referirme es la del *Sport* (...). No se refiere el *Sport* únicamente, según creen muchos, a las diversiones hípicas. Entran en su significado la pesca, la caza, toda clase de tiro, la gimnasia, la esgrima, el juego de pelota, la natación, las regatas, todas las diversiones en fin, que son propias de las clases más ricas y más desocupadas. Y no es precisamente la afición al *Sport*, la que merece criticarse: al fin y al cabo se ha de entretener la gente ociosa, que desea distraerse. (Latino, 1886: 265).

Son los años en que, a su turno, la medicina lentamente adhiere a esa valoración del movimiento corporal. En tratados de higiene, en la literatura dedicada a la naturaleza femenina, y ante todo en los textos acerca de los padecimientos nerviosos de las mujeres, los doctores recomiendan los ejercicios gimnásticos como remedios para reencauzar esos cuerpos enfermos (Scharagrodsky, 2008). A esos aires se plegó en el cambio de siglo el socialismo argentino. En su política de reforma de

física y centros de diversiones saludables y provechosos, Clubs de Gimnasia, de Esgrima, Remo, Tiro, Pelota, cancha de Juegos Atléticos, institutos médicos de ortopedia, masage", "Nuestro Primer Año", *La Fuerza*, Año II, 1, agosto de 1887, p. 10.

ciertos hábitos, los socialistas alentaron la posibilidad de que la gimnasia fuera puesta al alcance de los sectores populares, y lentamente prestaron su atención al desenvolvimiento de ciertos deportes como el fútbol (Martínez Mazzola, 2014).

En la propaganda gráfica utilizada por Aberg por esos años se apelaba a dos consumidores posibles, y esa discriminación muestra sin ambages la sutil estrategia de "despatologización" merced a la cual los médicos ansiaban hacer de sus servicios un objeto de mercado. En efecto, el centro de gimnasia mecánica iba dirigido tanto a quienes deseaban sanar su enfermedades, como a los sujetos que pretendían cuidar (o conservar) su salud. Se trataba de una convocatoria tan equívoca como seductora, pues invitaba a arrimar el cuerpo saludable al área de acción médica, y el mensaje transmitido rezaba que quienes hacían suya la máxima burguesa del cuidado de sí, debían dirigir sus pasos hacia la medicina para llevar a cabo su cometido. Tal y como anticipamos más arriba, esa presunta "despatologización" era al mismo tiempo una "repatologización" subrepticia, pues con el solo gesto de transferir al ámbito médico el cuerpo normal, sus accidentes quedaban todo el tiempo a pocos pasos de ser vistos como fenómenos mórbidos.

Instituto Terapéutico de Gimnasia Mecánica

COLISEUM

n/a 318 General Lavalle 836 n/n

Está abierto todo los dias con excepcion de los Domingos, para Señoras de 11 á 2 p. m. para Caballeros de 8 á 10 a. m. y de 3 á 5 p. m.

Hay gran número de máquinas, todas de invencion del **Dr. Zander** *para ejercicios tanto activos como pasivos, movidas estas por motor, que permiten poner en actividad y desarrollar todos los diferentes músculos del cuerpo humano y hacer el masaje mecánico en varias formas.*

Los ejercicios metódicos, que en este establecimiento se pratican cientificamente dirigidos, no solo conservan la salud, usados como medio **higienico** *sino que segun una larga esperiencia enseña,* **curan** *variedad de enfermedades; empleados ya* **solos** *ya en combinacion con cualquier otro tratamiento.*

.l.c.i.e

(Imagen 29: *Guía Kraft*, 1889, p. 564)

Apenas unos meses después de la fundación de su centro, Aberg publicó en la *Revista Médico-Quirúrgica* un artículo, en el que explicitaba los principios de su método (centrado en ejercicios físicos lentos y graduales, hechos con contrapesos de intensidad ajustable) y afirmaba que sus virtudes terapéuticas podían ser comprobadas en el tratamiento de la manía, la obesidad, la anemia, el raquitismo, la tuberculosis, la diabetes o el insomnio, entre otros (Aberg, 1885a).[43] Ilustraba sus afirmaciones con la recuperación de numerosos historiales clínicos, la mayoría de ellos referidos a casos de escoliosis, reumatismo u obesidad.[44] De todas maneras, en el tramo final del texto daba detalles a propósito de los tratamientos realizados con éxito en tres casos de histeria femenina. La primera paciente era una joven de 16 años, oriunda del interior, que irrumpía en crisis de llanto y aullidos cada vez que la familia se sentaba a comer. Luego de un mes de ejercicios gimnásticos, recobró completamente la salud. La segunda enferma, de 26 años, tenía ataques de vómitos y descomposturas, que cesaron tras dos meses de tratamiento. La última de las enfermas padecía de una ambliopía histérica, que la mantenía en una absoluta ceguera, confirmada por los médicos que la derivaron. Nueve días de ejercicios bastaron para devolverle la visión (Aberg, 1885: 208).[45]

Tres años más tarde, el médico de origen sueco imprimió un folleto de 53 páginas titulado *El método Zander de gimnasia mecánica* (Aberg, 1888). Junto con ofrecer una minuciosa descripción de los aparatos gimnásticos utilizados en su Instituto, y de enunciar sus acciones fisiológicas y terapéuticas, el texto incluía logradas ilustraciones de los ejercicios.

---

43 De inmediato ese texto fue publicado como folleto de 15 páginas (Aberg, 1885b).

44 Dos años más tarde Aberg publicaría un largo tratado acerca del tratamiento de la escoliosis, dedicado a su maestro Gustav Zander (Aberg, 1887).

45 Por esos mismos días, Pedro Roberts publicó en la *Revista Médico-Quirúrgica* una reseña muy positiva acerca del Instituto de Aberg, descrito como "un establecimiento modelo, costosísimo, cómodo y lujoso"; en esas páginas destacaba que "es el gimnasio un poderoso elemento de vigor para las generaciones, fortaleciendo las razas, previniendo un sinnúmero de dolencias que trae aparejada una constitución raquítica, un temperamento linfático, incapaz para la lucha contra los agentes exteriores" (Roberts, 1885: 10). Según una tesis redactada en 1889, a pesar de los esfuerzos de Aberg y de Roberts, la gimnasia mecánica no fue bien acogida por los médicos porteños, y el instituto del profesional sueco pasó bastante inadvertido para sus colegas (el autor de la tesis, Rafael Cobo, afirmaba que la intención de su texto era levantar "una punta del velo que lo ha mantenido cubierto [al método], no sé por qué, a los ojos médicos argentinos" [Cobo, 1889: 9, 87]). En otra tesis aparecida seis años más tarde, se volvía a lanzar el mismo reproche a los galenos de la Capital, quienes no solían recomendar a sus pacientes el método curativo de Aberg (Orías, 1895: 33).

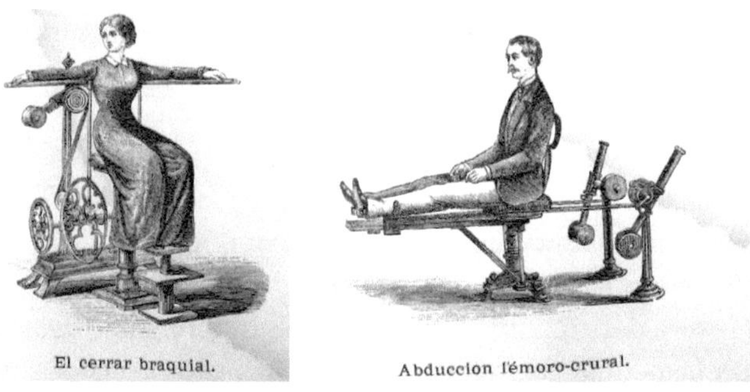

(Imágenes 30 y 31: Ilustraciones incluidas en Aberg, 1888, pp. 7 y 17)

En palabras de Aberg, las ventajas terapéuticas de sus máquinas se sustentaban en un hallazgo reciente de la fisiología, según el cual el sedentarismo podía ser reconocido como la causa más poderosa de temibles enfermedades: "La falta de ejercicios se traduce en estos casos por debilidad general, anemia, clorosis, afecciones histéricas o nerviosas de varias clases, todas las que, según nos enseña la experiencia diaria, son muy rebeldes al tratamiento común" (Aberg, 1888: V). La condena de ese mal hábito de la vida moderna no podía, empero, ir acompañada de la recomendación de cualquier movimiento. A tal respecto, Aberg subrayaba que la práctica de deportes (como el remo, el tenis o la equitación) tenía más desventajas que beneficios, pues implicaba el ejercicio de muy pocos grupos musculares, y castigaba el cuerpo con sacudidas o golpes asaz perjudiciales. Las máquinas de Zander no sólo quedaban a resguardo de esos peligros, sino que además eran el único método de gimnasia que podía ser apreciado y regulado de manera matemática. Repitiendo la distinción que ya se anunciaba en su publicidad gráfica, Aberg invitaba a ver en su objeto médico un bien de consumo capaz de beneficiar a todos por igual:

> Enfermos y sanos, fuertes y débiles, obesos y delgados, viejos y jóvenes de ambos sexos; señoras en estado interesante, pueden con mucho provecho y sin riesgo ninguno usar de este medio de regenerarse, mientras que las niñas debían [sic] considerar su uso como un deber sagrado, aprovechando todas, en el período de su crecimiento, de este medio de conseguir un perfecto desarrollo de sus fuerzas físicas y obviar las consecuencias de su modo defectuoso de vivir. (Aberg, 1888: VIII).

Ese mismo año, Fortunato Solá presentó ante la Facultad de Medicina una tesis titulada *Kinesitherapia*, basada en las observaciones efectuadas en el centro de Aberg (Solá, 1888). La primera mitad del escrito está dedicada a describir, desde un punto de vista teórico, los efectos de la gimnasia sobre las grandes parcelas de la fisiología: circulación, respiración, nutrición o excreciones. Se contempla allí, por supuesto, el sistema nervioso. De acuerdo con el autor, las neurosis son el efecto de una rotura del equilibrio entre los dos componentes del sistema, el cerebro y la médula. Esa falta de armonía se produce en los sujetos que se entregan a un exceso de imaginación o a una sobreexigencia intelectual. Al producir una "derivación de la sangre contenida en cerebro y médula", la gimnasia sería de gran ayuda para revertir esas condiciones morbosas (Solá, 1888: 20). Tal y como veremos con claridad en el capítulo cuatro, las condenas que Aberg o Solá lanzan contra la vida sedentaria no eran otra cosa que pequeñas variaciones de un discurso que por esos años gana adeptos en la medicina y en la intelectualidad porteñas, según el cual ciertos vértices de la vida civilizada debían ser reconocidos como factores causales de afecciones como la neurastenia o la histeria. Ese y otros supuestos reciben de alguna forma su validación en los datos consignados en la segunda parte de la tesis de 1888, en la cual Solá presenta un resumen estadístico sobre los más de mil casos atendidos en el Instituto Terapéutico de Gimnasia Mecánica de la calle Suipacha desde su fundación.

Esa segunda sección puede ser dividida a su turno en dos partes. En la primera de ellas se ofrecen brevísimas informaciones acerca de los enfermos tratados, separados entre hombres y "señoras". En apenas dos o tres líneas, se especifica el diagnóstico, el tratamiento empleado y el feliz desenlace. Citemos el que, según el mítico "Diario" clínico consultado por Solá, habría sido el primer caso atendido por Aberg en su centro: "[Hombre de] 45 años. Dispepsia con dilatación del estómago, 15 años de duración. En dos meses de tratamiento, muy mejorado" (Solá, 1888: 31). En una infinita columna de nueve páginas, el autor apila historiales de ese tenor; entre los casos sanados milagrosamente con los aparatos, abundan sobre todo la escoliosis, la artritis, las neuralgias y la obesidad. Ahora bien, en una segunda parte no hay otra cosa que cifras: cuadros donde se indica la cantidad de pacientes aquejados por tal o cual patología. Y esos números confirman nuestras conjeturas. Si bien la empresa de Aberg trajo alivio a porteños reumáticos, artríticos o de espalda torcida, fue en igual o mayor medida un lugar donde hallaron consuelo y sanación los sujetos que sufrían malestares nerviosos de límites difusos, o síntomas que por esos mismos años comenzaban a ser identificados con las neurosis.

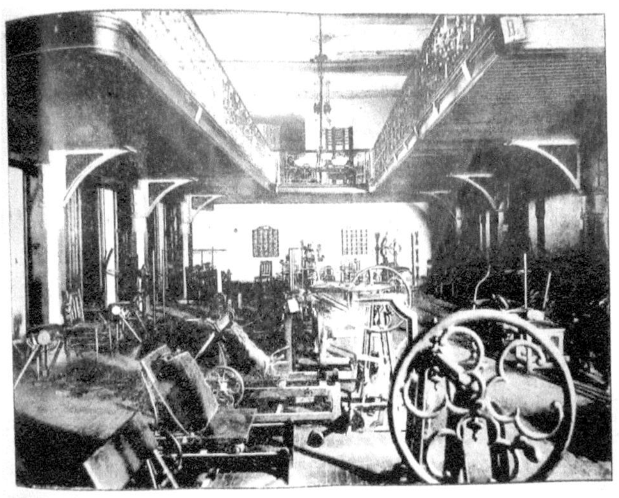

Gimnasio Médico Metodo del Dr. Zanders. Aparatos activos

(Imagen 32: Aparatos de Zander en el Instituto Lacroze, "Instituto médico del Dr. Lacroze", *La Semana Médica*, Año IV, 180, 24 de junio de 1897, pp. CCCXCI-CCCCIII)

Ascendieron a 1084 los enfermos que entre 1885 y 1888 pasaron por las máquinas de Zander instaladas en la calle Suipacha; 482 hombres y 602 señoras. Más de la mitad de los pacientes tenía edades comprendidas entre los 10 y los 30 años. Las tablas construidas por Solá muestran que, en efecto, fueron muchísimos los casos de escoliosis (69), reumatismo (61) u obesidad (88) tratados en esos años. De todas formas, hubo diagnósticos aun más prevalentes, y muchos de ellos apuntaban a condiciones que en esos momentos abultaban el redil de las afecciones neuróticas. Por ejemplo, 76 casos de dispepsia o 134 de "debilidad general"; a ello hay que sumar los diagnósticos claramente nerviosos: 6 casos de insomnio, 23 de histeria (todas mujeres) o 12 de "cefalgia".

A propósito de las afecciones histéricas o epilépticas, Solá brinda un fundamento algo impreciso del efecto bienhechor que habrían recibido de los ejercicios corporales. Tal y como veremos en el capítulo cuarto, aparecen allí vocablos y figuras que en esos mismos años dan forma a la representación galénica más extendida a propósito de las neurosis modernas:

> Muy comunes en las grandes ciudades, favorecidas por las comodidades de la vida descansada que pueden proporcionarse las clases sociales más elevadas y en el bello sexo que a la debilidad de su complexión física se añade un desarrollo mayor del sistema nervioso, son menos frecuentes en la campaña (...). La gimnasia, obrando como sedante, apacigua o modera el estado de eretismo en que se encuentra el sistema nervioso, regla los movimientos desordenados, normaliza todas las funciones que de él dependen. (Solá, 1888: 44).

En la ya citada tesis de Orías, redactada en 1895 en base a sus observaciones hechas asimismo en el Instituto de Aberg (por entonces en manos de Puebla), hallamos una cabal confirmación de nuestro argumento. Según el autor, la neurastenia era una de las patologías que máximo alivio podría recibir gracias al empleo de la gimnasia mecánica.[46] Entendida como una "extenuación del sistema nervioso", la neurastenia provoca un debilitamiento de múltiples funciones orgánicas, y por ese motivo su sintomatología puede ser en extremo variable: desde angustias súbitas a cefaleas, vértigos o malestares digestivos o cardíacos (Orías, 1895: 51-52). Según el autor, el error habitual de la medicina consiste en atacar los síntomas, sin atender a la causa de tan terrible afección. El único medio de incidir sobre esa base de la neurastenia está dado por el reforzamiento de la nutrición, lo cual sólo se consigue estimulando la ejercitación física. Es por ello que la gimnasia mecánica opera de modo tan exitoso en estos casos. Para ilustrarlo, Orías recupera el caso clínico de un empleado público de 26 años que a fines de septiembre de 1891 comenzó a padecer distintos malestares subjetivos y corporales (vértigo, fobias, insomnio, pérdida de memoria, constipación), que pronto lo condujeron a un estado de máxima debilidad. Tras algunos tratamientos médicos que no surtieron mayor efecto, en abril de 1893 comenzó a concurrir al Instituto de gimnasia mecánica. Luego de cinco meses pudo recuperar su vida normal (Orías, 1895: 60-62).[47]

---

46 Ya en su tesis de 1889, Cobo había aludido un poco vagamente a los beneficios que el método de Aberg podía traer a los pacientes aquejados de patologías nerviosas, incluso las de origen psíquico. De todas maneras, descreía de la posibilidad de que la gimnasia mecánica pudiera curar la histeria (Cobo, 1889: 32, 79).

47 Según consta en algunos avisos publicitarios, el Instituto Médico del Dr. Lacroze incorporó muy pronto una sección de gimnasia mecánica (véase *La Prensa*, 3 de febrero de 1893). De esa fuente se colige que los antiguos aparatos de Aberg, ahora en manos de Puebla, eran utilizados en el centro dirigido por Lacroze; véase asimismo

Además de empleados públicos y jovencitas del interior, el instituto de Aberg era frecuentado por individuos de las clases acomodadas, que podían costear la visita cotidiana a un establecimiento en que el confort y los implementos técnicos eran ingredientes esenciales. Sabemos, por ejemplo, que hacia 1888 Domingo Faustino Sarmiento pasó allí algunas de sus mañanas, antes de emprender su viaje a la ciudad de Asunción (del que nunca regresaría con vida). El anciano expresidente buscaba en los aparatos de gimnasia un fortalecimiento de sus desgastados músculos, y allí fue visto más de una vez por un joven Carlos Ibarguren, que asistía por recomendación de su médico Ricardo Gutiérrez (Ibarguren, 1955: 43).[48]

Hacia fines de la década, otros emprendimientos curativos proliferaron por la ciudad, y algunos de ellos contaban con instalaciones tanto o más lujosas que la de Lacroze o la de Aberg. Por ejemplo, el 2 de enero de 1889 abrió sus puertas el "Establecimiento hidroterápico del Dr. Clausolles", ubicado en Belgrano 1038, cuyos avisos poblaron las publicaciones ilustradas más selectas de fines de siglo. En espacios donde abundaban "el mármol, la caoba y los cristales" se repartían las distintas salas: piscina, baños turcos, electroterapia, masajes, etc.[49] Una crónica de aquellos días dejaba bien en claro el carácter apetecible de un lugar que se esforzaba por erigirse en objeto de consumo sin descuidar su naturaleza médica: sus puertas y fuentes "le dan un aspecto a la vez severo y elegante, semejando más que un establecimiento médico, un elegante salón de recreo; y sin embargo en aquel recinto sólo la ciencia impera, con su severa majestad".[50] Unos veinte empleados garantizaban el confort de los clientes, haciéndose cargo de la confitería, la sala de pedicura y la peluquería.

Fernández Gómez (1893: 87). De acuerdo con avisos impresos en 1906 en *Caras y Caretas*, el Instituto Lacroze, que por entonces funcionaba en Mitre 1374, seguía contando con una muy completa sala de "Gimnasia Médica – Mecánica 'Zander'"; véase *Caras y Caretas*, Año IX, Nº 391, 31 de marzo de 1906.

48 Conviene recordar que Sarmiento pronunció en 1885 un discurso en la inauguración del centro de Aberg, a quien lo unía un vínculo de amistad (Sarmiento, 1885).

49 "El establecimiento hidroterápico del Dr. Clausolles", *El Sud-Americano. Periódico Ilustrado*, Año 2, Nº 39, 20 de febrero de 1890, p. 331. Para más detalles sobre el centro, véase "Establecimiento médico balneario del Dr. Clausolles", *El Correo Español*, 17 de julio de 1889. La *Guía Kraft* de ese mismo año incluye la referencia a ocho "Institutos de Masajes" en la ciudad; *Guía Kraft*, 1889, p. 437.

50 "Establecimiento médico-balneario del Dr. Clausolles", *El Nacional*, 16 de julio de 1889.

Según una publicidad impresa en el *Álbum Ilustrado*, era "lo más grande y lujoso de Sud América", y allí "nada falta para el tratamiento de las enfermedades más rebeldes": atmiatría, metaloterapia, homeoterapia, etc. Además de abordar "con éxito incomparable" la tisis y la sífilis, se ofrecía un "tratamiento inofensivo y externo" contra la obesidad.[51] A partir de diciembre de 1890, el centro se transformó en el único que podía ser visitado por la noche.[52]

Unos años antes Clausolles ya había dirigido un centro similar, ubicado en Belgrano 206. De acuerdo con la información proporcionada por un pequeño folleto de 15 páginas distribuido en 1883, aquel "Gran Instituto Médico", que se promocionaba abiertamente como homeopático, era único en su género debido a que allí se administraban las drogas de una forma bien original: por vía intra-pulmonar o por pulverización, gracias a la cual se evitaban las complicaciones habituales de la medicación del sistema de Hahnemann.[53] El médico se mostraba orgulloso de poder ofrecer "especialmente a las familias acomodadas de la capital o fuera de ella" un centro equipado con todos los medios que la ciencia moderna posee para curar las afecciones, sobre todo las de índole nerviosa (Clausolles, 1883: 10). En efecto, para atacar esos desarreglos contaba con gabinetes de metalo-terapia, de electroterapia y de hidroterapia. A ello se sumaba una "administración severa, y el trato delicado a los clientes por empleados elegidos" (Clausolles, 1883: 12).[54]

---

51 *Álbum Ilustrado de la República Argentina*, Año 1, Nº 6, 1 de octubre de 1891, p. 230. Véase otra publicidad en *Revue Illustrée du Rio de la Plata*, Año II, 18, mayo-junio 1891, p. 94.

52 "Higiene y placer", *Sud-América*, 15 de diciembre de 1890.

53 El documento era al mismo tiempo un panfleto contra la medicina tradicional: "La medicina impropiamente denominada oficial, poco ha podido hacer en tal sentido, y su terapéutica denominada alopática, verdadero mercado abierto a la especulación de un charlatanismo casi criminal, va siendo cada día más ofensivo a la salud y a los intereses privados del enfermo" (Clausolles, 1883: 4).

54 El Instituto se mantuvo en pie varios años; hemos hallado publicidades de él en diarios de 1885; *El Filón de la Fortuna*, Año I, 5, 28 de junio de 1885.

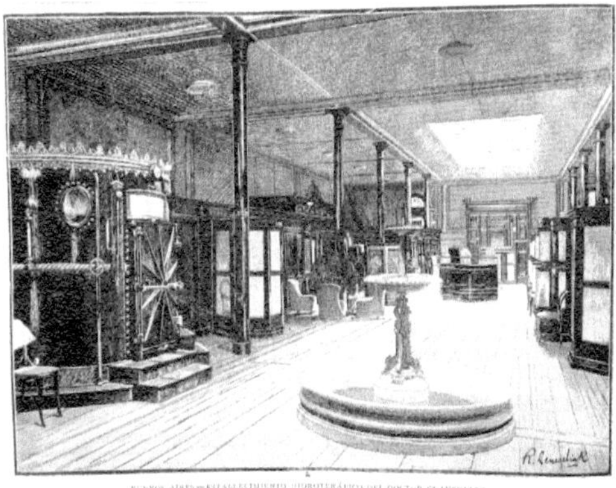

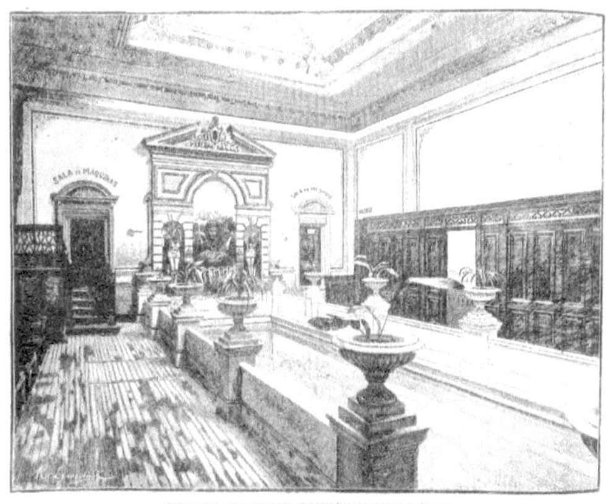

(Imágenes 33 y 34: *Sud-Americano*, Año 2, Nº 39, 20 de febrero de 1890, p. 340)

Al comienzo de la década de 1890 fue el turno de las "aguas azoadas". En el espacio de pocos años, la ciudad vio nacer varios centros y consultorios médicos especializados en ese producto a la moda. El primero en su género, emplazado en Cerrito 45, fue fundado el 25 de junio de 1890 por el célebre polemista e higienista Antonio Piñero (además de desempeñarse como vocal del Departamento de Higiene, por esos años fue también director del *Hospital de Alienadas*).[55] Poco después de su apertura fue objeto de un artículo en el *Álbum Ilustrado de la República Argentina*, una publicación ilustrada de corta vida, destinada a ensalzar los más notables emprendimientos industriales, hombres de ciencia y políticos de aquellos días.[56] Las imágenes que acompañaban la nota se

---

55 "Aguas azoadas", *Sud-América*, 25 de junio de 1890.

56 "Establecimiento de aguas azoadas", *Álbum Ilustrado de la República Argentina*, Año 1, Nº 3, 15 de agosto de 1891, pp. 91-93.

encargaban de evidenciar el lujo, las comodidades y la pulcritud técnica que el doliente encontraría en aquella instalación.

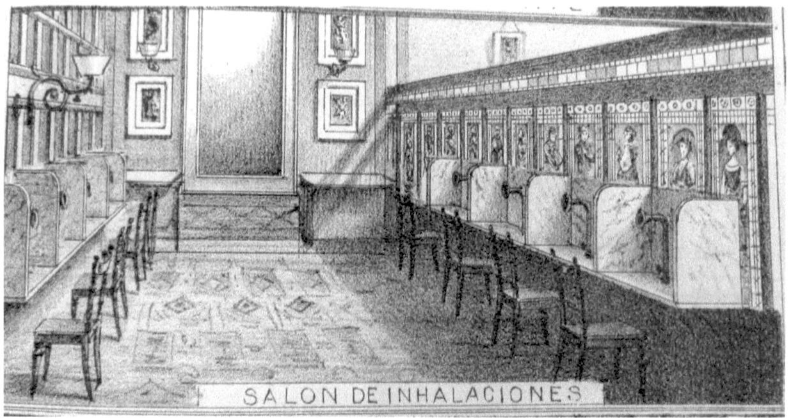

(Imagen 35: "Establecimiento de aguas azoadas", *Álbum Ilustrado de la República Argentina*, Año 1, Nº 3, 15 de agosto de 1891, p. 93)

Estos establecimientos competían abiertamente con las boticas y farmacias, tanto en las pautas de consumo que propiciaban como en sus estrategias de promoción. En efecto, al igual que los centros de aeroterapia con sus "sacos de caoutchouc", los institutos de aguas azoadas también vendían objetos de consumo que cualquier porteño podía llevar a su mesa. Si bien no tenemos información sobre su precio, se trataba seguramente de una mercadería más costosa que las píldoras o botellas de aceite de bacalao que expendían los farmacéuticos. Aun así, la puesta a la venta de "aguas azoadas para mesa y mezcladas con jarabes para refrescos" era un modo de alcanzar un público más amplio, y de esa forma transformar la oferta médica en un objeto más accesible que la visita al establecimiento especializado.[57] Tiempo más tarde, hacia octubre de 1892, emergió un segundo centro del mismo rubro, el "Establecimiento Pneumoterápico y de aguas azoadas", que funcionó en Corrientes 641 bajo la dirección de tres profesionales, entre ellos Tibur-

57 La noticia sobre las aguas azoadas para mesa figura en "Aguas azoadas. Buen apetito y digestiones fáciles", *Sud-América*, 22 de noviembre de 1890. Una nota posterior daba cuenta de la buena salud de esa empresa, evidenciada en la apertura de nuevas "sucursales" encargadas de expender los refrescos, todas ellas en el centro de la ciudad: Florida 84, 25 de mayo 25 y Victoria (hoy Hipólito Yrigoyen) 578; "Aguas azoadas", *Sud-América*, 10 de enero de 1891. A fines de ese año, desde su sección "Lanzadas", el periódico satírico *Don Quijote* lamentaba que el refresco de agua azoada "[¡] no pueda curar la anemia de la crisis, ni la sordera del Intendente!", *Don Quijote*, Año VIII, Nº 11, 1 de noviembre de 1891.

cio Padilla, secretario del Departamento Nacional de Higiene y futuro fundador de *La Semana Médica* (AA.VV., 1897).[58] En el aviso publicitario de esa empresa, publicado en la muy selecta *Revue Illustrée du Río de la Plata*, se señalaba que estaba a la venta el agua azoada para beber (indicada para enfermedades respiratorias), y allí mismo se aplicaban "pulverizaciones, inhalaciones y duchas en la nariz, garganta y oídos".[59]

Establecimiento Pneumoterápico
Y DE AGUAS AZOADAS
639 — CORRIENTES — 641 —— Unión Telefónica 137
CONSULTORIO MÉDICO ATENDIDO POR LOS DRES. T. PADILLA, G. MÓNACO Y E. KADEN
Aguas azoadas en bebida
contra el asma, bronquitis crónica, tos y otras afecciones de los bronquios y pulmones.
Pulverizaciones, inhalaciones y duchas en la nariz, garganta y oidos
contra las laringitis crónicas, catarro, naso laringeo, granulaciones, rinitis hipertrófica, ozena otorrea, catarro del oido, etc., etc.
Duchas vaginales
contra la leucorrea y otras afecciones del aparato genito-urinario de la mujer.
El establecimiento único y privilegiado en toda la República, cuenta con todos los aparatos é instalaciones necesarias más modernas para tratar las enfermedades del aparato digestivo, respiratorio, nariz, oidos, garganta y enfermedades de señoras.
HORAS DE CONSULTA
9 á 10 a. m. enfermedades de señoras por el
DR. EDMUNDO KADEN
Enfermedades de la nariz, oidos y garganta, de 10 á 12 m. por el
DR. GARIBALDI MÓNACO
Enfermedades internas de 12 á 2 p. m. por el
Dr. TIBURCIO PADILLA
El establecimiento permanecerá abierto de 8 a. m. á 7 p. m.
AGUAS
AZOADAS
BUENOS AIRES
CORRIENTES
639

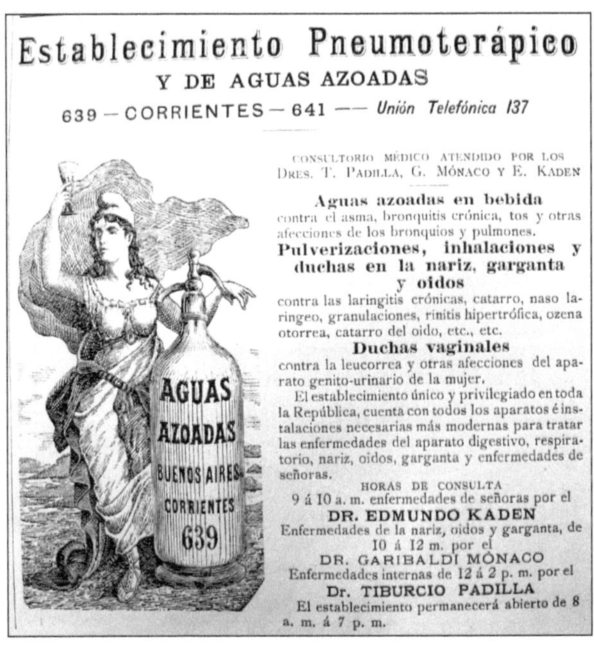

(Imagen 36: *Revue Illustrée du Río de la Plata*, Año 4, Nº 39, marzo de 1893, p. 59)

58 "Establecimiento Pneumoterápico", *El Correo Español*, 28 de octubre de 1892.

59 En el mismo número de la revista, se incluyó una larga columna acerca del Establecimiento, en la cual se destacaban las utilidades de las aguas azoadas; "Medicina moderna. Pneumoterapia", *Revue Illustrée du Río de la Plata*, Año 4, Nº 39, marzo de 1893, p. 49. Ulteriores columnas y publicidades de esa misma revista dejan entrever que en poco tiempo ese establecimiento cambió de dueño varias veces (y también incorporó un gabinete de electroterapia); para enero de 1894 era dirigido por Francisco Barraza y Miguel Ferreyra (el mismo que, siempre atento a las novedades, poco antes había regenteado un consultorio de inyecciones testiculares, y que años más tarde se convertiría en un usuario entusiasta de los rayos X); "Establecimiento Pneumoterápico y de aguas azoadas", *Revue Illustrée du Rio de la Plata*, Año 5, 49, enero de 1894, p. 16. Dos meses más tarde fue adquirido por Eugenio Ramírez; "Un establecimiento sanitario", *Revue Illustrée du Rio de la Plata*, Año 5, 51, marzo de 1894, p. 54. Tiempo después, este Ramírez montó su propio consultorio de electricidad médica, en cuyos avisos prometía "Curación rápida" de las enfermedades nerviosas; véase *Buenos Aires. Revista semanal ilustrada*, Año III, Nº 91, 3 de enero de 1897.

En la misma publicación ilustrada se difundieron distintos avisos y crónicas acerca de los emprendimientos de aguas azoadas que a mediados de la década de 1890 proliferaron por la ciudad. Muchas de esas columnas, cual propagandas apenas veladas, se encargaron de elogiar el equipamiento y la profesionalidad de uno de esos nuevos institutos, el "Electro-neumoterápico", ubicado en San Marín 550, definido como "el establecimiento médico más lujoso y mejor instalado de la República".[60] En un comienzo fue dirigido por los doctores (¿Ignacio?) Allende y Eliseo Luque, pero un año más tarde pasó a manos de José Popolizzio y Diego Scotto. Allí se administraba el azoe (en duchas, pulverizaciones, etc.) para casos de asma, ronquera o afecciones renales. Contaba también con un nutrido gabinete de electroterapia, equipado con aparatos de electricidad estática, duchas eléctricas y "casco vibratorio de Charcot", recomendado sobre todo para las enfermedades nerviosas como la histeria y la neurastenia.[61]

INSTITUTO ELECTRO-NEUMOTERÁPICO
AGUAS AZOADAS
Calle San Martín 550 — Unión Telefónica 137
Curación de las enfermedades de las vías respiratorias y crónicas
Tratamiento por el **azoe** en inhalaciones, pulverizaciones, bebidas, duchas, etc., del **asma, bronquitis, catarro nasal, faringeo, ronquera, dispepsia, anemia, afecciones de la vejiga y riñones.**
Consultorio Médico Quirúrgico: **Drs. SCOTTO POPOLIZIO**
LAS AGUAS AZOADAS,
superan á todas las aguas minerales, por su poder tónico, digestivo, aperitivo, diurético, reconstituyente y depurativo.
Se reciben pedidos para mandar á domicilio á **$ 2.20** la docena de sifones de litro.

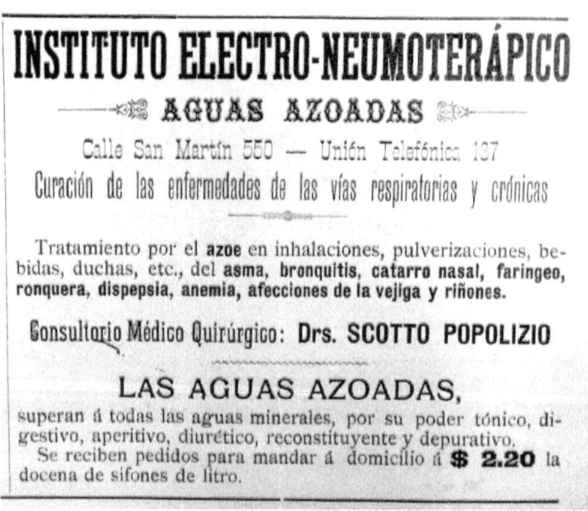

(Imagen 37: *Revue Illustrée du Rio de la Plata*, Año 6, 60, enero de 1895, p. 31)

60 "Instituto electro-neumoterápico", *Revue Illustrée du Rio de la Plata*, Año 6, 62, marzo de 1895, p. 59.

61 "Aguas azoadas y electricidad médica", *Revue Illustrée du Rio de la Plata*, Año 5, Nº 56, agosto-septiembre de 1894; "Aguas azoadas", *Revue Illustrée du Rio de la Plata*, Año 6, 59, diciembre-enero de 1894-1895, p. 11; "Instituto electro-neumoterápico. Aguas azoadas", *Revue Illustrée du Rio de la Plata*, Año 6, 60, enero de 1895, p. 28; "Aguas azoadas", *Revue Illustrée du Rio de la Plata*, Año 6, 63, abril de 1895, p. 75.

Electrodos y sugestiones

Las duchas, la gimnasia con poleas, las pulverizaciones o las sopapas fueron mercancías médicas que, un poco a semejanza de algunos específicos analizados en el capítulo anterior, establecieron con los neuróticos un pacto de consumo más bien contingente. Indicadas para afecciones orgánicas de distinto calibre, a todo momento podían convertirse en efectivos anti-neuróticos. Hay que ver allí mucho más que una ciega artimaña del mercado. Se trataba de una adecuación al dispositivo de emergencia del mismo neurótico, entendido como aquel sujeto que, convencido del desbarajuste de su ser, estaba siempre dispuesto a buscar en un consumo repetido el alivio para ese desarreglo cuasi-patológico.

Por esas décadas los neuróticos de Buenos Aires tuvieron a su alcance otros dos abordajes más especializados, la electricidad y la hipnosis, que de todos modos conocieron desarrollos muy desparejos a nivel local. A pesar de que el segundo no requería, a simple vista, implementos técnicos sofisticados ni conocimientos de física, tuvo una difusión bastante pobre en la ciudad Capital, máxime si nos concentramos en los emprendimientos que intentaron participar de circuitos de consumo visibles y promocionados (Vallejo, 2014).

Algo bien distinto sucedió con la electro-terapia. Al igual que con el uso curativo del agua o del aire, ya desde fines de la década de 1870 los médicos de Buenos Aires habían comenzado a redactar algunos trabajos sobre la electricidad (Murphy, 1879).[62] De todas maneras, esas primeras incursiones valoraban sobre todo la utilidad diagnóstica de la herramienta, en desmedro de su valor terapéutico, que recién por entonces comenzaba a ganar cartas de ciudadanía en la medicina continental (Rodríguez de la Torre, 1885; Vallejo, 2017a).[63] Sin ir más lejos, en unas conferencias dictadas en 1882, el médico de origen polaco Ricardo Sudnik (1847-1915) –quien durante esos años fue la máxima autoridad local en la materia y que en 1886 fue nombrado jefe del ser-

62 El trabajo de Murphy puede servir de evidencia de la familiaridad que los estudiantes de medicina de fines de 1870 podían tener con los basamentos fisiológicos de la electroterapia; pero igual de elocuente resulta el hecho de que en esa tesis iniciática no se citara ningún empleo personal de la electroterapia, ni tampoco se aludiera a aplicaciones terapéuticas o diagnósticas realizadas en la ciudad (Murphy, 1879).

63 Hubo una tercera utilidad: disciplinaria. Según el relato de Narciso Mallea, en el Hospital de la Convalecencia la electricidad se usaba sobre todo como "intimidación" en los pacientes que se resistían a ingerir alimentos. Según el autor, "siempre nos ha dado buen resultado" (Mallea, 1885: 39-40).

vicio de electroterapia del Hospital de Clínicas– alertaba sobre las incertidumbres que rodeaban el uso curativo de la electricidad (incluso a pesar de que se mostraba al corriente de su empleo por parte de Charcot para sanar la histeria):

> No crean, señores, que [la electro-terapia] es una cosa fácil, pues aun hoy mismo a pesar de la gran riqueza de documentos, a pesar de que se haya electrizado mucho y en todas partes, los hechos absolutamente positivos son muy escasos, los resultados verdaderamente indiscutibles poco numerosos, y leyendo todo lo que ha sido escrito sobre la materia, viendo la cantidad de enfermedades en las que la electricidad es preconizada, y sobre todo, las conclusiones contradictorias a las que han arribado los observadores igualmente recomendables, se está en el derecho de preguntarse si no se ha recaído en el principio del empleo de la electricidad, y si su valor terapéutico no ha sido considerablemente exagerado. (Sudnik, 1882: 150).

Esas dudas perdieron peso hacia fines de la década, y el propio Sudnik cambió de manera rotunda su posición a propósito de la efectividad sanadora de aquel procedimiento (Sudnik, 1894b). No hay que perder de vista, sin embargo, que incluso desde inicios de los años ochenta algunos médicos mostraron, si no entusiasmo, al menos sí franco interés por las virtudes curativas de la electricidad. En efecto, tenemos, de un lado, autores que celebraron la potencial eficacia de ese remedio (en contadas enfermedades nerviosas como las parálisis histéricas o las contracturas idiopáticas), pero que al mismo tiempo subrayaron las cautelas que había que observar en el uso de un procedimiento que sindicaban como muy complejo (Bermejo, 1882).[64] De otro lado, entre los más optimistas podemos colocar a José Carrera, quien en su tesis de 1882 ilustró las aplicaciones que había realizado durante los últimos dos años en el Instituto de Lacroze, sobre todo en pacientes con afecciones del sistema muscular o de inervación (reumatismo, parálisis

64 En esa misma dirección se posiciona Antonio Árraga en su tesis doctoral sobre el uso de la electricidad en la medicina infantil (Árraga, 1884). Allí se relata, por ejemplo, la curación por ese medio de una parálisis facial en una niña atendida en el Hospital de Niños San Luis Gonzaga. La electricidad provocó una sanación completa en solo 2 de los 12 casos de parálisis espinal.

sis, coreas); también había utilizado con éxito esa terapia en un caso de impotencia sexual (Carrera, 1882).[65]

Ahora bien, para fines de esa década, los porteños más adinerados podían elegir entre varios consultorios de electroterapia. Aprovechando la época de bonanza vivida por ese medio terapéutico, muchos médicos de Buenos Aires incorporaron instrumentos de "galvanización" o "faradización" a sus consultorios privados o clínicas.[66] No les resultaba difícil proveerse de todo lo necesario, pues algunas casas de comercio, sobre todo la de Otto Hess, fabricaban y comercializaban los aparatos requeridos.[67]

65 Cabe anotar, entre paréntesis, que ese temprano desarrollo de la electricidad médica en Argentina alentó un prematuro ensayo exploratorio, con pocos antecedentes a nivel mundial. En efecto, entre 1883 y 1884, un médico de origen italiano (Alberto Alberti) que con toda seguridad había aprovechado poco antes las lecciones impartidas por Sudnik, realizó, durante ocho meses, la estimulación eléctrica de la corteza cerebral de una paciente en un hospital de San Nicolás de los Arroyos (aquejada de un tumor en la tapa craneal, que dejaba al descubierto la superficie de la duramadre) (Crocco, 1994; Zago *et al.*, 2008).

66 A decir verdad, según Sudnik esa época de bonanza había comenzado mucho antes. Ya en unas conferencias de 1884 señalaba: "Quizá en ningún país ese agente [la electricidad] es tan a menudo empleado como aquí, y se debe confesar que en ninguna parte lo emplean con tanta negligencia, en ninguna parte profesan desdén tan profundo para las reglas, para todos los datos patológicos, histológicos y físicos, que deben guiarnos en su aplicación. De todos esos datos se deduce una sola indicación, es aplicar la electricidad hasta que el enfermo grite" (Sudnik, 1884c: 630).

67 Ya en 1892 Hess fabricaba y distribuía a nivel local uno de los instrumentos más usados en los consultorios de electroterapia: "una máquina eléctrica, de disco de cristal rotativo y sin frotación, especial para los baños eléctricos", "Máquina eléctrica", *La Voz de la Iglesia*, 21 de diciembre de 1892. Vale recordar que Ramos Mejía recurría al negocio de Otto Hess a los fines de comprar instrumental para su servicio en el Hospital San Roque; en su legajo universitario constan dos presupuestos de Hess, de agosto de 1895 y de 1897, con el detalle de los objetos (pilas, sondas, excitador bipolar, cordones para corriente continua, etc.); véase Legajo 5793, "José María Ramos Mejía", Archivo de la Facultad de Medicina de la Universidad de Buenos Aires, ff. 49-50, 60-61. Unos años antes, Lucio Meléndez había señalado que en lo referido al instrumental de hidroterapia, el mercado porteño se mostraba igual de generoso: "hoy se hacen en Buenos Aires aparatos tan perfectos y variados como los salidos de los talleres europeos. No sólo imitan a la perfección los existentes en otras partes, sino que los construyen a capricho y con la modificación que se desee introducir a los mismos" (Meléndez, 1882b: 490).

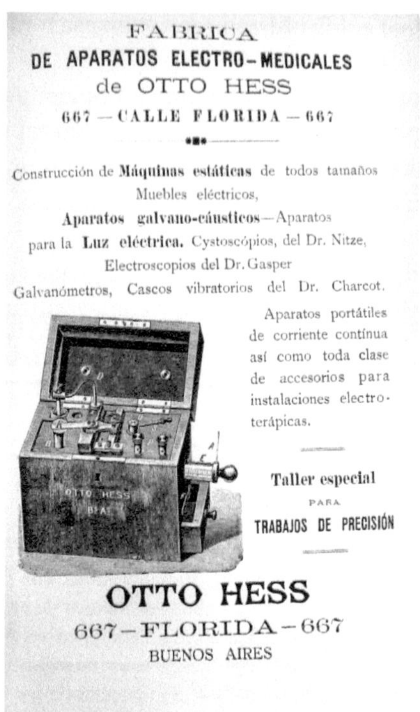

(Imagen 38: *Revista de la Sociedad Médica Argentina*, Volumen VI, 27, 1897, s.p.)

Uno de los institutos más concurridos, y uno de los que se mantuvo en pie durante más tiempo, fue el dirigido por el médico español Anselmo Ruiz Gutiérrez, que en 1890 había revalidado su título en el país. Comenzó desde abajo, publicando pequeños anuncios en los diarios, en que prometía una "curación rápida, segura y radical por un sistema especial" de las "enfermedades secretas" (es decir, la sífilis y otras afecciones del sistema sexual) en su consultorio de Lima 1270.[68] Al parecer no le fue mal, pues un año más tarde fundó su "Instituto Médico Hidro-Electroterápico", en Maipú 149. Los primeros avisos datan de julio de aquel año, y en ellos se informaba que era la "Primera y única instalación completa de electricidad estática y dinámica". Según esa misma publicidad, los aparatos de electricidad estática eran los más efectivos para sanar distintos desarreglos nerviosos.

68 Véase *El Correo Español*, 5 de octubre de 1891. Siguió publicando ese mismo aviso durante muchos años. A partir de octubre de 1899 comenzó a aparecer, sin modificaciones, en las páginas de *Caras y Caretas*.

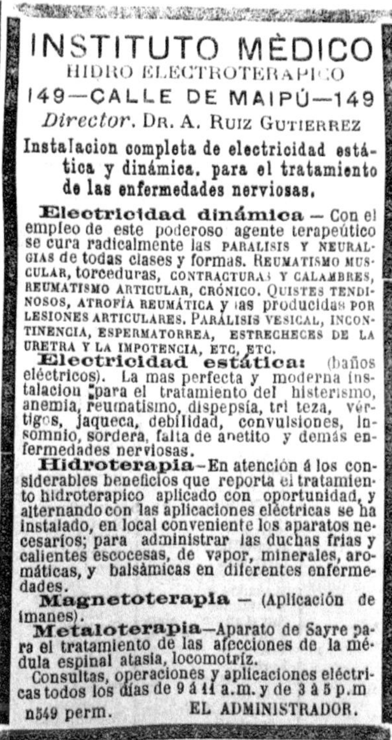
INSTITUTO MÈDICO
HIDRO ELECTROTERAPICO
149—CALLE DE MAIPÚ—149
Director. Dr. A. Ruiz Gutierrez

Instalacion completa de electricidad estática y dinámica. para el tratamiento de las enfermedades nerviosas.

Electricidad dinámica — Con el empleo de este poderoso agente terapeútico se cura radicalmente las PARALISIS Y NEURALGIAS de todas clases y formas. REUMATISMO MUSCULAR, torceduras, CONTRACTURAS Y CALAMBRES, REUMATISMO ARTICULAR, CRÓNICO. QUISTES TENDINOSOS, ATROFÍA REUMÁTICA y las producidas POR LESIONES ARTICULARES. PARÁLISIS VESICAL, INCONTINENCIA, ESPERMATORREA, ESTRECHECES DE LA URETRA Y LA IMPOTENCIA, ETC, ETC.

Electricidad estática: (baños eléctricos). La mas perfecta y moderna instalacion para el tratamiento del histerismo, anemia, reumatismo, dispepsía, tri teza, vértigos, jaqueca, debilidad, convulsiones, insomnio, sordera, falta de apetito y demás enfermedades nerviosas.

Hidroterapia—En atención á los considerables beneficios que reporta el tratamiento hidroterapico aplicado con oportunidad, y alternando con las aplicaciones eléctricas se ha instalado, en local conveniente los aparatos necesarios; para administrar las duchas frias y calientes escocesas, de vapor, minerales, aromáticas, y balsámicas en diferentes enfermedades.

Magnetoterapia — (Aplicación de imanes).

Metaloterapia—Aparato de Sayre para el tratamiento de las afecciones de la médula espinal atasia, locomotríz.

Consultas, operaciones y aplicaciones eléctricas todos los días de 9 á 11 a.m. y de 3 á 5 p.m

n549 perm. EL ADMINISTRADOR.

(Imagen 39: *El Correo Español*, 1 de octubre de 1892)

Según una crónica publicada en Madrid en 1916, desde la apertura del Instituto hasta el 1 de enero de 1914, se habían atendido allí 109.828 enfermos (Anónimo, 1916). Es imposible corroborar esa cifra, aunque es difícil creer en un número tan alto de prestaciones. Lo cierto es que durante la última década del siglo XIX, los avisos de esa instalación se incluyeron en muchas publicaciones periódicas de la ciudad, entre ellas *La Voz de la Iglesia*, la *Revue Illustrée du Rio de la Plata* y *Caras y Caretas*. En este último órgano de prensa, por ejemplo, el español utilizó un simpático aviso en que un maestro tomaba lección a un alumno; el diálogo completo era el siguiente:

> – ¿Quién hizo el mundo?
> – Dios
> – ¿Con qué fin lo hizo?
> – Con el fin de que en Buenos Aires se estableciera un Instituto Policlínico Electroterápico para curar enfermos.

> – ¿Y se estableció?
> – Sí, señor. Hace catorce años que el doctor Ruiz Gutiérrez, sin ayuda del vecino y tan solo con sus propios elementos y constante trabajo, edificó su establecimiento con magníficas instalaciones eléctricas en las calle Cangallo, 1678 al 80, donde han acudido los enfermos de distintas afecciones de 8 a 11 y de 1 a 9 p.m., obteniendo siempre feliz resultado con su tratamiento".[69]

Para anunciar su propio establecimiento de electroterapia, el doctor Eulogio Figueroa echó mano de un recurso sencillo pero efectivo: lo tituló "Instituto Charcot", e incluyó un retrato del maestro francés en la publicidad.[70] Con sus modernos aparatos de electricidad prometía la curación de la "neurostenia" o la impotencia genital.

Casi por esas mismas fechas, y a tan solo tres cuadras del "Instituto Charcot", los neuróticos de la ciudad podían hallar otro centro especializado en electroterapia, gestionado por Benjamín Solari, por entonces sud-director del manicomio de hombres.

---

69 *Caras y Caretas*, Año VII, Nº 274, 1 de enero de 1904. Esa y otras propagandas de su establecimiento seguirían imprimiéndose en la misma publicación ilustrada. Con el correr del tiempo, el médico incorporaría otras novedades terapéuticas, como por ejemplo los rayos X. No era extraño que, hacia el cambio de siglo, en algunos consultorios de electroterapia también se ofreciera la gran novedad de los rayos de Röntgen (Vallejo, 2019c; Quereilhac, 2018). Citemos, por caso, el aviso publicitario de Jaime Costa, profesor titular de Física Médica y profesional muy respetado por su lucha en favor de la experimentación fisiológica. Se trataba de un anuncio sin ilustraciones, encabezado por el título "Electricidad médica", cuyo cuerpo central incluía, sin pausas, esta enumeración: "Neurastenia, histeria, neuralgias, parálisis, impotencia, incontinencia de orina, dilatación estomacal, constipación, diabetes, reumatismo crónico, afecciones de la piel, rayos Roentgen" (en Pereyra & Fernández Gómez, 1900).

70 Unos años más tarde (en 1908) nació otro instituto con el mismo nombre, destinado a "enfermedades mentales, nerviosas y convalecientes". Ubicado en Sarmiento 3969, su primer director fue Tomas Zabala. Hacia 1928 la dirección recayó en Nerio Rojas, y el sanatorio se mudó a la localidad de Martínez (Hiertz Labroisse, 2005: 127-136).

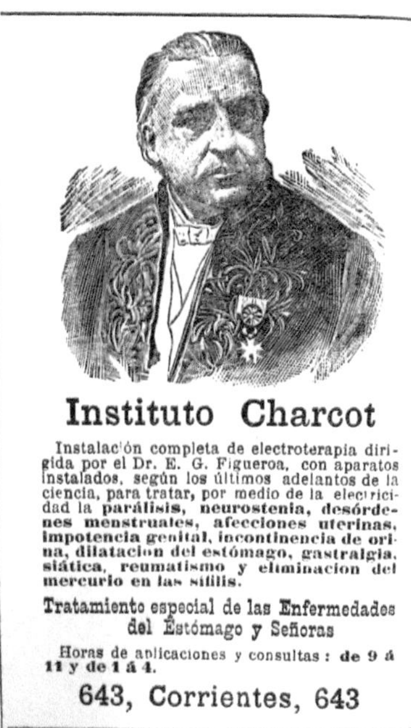

(Imagen 40: *Revue Illustrée du Rio de la Plata*, Año 5, Nº 51, marzo de 1894, p. 56)

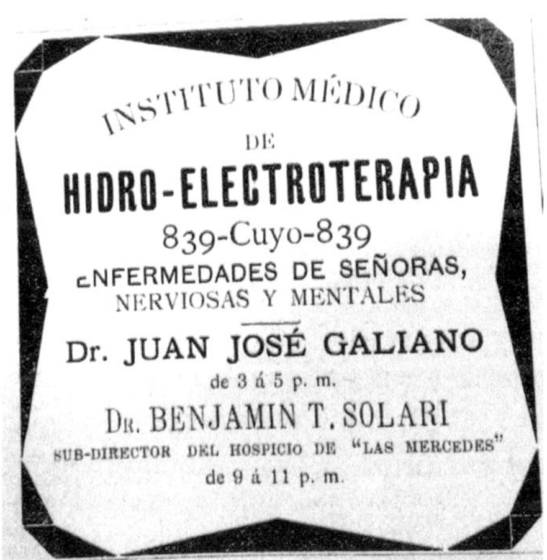

(Imagen 41: *La Semana Médica*, 2 de enero de 1896, p. XII)

Si a los centros recuperados hace instantes sumamos los gabinetes de electricidad que desde bien temprano fueron incluidos en los institutos de hidroterapia o de gimnasia mecánica, podemos concluir que durante las dos décadas finales del siglo XIX las aplicaciones de corrientes eléctricas fueron un remedio habitual en la práctica clínica de la medicina porteña. Más aun, se trató de un ingrediente ineludible de todos aquellos emprendimientos que hicieron todo lo posible por transformar el acto médico en una mercancía apetecible y promocionable, ante todo a los ojos de los neuróticos locales. En contraste con ello, y por motivos que no podemos descifrar con facilidad, fueron escasas las empresas médicas que se atrevieron a incorporar un auxilio que estaba tanto o más a la moda: la hipnoterapia (Vallejo, 2014).

Hubo, de todos modos, algunas valiosas excepciones. Y una de ellas merece un comentario aparte. Nos referimos a las iniciativas clínicas desplegadas por el médico español Alberto Díaz de la Quintana entre los años 1889 y 1893.[71] Este profesional no solamente fundó y dirigió el primer instituto médico especializado en hipnosis en la ciudad (al que rápidamente agregó una sección de electroterapia), sino que fue sin lugar a dudas el agente sanitario que con más ahínco y perseverancia intentó transformar sus servicios profesionales en mercancías, para luego colocarlas en el mercado de objetos curativos. Su célebre "Gabinete" fue durante esos años la única empresa médica en ser publicitada de modo sostenido e insistente en la prensa general de la ciudad, mediante la difusión de cambiantes avisos gráficos.

Este hipnotizador español fue quizá el único diplomado de la ciudad en ordenar todas sus labores en función de una lectura atinada del mercado en que competía. En efecto, hizo de la participación en ese mercado la meta excluyente de su accionar. Bajo esa óptica es menester interpretar el resto de sus movimientos: desde su llegada a la ciudad comenzó a publicar en las columnas de la prensa general artículos divulgativos sobre higiene y otras materias científicas; bien pronto fundó dos revistas de corta vida (*Higiene* e *Hipnotismo y sugestión*), destinadas más a un público lego que a un lector especializado. Cuando las autoridades del Departamento Nacional de Higiene, en vistas de que el español se negaba a revalidar su título médico, intentaron aplicarle multas por ejercicio ilegal del arte de curar, Díaz de la Quintana aprovechó el ataque para promocionar su nombre a través de escritos de auto-defensa enviados a los diarios más leídos por los porteños.[72] En esos mismos alegatos echó mano de un recurso apenas velado de auto-promoción, que

71 Hemos examinado más en profundidad el caso de ese médico extranjero en Vallejo y Correa (2019).

72 "De todos para todos. El caso del Dr. Díaz de la Quintana y el Departamento de Higiene", *Sud-América*, 24 de noviembre de 1890.

también utilizó en algunas de sus publicidades gráficas: los testimonios de presuntos pacientes sanados a través de sus remedios.[73]

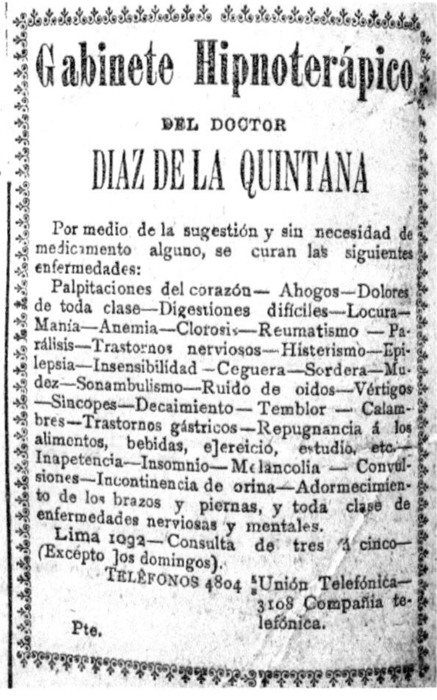

(Imagen 42: *El Correo Español*, 13 de agosto de 1889)

Resulta sintomático el contraste entre esas acciones, dirigidas todas ellas a construir o vigorizar su prestigio en el foro público, y el desinterés o la indolencia mostrada por el español hacia la comunidad médica porteña y hacia las regulaciones que ordenaban ese campo profesional. No solamente postergó todo cuanto pudo la revalidación de su título, sino que también exhibió gestos de soberbia y altanería hacia sus colegas locales. Jamás se esforzó por ser incluido en las redes de sociabilidad de los galenos porteños, y en más de una oportunidad usó las columnas de la prensa para tratarlos de ignorantes, arribistas o plagiarios.[74]

73 "En justa defensa. El Departamento Nacional de Higiene y el médico español Doctor Díaz de la Quintana", *La Prensa*, 12 de noviembre de 1891.

74 Alberto Díaz de la Quintana, "Siguen los branderismos científicos. El doctor argentino Tiburcio Padilla (hijo), Secretario del Departamento Nacional de Higiene, y el médico español Doctor Eloy Bejarano, Director del establecimiento de aguas azoadas de Madrid", *La Prensa*, 14 de noviembre de 1892.

INSTALACIÓN HIPNO-ELECTROTERÁPICA

— DEL DOCTOR —

DIAZ DE LA QUINTANA

Privilegiada por el Gobierno Argentino con patente por diez años en toda la República

Hipnotismo
Sugestión
Metaloterapía
Magnetoterapía
Electroterapía
Baños eléctricos

689—Belgrano—689 (de 9 á 12)

(Imagen 43: *El Correo Español*, 5 de octubre de 1891)

Había, en otros términos, una suerte de desconexión entre el esmero que puso para que su empresa médica llegara a los oídos de los neuróticos porteños, y su indiferencia hacia la comunidad galénica local. Ese desbalance, sin embargo, estaba sustentado en una correcta interpretación de los hilos que efectivamente comandaban el desenvolvimiento del mercado de remedios y servicios. Para colocar públicamente una oferta curativa, y para hacerla valer como mercancía, importaba mucho más la pericia en el mundo del *marketing* (mediante el uso de avisaje, la propagación de rumores y acciones divulgativas) que el respeto hacia reglamentaciones de difícil aplicación. Sin ir más lejos, durante esos cuatro años Díaz de la Quintana tuvo que pagar en repetidas oportunidades multas en dinero por ejercicio ilegal de la medicina, pero ese gasto era compensado con creces por el funcionamiento ininterrumpido de un consultorio siempre abarrotado.[75]

El hipnotizador español no tuvo casi competencia durante esos años. Los pocos consultorios de hipnosis médica creados en la ciudad antes

75 "El Departamento Nacional de Higiene ha multado con 200 pesos al Dr. Díaz de la Quintana por (…) lo de siempre: el ejercicio ilegal de la medicina. [¿]Hasta cuándo seguirá este doctor burlándose de nuestras leyes, sin que se le aplique las penas con todo rigor? Ningún daño deben de hacerle las continuas multas que se le aplican, y debe producirle pingües ganancias la profesión clandestina que ejerce, cuando las satisface sin pestañear. El negocio es espléndido, pues suponiendo que gane 1000 pesos mensuales, retira 200 de multa para el Consejo, quedándole 800 libres de «polvo y paja»", "Multa al Dr. De la Quintana", *Sud-América*, 26 de marzo de 1892.

del cambio de siglo, tuvieron una vida efímera, y no contaron con canales de promoción demasiado provechosos. Esa falta de rivales, sumada a las buenas estrategias de publicidad usadas para hacer visibles objetos de consumo que venían muy bien a los porteños, explican seguramente la bonanza de aquel consultorio de hipnosis y electroterapia (que muy pronto incorporó también la metaloterapia y algunos otros recursos). Contamos con un único registro de la cantidad de pacientes atendidos allí, según el cual durante 1892 el número de enfermos ascendió a 6710. Alrededor de un 20 por ciento de ese total correspondió a neuróticos (359 histéricos, 887 neurasténicos y 83 enfermos de "trastornos psíquicos"). Es muy difícil confiar en esas cifras, pero incluso si pecan de exageración, dan un testimonio aproximado de la buena fortuna de esa empresa médica. Las traemos a colación no solamente a los fines de constatar el éxito que Díaz de la Quintana tuvo en su intento de participar del mercado sanitario, sino para reforzar aun más la conjetura sobre el imperio que la lógica del mercado podía ejercer sobre el mundo de la salud y la enfermedad. En efecto, la publicación de aquellas dudosas cifras formó parte de las maniobras efectuadas por el español a los fines de sacar un último rédito de su instalación terapéutica. Esos números fueron publicados en el momento en que, debido a su pronto retorno a España, el médico extranjero puso en alquiler su gabinete.[76] No tardó en conseguir arrendatarios para un negocio tan bien asentado.[77] Pues bien, resulta asaz significativo atender al perfil de los médicos que sin titubear decidieron alquilar (por un año) una empresa médica que, a lo largo de todo ese período, fue tildada una y mil veces como sede de actos de curanderismo. Quienes reaprovecharon la clientela y el prestigio público del emprendimiento fueron dos médicos de cuidado renombre: Manuel J. Ocantos y Francisco Cobos. Este último, de origen español, gozaba de cierta notoriedad en los ambientes médicos, y por esos mismos años no solamente realizó tareas para el Departamento Nacional de Higiene sino que también se desempeñó como sub-director y luego como director del Hospital San Roque (hoy en día Hospital Ramos Mejía) (Anónimo, 1897; Anónimo, 1917).

Los relatos históricos acerca del proceso de medicalización iniciado a fines del siglo XIX suponen un molde en que no podemos hacer caber

76 Gerónimo de Rossi, "Balance clínico", *La Prensa*, 2 de febrero de 1893.

77 Un aviso publicitario se encargó de anunciar que el consultorio de Díaz de la Quintana había sido alquilado por otros facultativos; véase *La Prensa*, 30 de marzo de 1893.

el gesto de Ocantos y Cobos. La creencia en la contundencia de ese proceso atiza preguntas contrafácticas que aquí se muestran intrascendentes: ¿qué médicos podían atreverse a regentear un consultorio creado inicialmente por un curandero cuyo prontuario había estado durante años a la vista de todo el gremio profesional? Esas cautelas leguleyas no quitaban el sueño a nadie. Menos aun a los actores sociales que tenían un desempeño activo en una trama sanitaria en la que los caprichos del mercado eran infinitamente más sustanciales que todo lo demás. La empresa de Díaz de la Quintana circuló como una mercancía de la misma forma en que, por esos mismos años, muchas otras empresas médicas (de gimnasia mecánica, aguas azoadas o electroterapia) cambiaban de dueño sin levantar mucha polvareda.

CAPÍTULO 3

Charlatanes profesionales, liberales y gitanos

Corría el año 1894. Aquel establecimiento "Charcot" quedaba en Corrientes 643. El de aguas azoadas fundado por el Dr. Padilla (que para esas fechas había pasado a manos de Eugenio Ramírez) estaba ubicado en Corrientes 641. Existen dos alternativas: o estaban uno al lado del otro, y el paseante porteño debía titubear en esas baldosas para decidir a qué puerta ingresar en aras de buscar un alivio para su neurosis; o bien se trataba de la misma puerta, y ambos institutos compartían las instalaciones. Nos inclinamos en favor de la primera conjetura. Cualquiera de las dos puede ser cierta, y esa indistinción habla de una ciudad en que las ofertas terapéuticas de la medicina, sobre todo aquellas que eran promocionadas como objetos de consumo, salían al cruce de los paseantes en cada esquina.

A tono con lo que sucedía en otras grandes metrópolis de fines de siglo, la ciudad capital era también una vidriera laberíntica donde el caminante (y lector de diarios) hallaba a cada paso los anzuelos lanzados para captar su atención de sufriente. En un escrito de 1903, Alberto Díaz de la Quintana puso de manifiesto, con probable exageración de sus propias dotes bienhechoras, la enhebradura de esa Babilonia de remedios. Recordando sus días en Buenos Aires una década atrás, el español reseñó el caso de uno de esos desdichados que, casi por accidente, se benefició de esa proliferación de institutos:

> S.L. acaba de sentirse enfermo en la calle; al pasar por la puerta de mi establecimiento (Buenos Aires, 1892) lee las placas que le anuncian, y sube. Adquiere su papeleta para la consulta y se coloca en la sala de espera hasta que le llegue el turno. Cuando se le avisa, le creen dormido; no responde, y alarmados mis

> dependientes me avisan. Mi único cuidado entonces consiste en cerciorarme de que vive, y convencido de que así es, le hago trasladar junto a una máquina electroestática, con cuyo fluido no pierdo tiempo en influenciarlo. Pronto vuelve en sí; se ha salvado. (Díaz de la Quintana, 1903: 27-28).

En ese mercado en expansión, que buscaba retener la atención angustiada de los neuróticos con la promesa de que siempre habría una primicia capaz de terminar con sus sufrimientos, no sólo los aceites y específicos eran sometidos a la dictadura de la constante renovación (o a los artilugios publicitarios de la eminencia extranjera); también los servicios profesionales debían entregarse a esa espiral de la novedad o de la moda. Y los doctores de la ciudad demostraron ser competidores muy versátiles, que nutrieron sus consultorios con cualquier juguete terapéutico que tuviera el doble encanto de provenir de ultramar y parecer moderno.

Médicos de ala ancha

Este capítulo, que además de ser breve supone un ligero desvío en la argumentación, invita a aprehender la emergencia del campo neurótico como un emblema o signo de un reacomodamiento de la cultura sanitaria: se trata de un desplazamiento desde el hospital al gabinete, desde el cuerpo que teme morir al que desea vivir mejor, desde el higienismo luctuoso al mercado lenguaraz. En el mismo momento en que Franceschi deploraba la reproducción de institutos privados, otro médico (que compartía con el primero un origen extranjero y un antiguo ejercicio en pueblos de la provincia) ironizaba acerca del imperio de la moda y la novedad en el mundo de la terapia. Refiriéndose a las oleadas de instrumentos y medicamentos novedosos que cotidianamente irrumpían en el campo galénico, agregaba:

> (...) día a día vemos pomposas descripciones que cautivan nuestra atención, y conducidos a impulso de la corriente que arrastra a la clase médica, nos dejamos llevar del entusiasmo y adoptamos sustancias y medicaciones, y métodos y procedimientos para ponerlos a contribución y sacar de ellos todo el resultado que sus autores o entusiastas tan laudatoriamente ofrecen; pero llegamos al terreno práctico (...) es lo cierto que caen en el olvido, nadie habla de ellos, y ni siquiera sus decla-

> madores nos refrescan la memoria para tributarles un recuerdo. De diez años a esta parte son infinitos los instrumentos inventados y los medicamentos descubiertos; medicamentos e instrumentos, que son muy pocos los que una vez pasada la moda de su empleo, han seguido prestándonos sus servicios. La moda en medicina es tan tirana como en la sociedad de las coquetas; moda como cualquiera otra, con sus caprichos, con sus veleidades y con todo su ridículo.
> La moda del agua fría, la moda del hierro de Bravais, la de la Paulinia, como del vino de Duzart, son muy parecidas a las modas de los sombreros, que todo se vuelve cuestión de ala más ancha, o más estrecha, más lisa o más abarquillada. (Domínguez, 1884b: 506-507).[1]

Lo que hemos recuperado en las páginas anteriores es apenas una muestra minúscula de las múltiples estrategias adoptadas por los galenos para atraer la atención de los consumidores de ortopedias subjetivas. En el espacio de unos pocos años, los médicos porteños fundaron numerosos institutos (de aeroterapia, hidroterapia, electroterapia, aguas azoadas) que prometían tratamientos basados en los últimos adelantos técnicos, despachados en centros lujosos y bien promocionados. La profusión de centros privados debe ser leída desde diversos ángulos. Primero, indica la libertad de acción (y de empresa) de que gozaban los doctores. Hablar de esa libertad es un modo de recuperar el disgusto de Franceschi y de algunos otros colegas. En efecto, no existía ningún tipo de normativa o de control a propósito de los implementos o terapias que un profesional podía ofertar dentro de su consultorio o clínica privada.

---

1 A ese mismo parecer llegó Miguel Puiggari (hijo) luego de someter a examen químico los medicamentos digestivos (pepsinas y papaínas) habitualmente usados por los médicos y consumidores porteños: "muy pocas son las sustancias medicamentosas relativamente, que después de algunos años de aplicación, entran a formar parte de una manera estable, en el número de aquellas que por su acción terapéutica bien conocida y por sus benéficos resultados, han merecido ya un lugar preferente: muchos medicamentos, de virtudes tan sólo reconocidas entre sus descubridores, tienen una aplicación pasajera y de poca duración, cayendo en el olvido, precisamente cuando se les ha querido generalizar (...). [Un] gran número de sustancias que hoy se emplean, desaparecerían de las prácticas médicas si se las sometiera a la prueba más o menos severa de la experimentación; de igual manera que esa multitud de preparaciones farmacéuticas a las que ellas sirven de base, y que, de composición secreta, son entregadas al público, que las consume guiado solo por el entusiasmo que inspiran sus llamativos anuncios" (Puiggari, 1893: 14-15).

Y esa falta de regulación fue provechosamente explotada por aquellos galenos que vieron en ese mercado no sólo un negocio redituable, sino una estrategia de obtención de prestigio o legitimidad.

A contrapelo de lo referido a otros agentes del mundo sanitario, como los farmacéuticos o las parteras, la ley vigente no imponía a los médicos demasiadas obligaciones, ni menos aun sometía su accionar a controles periódicos. Según la norma de 1877, los deberes de los médicos se contaban con los dedos de una mano: debían poseer título (o revalidar el obtenido en el extranjero), no podían imponer a sus pacientes la obligación de comprar medicamentos en determinada farmacia, debían escribir sus recetas con letra clara (en español o latín), tenían que hacer constar la enfermedad en los certificados de defunción, y por último, debían dar aviso a las autoridades sanitarias al tomar conocimiento de una enfermedad epidémica. Eso era todo. Esos magros artículos de la ley (del octavo al undécimo) establecían un claro contraste con las minuciosas prescripciones que esa misma normativa destinaba, por ejemplo, a los farmacéuticos, cuyos mínimos movimientos aparecían reglados en ¡20 artículos! (del doceavo al trigésimo segundo). Allí se establecían muy claramente sus múltiples responsabilidades: colocar un cartel en la puerta, llevar un libro copiador de recetas, destinar un armario especial para las sustancias venenosas, pedir permiso a las autoridades sanitarias si deseaban ausentarse más de 15 días, indicar en los rótulos de las botellas cómo ha de ser ingerido el medicamento, etc. A todo ello hay que agregar que la misma ley sancionaba el rol del inspector de farmacias, encargado de vigilar el respeto de todas las disposiciones. Esta disparidad reenvía, sin lugar a dudas, a la vieja puja sostenida entre médicos y farmacéuticos, en el transcurso de la cual estos últimos hicieron saber una y mil veces su descontento para con su estatus subordinado (González Leandri, 1999). Lo que nos importa resaltar aquí, empero, es de qué manera esa suerte de anomia en el terreno de la acción médica pudo ser aprovechada por los profesionales emprendedores e industriosos, sobre todo en la tarea de diseñar dispositivos terapéuticos seductores para los consumidores porteños.[2]

---

2 Hacia fin de siglo, en una de las tantas ocasiones en que se debatió en el Congreso una reforma de la ley de ejercicio de la medicina, Francisco de Veyga evidenciaba esa bochornosa falta de regulación, y aludiendo a la divergencia entre la cantidad de obligaciones que la normativa imponía a médicos y farmacéuticos, afirmaba: "Con estas reglas el médico puede seguir practicando impunemente el charlatanismo simulado que le permite la ley actual, evitando tan solo los anuncios que proclamen

Segundo, la multiplicación de los institutos médicos revela la instauración de una demanda, protagonizada por los individuos que habían adquirido el convencimiento de que esos sofisticados tratamientos podían remediar sus males y sus padecimientos. Resultaría esquemático hablar de una relación lineal o de precedencia; la proliferación de esas ofertas médicas fue en sí misma la creadora de esa demanda, o fue al menos uno de los factores que colaboraron en su formulación. Cada tratamiento ofertado portaba imaginarios, vocabularios, representaciones sobre el propio cuerpo, sobre sus partes o sus fallas. Esos avisos ponían a disposición de los lectores mucho más que un saber referido al lugar al que debían acudir en caso de necesidad imperiosa. Hacían visibles nombres y entidades médicas (algunas de ellas aún no del todo consensuadas, tal y como puede comprobarse en la inestabilidad de los términos: histerismo, histeria, neurosismo, neurostenia, etc.), transformaban en padecimientos ya rubricados ciertas zonas difusas de la experiencia sufriente; en síntesis, ponían en acto o alimentaban formas de representar la salud y la enfermedad.

No existió una superposición absoluta y sin restos entre ese mercado médico y la experiencia neurótica. No hace falta decirlo: al lado de los centros privados destinados de modo abierto a los desarreglos nerviosos, abundaron asimismo gabinetes que apuntaban a otras enfermedades para las cuales la biomedicina no contaba con tratamientos demasiado eficaces o específicos. En ese conjunto hay que incluir afecciones marcadas por rasgos como el debilitamiento o la cronicidad; es por ello que los tísicos, los anémicos y los reumáticos eran los consumidores más habituales buscados por las publicidades tanto de los institutos como de los remedios. Algunas de las empresas médicas, por ejemplo las de gimnasia mecánica o las de aeroterapia, tenían por clientes tanto a nerviosos como a portadores de ese último tipo de patologías.

'la curación de todas o determinadas enfermedades en un plazo marcado o no (...)'. En cambio, las farmacias se tienen que prestar a miles de registros, inscribir sus títulos de propiedad en el Departamento de Higiene (...). Para que un farmacéutico deje de trabajar no basta sino que su oficina 'esté en malas condiciones' (art. 41); para suspender a un médico es preciso que haya sufrido *pena infamante o repetidas condenas por diversas faltas* (art. 56), y aun en esos casos la suspensión no podrá pasar de seis meses! Nada de inspección a sus consultorios, ni aún a aquellos establecimientos terapéuticos en regla, donde más que en ninguna parte se puede abusar del enfermo. Nada de control sobre la conducta profesional del médico, que desgraciadamente está lejos de ser intachable" (De Veyga, 1899: 181).

Si la experiencia neurótica merece un lugar destacado en un análisis de esa industriosidad médica, ello se debe no solamente a la copiosidad de los centros dirigidos a esas nuevas dolencias, sino al hecho de que cabe postular una suerte de relación de consubstancialidad entre ambos elementos. La simultaneidad entre la emergencia de las neurosis (como categoría diagnóstica prevalente) y la irrupción de ese talante comercial de la medicina, es mucho más que un azar de la cronología. Hay que dar toda la significación que se merece al hecho de que hayan visto la luz al mismo tiempo una experiencia enfermiza que desde el inicio fue vista como un lastre de la modernidad –y que tanto para su auto reconocimiento como para su pervivencia quedó atrapada en redes de consumo–, y una metamorfosis de la disciplina galénica a resultas de la cual ella hizo coincidir su pertenencia a la ciudad moderna con la adopción desembozada de una lógica mercantil.

El neurótico, portador de una demanda insaciable de remedios para un mal que no llegaba a ser una enfermedad, parece ser el *partenaire* ideal del sendero que una nueva medicina ha elegido para sí misma. Lo que otrora había sido una ciencia sobre el cuerpo que muere, quiere ser ahora un dispositivo de cuidado y control de un cuerpo que vive (y que debe mostrar fidelidad al imperativo de querer vivir mejor). ¿Cuántas enfermedades crónicas "descubiertas" en ese siglo XIX no fueron tal vez la contracara de esa medicalización inacabable? O, al menos, ¿en cuántas de esas afecciones el estatuto de cronicidad no estuvo modulado por la operatoria eficaz de un arte de curar que, travestido de mercantil, apremió a consumir objetos de manera cíclica e interminable?

La experiencia consciente que engendra, o que atiza, esa nueva medicina es al fin y al cabo esa consciencia que, sin saberlo del todo, se convence a sí misma de que ese cuerpo que habita tiene un mal durable que, sin ser del todo enfermedad, precisa del auxilio de un consumo sanitario. La neurosis fue, hasta cierto punto, el nombre de un replegamiento. A primera vista existe una especie de contradicción en los rasgos que se achacan al neurótico. Por un lado se lo define como la víctima, entre inocente y responsable, de una relación mal gestionada con el mundo: ha ido demasiado al teatro, se ha entregado en exceso a las especulaciones bursátiles, participa sin cercos de la vida agitada de una ciudad sin descanso. Pero por otro lado, tal y como ya vimos en la cita de Orías recuperada en la introducción, se dice que no tiene atención sino para sí mismo. Se pasa las horas auscultando su interior malherido.[3] La aparente contradicción se disolvería al restituir la secuencia causal faltante: la primera imagen sería la etiología, y la segunda correspondería a la consecuencia mórbida. De todas formas, hay algo que aún no cuaja, pues la misma literatura médica que lo acusa de ocuparse demasiado de su yo, subraya del neurótico su tendencia a estar siempre abierto al mercado, listo para consumir cualquier cosa en aras de aliviar su mal. Lo que esa literatura no enuncia del todo es que ese presunto doblez entrega en verdad las dos caras de una misma moneda: el neurótico ha aprendido que mirar su interior, ya medicalizado, es anticipar un futuro gesto de consumo en el mercado que aseguró ese replegamiento.

Tercero, ese generoso abanico de remedios habla asimismo de un hábito de consumo que los porteños adoptan complacidos por ese entonces. Asistir a los centros médicos se transformó seguramente en una práctica cultural legítima y respetable. Denotaba una voluntad de cuidar de la propia salud y del propio vigor. Acercarse a esos gabinetes de electro o hidroterapia pasó a ser una costumbre tan decente como ir al teatro o andar en bicicleta. Implicaba, por otro lado, una nueva forma de contacto con el arte médico. Estamos en las décadas en que comienza a quedar atrás la vieja relación entre el enfermo y la medicina; en esos tiempos ya idos, los senderos posibles eran limitados: los pobres terminaban en el hospital para morir, los más afortunados podían de cuando en cuando contar con el auxilio de un médico en el instante álgido de la enfermedad. La apertura de esos establecimientos (al igual que la de servicios y consultorios en hospitales generales, o la de centros de vacunación) forma parte de una relocalización de la medicina en la vida urbana y en la cotidianeidad. Estar cara a cara con un hombre de guardapolvo, y hacerlo de tanto en tanto, devino un hábito que incluso podía formar parte de un circuito de consumo deseable.

Recuperemos un breve testimonio de ese nuevo contrato con el arte médico. Una descripción redactada en 1893, cuando el Instituto de atmiatría del que ya hemos hablado se había mudado a Suipacha 286, y

3 Al neurótico podrían estar dirigidas las palabras de Benigno Vallejo sobre los pacientes crónicos: "El enfermo crónico es un sujeto que lleva, por lo general, una vida retraída, alejado de la sociedad y que insensiblemente ha contraído hábitos sedentarios. Esto le arrastra a la observación de sí mismo, a la contemplación continua de su dolencia, y se ve así, poco a poco, desarrollarse en él las irregularidades del carácter, esa especie de intolerancia que hace que todo lo moleste y todo lo halle malo" (Vallejo, 1888: 40)

se encargaba de diferenciar dos tipos de clientes: quienes simplemente concurrían al servicio de baños de sudoración para buscar alivio para sus dolores reumáticos o molestias bronquiales (unas 200 personas al día), y los verdaderos enfermos, aquejados de desarreglos en otros aparatos orgánicos (que ascendían apenas a 60 personas al mes) (Fernández, 1893: 86). Esa discriminación, no sin vaguedad, ponía en evidencia hasta qué punto un centro médico era visto por sus clientes como una neutral casa expendedora de servicios de confort y cuidado de sí, quedando la dimensión mórbida prácticamente desdibujada.

Lo antedicho no es sino una de las facetas del proceso que los historiadores han llamado de medicalización. Nuestro recorrido intenta mostrar que, en Buenos Aires al igual que en cualquier urbe del cambio de siglo, ese proceso no se dio de modo automático o inercial. No fue el mero resultado de la implantación de políticas higiénicas, del reforzamiento de la identidad profesional o de la irrupción de ofertas curativas más exitosas. Fue también el efecto de una presencia obligada en un mercado plebeyo de productos de consumo. La participación en esa competencia por el favor de los consumidores no fue para la medicina una simple treta para ganar más dinero. Fue un gesto necesario de supervivencia, gracias al cual además ganó un terreno más firme en la contienda por la salud de los cuerpos. Vistos a la distancia, podemos abrigar serias dudas sobre la posibilidad de que el aceite de bacalao o los cigarrillos sirvan para curar el insomnio, el asma o la pulmonía. Pero igual de escépticos debemos mostrarnos respecto de cuán efectivos podían ser unos chorros de agua o unas descargas eléctricas para abordar la epilepsia, la catalepsia o la constipación. En ese entonces nada estaba decidido, y a la medicina no le quedó más remedio que salir al ruedo del mercado a hacer valer sus productos. ¿Hasta qué punto la instalación de la medicina en la cultura moderna se debió menos a su eficacia en la cura y más a su ensayada capacidad para ofrecer bienes de consumo?

La irrupción y multiplicación de esos institutos pueden ser interpretadas como una modulación o reconfiguración del espíritu liberal del arte de curar. La mayoría de las transformaciones sustanciales que afectaron a la profesión médica a partir de 1870, supuso en algún sentido el opacamiento de aquel tipo de ejercicio, al menos en lo que hace a la localización social y científica de esa ciencia. La lenta implantación del hospital como lugar natural de la acción médica –un hospital definido ahora como dispensario de curaciones y no como simple antesala del cementerio–, sumada a la consolidación de un paradigma higienista, según el cual el cuidado de la salud poblacional requería la intervención de agencias estatales, desplazaron a la acción liberal del centro de la escena (Souza, 2006). Ello no significó ni la desaparición de esa práctica privada, ni siquiera la disminución de su ejercicio efectivo.

Antes y después de que esos cambios se convirtieran en realidad, los médicos porteños se inclinaron por el ejercicio privado de su arte. Ese ejercicio, de todas maneras, no siempre era redituable, pues la construcción de una clientela no era tarea sencilla, máxime para los médicos jóvenes.[4] Por ese motivo, muchas veces era combinado con la participación en instancias públicas o semi-públicas (comisiones de higiene, hospitales de comunidades extranjeras, policía, juzgados, etc.). Sea como fuere, desde siempre el consultorio privado había significado una de las formas de la presencia del médico en la trama sanitaria de la ciudad. Esa presencia fue adquiriendo mayor visibilidad y trascendencia a medida que se afianzó el proceso de urbanización y prosperó la posibilidad de conformación de un mercado interno. Ello se tradujo en el incremento numérico de avisos publicitarios de esos gabinetes particulares. Se trataba de recuadros algo rústicos, que contenían exclusivamente información escrita del nombre del profesional, su dirección postal y el horario en que atendía al público; a esos datos se sumaba muchas veces la indicación de las enfermedades en que se especializaba, o de los servicios hospitalarios en que se había desempeñado. En los años en que las páginas de los diarios se llenaban ya de publicidades atractivas de jarabes y vinos fortificantes, éstas compartían el espacio con los inocuos avisos de los médicos.

EL DOCTOR
J. M. RAMOS MEJIA
HA TRASLADADO SU ESTUDIO Á LA
CALLE BELGRANO 363
ATIENDE PREFERENTEMENTE
LAS ENFERMEDADES NERVIOSAS
Horas de consulta: — 11 á 2 — todos los dias
1790 perm.

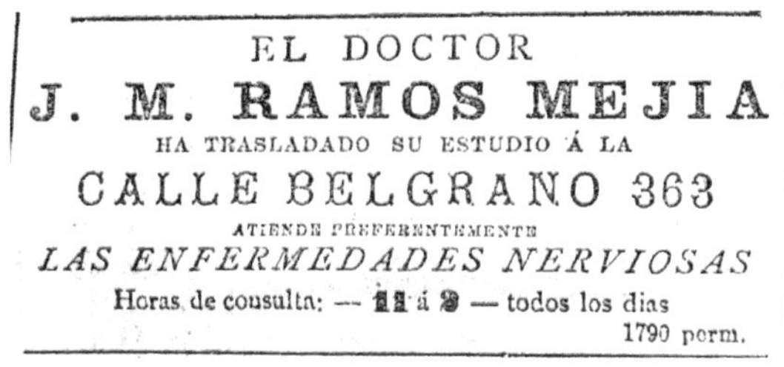

(Imagen 44: *Sud-América*, 2 de julio de 1886)

4 Un testimonio ilustrativo de esa dificultad puede ser hallado en las memorias de Nicolás Repetto. Cuando describe el consultorio privado que a mediados de la década de 1890 abrió en la ciudad luego de recibido (y después de haber realizado un viaje de perfeccionamiento por Europa), anota: "Una instalación práctica, que no carecía de cierta imponencia, pero que permanecía constantemente ociosa" (Repetto, 1955: 202).

Vistas así las cosas, la emergencia de avisos promocionales de institutos de hidroterapia o electroterapia no trajo demasiada novedad a esa cultura sanitaria; a lo sumo implicó una mayor sofisticación visual en el avisaje o, tal y como ya anticipamos, una creciente permeabilidad entre medicina y tecnología. Ahora bien, hay un deslizamiento que no puede ser menospreciado. Los nuevos centros médicos, que buscaban en los porteños "débiles" o "nerviosos" sus destinatarios naturales, planteaban una alteración inusitada en el pacto que fundaba la consulta a la ciencia médica. Quizá por vez primera hacían de la visita al médico un acto de consumo apetecible y donador de distinción. Pretendían hacer del uso del servicio galénico un objeto deseable, que irradiaba todo un imaginario sobre el cuidado de sí.

La implantación de ese nuevo pacto fue un parteaguas en la cultura sanitaria de fin de siglo. Trazó territorios divergentes, y a cada lado de la frontera quedaron ubicados los diplomados que miraron con entusiasmo o repulsa esa inmersión de la medicina en una lógica del mercado. El desarrollo de la neurosis fue, hasta cierto punto, el medidor o el síntoma del desenlace de esa batalla. Allí donde esa afrenta tenía por vencedor al vil mercado, lo neurótico conocía las condiciones de su despliegue. Por el contrario, allí donde una moral sanitaria tomaba otra dirección (reacia al rumor mercantil y defensora de un higienismo estatal), la neurosis no podía sino permanecer en un segundo plano. El nombre de Ramos Mejía se transforma, sin nada de casualidad, en el signo elocuente de esa deriva. En su figura convergen al menos tres estratos que, ensamblados entre sí, conforman el envés mortificante de la experiencia neurótica que nos convoca. Su predilección por ese aviso publicitario algo soso entra en perfecta armonía con otros dos ingredientes que habrán de ocuparnos: primero, su tenaz inquina contra los colegas que salían a prometer curaciones a viva voz; segundo, su resistente incapacidad para ver en la neurosis una entidad positiva y real.

Parásitos y buhoneros

Ramos Mejía fue, de hecho, uno de los doctores porteños que con mayor empeño denunció la irrupción del perfil médico tan denostado por Franceschi. Se suele pensar que el enemigo principal de los médicos de Buenos Aires, o al menos de aquellos encargados de hacer oír las reivindicaciones profesionales del gremio, fue el curandero o el sanador no-diplomado. Esa enemistad realmente existió todo a lo largo del siglo XIX, pero no fue ni tan radical ni tan transparente como a primera vista puede parecer. No es ésta la ocasión para desarrollar ese tópico, pero viene bien recordar, por un lado, que no fueron pocos los médicos que por esos años entablaron con los no-diplomados relaciones que poco tenían que ver con el rechazo o la condena –aprendieron de ellos, se asociaron con ellos en emprendimientos curativos, etc.–, y por otro, que la existencia persistente de esos competidores podía ser en varios sentidos funcional a los intereses de los galenos (pues los curanderos propiciaban pautas de consumo sanitario que luego podían ser canalizadas a favor de la ciencia médica, y más importante aun, colaboraban, por contraste, en la tarea de los médicos de trazar de sí mismos una figuración ideal).

Ahora bien, los doctores porteños tuvieron un contrincante aun más peligroso. Para decirlo en términos más justos, se dieron a sí mismos, merced a enunciados reiterativos y a medidas coercitivas tanto o más ineficaces y cansinas que las aplicadas contra los curanderos, un rival más artero y malicioso. Ese adversario temible fue el colega. Si eso que llamaban "curandero" podía ser una suerte de significante vacío, capaz de recibir identidades divergentes según la ocasión (magnetizador ambulante, sanador indígena, manosanta campestre, espiritista erudito, etc.), otro tanto sucedía con el colega médico que denigraba la profesión.

El delineamiento de ese contrincante cercano reconoció modulaciones casi tan variadas. La amenaza más obstinada, y que hallaba su medrosa justificación en cifras bien elocuentes, fue el médico extranjero. Los cargos que contra él se hicieron valer fueron muchos: portaba títulos falsificados, se negaba a adecuarse a las regulaciones locales, en su desmedido afán de lucro era capaz de plantear condiciones inhumanas de competencia, etc. Muchas veces se le lanzaba una acusación que, de todas maneras, era extensiva a médicos que se habían formado en la escuela de medicina de Buenos Aires. En efecto, el segundo perfil del colega odiado tuvo límites menos precisos, pero sobre él recaía la sospecha de que sus conocimientos estaban envejecidos o pecaban de heterodoxia. Aquí también la inculpación podía hallar asidero en rasgos palmarios de la disciplina galénica de la segunda mitad de siglo. En un contexto marcado a fuego por fracturas científicas sin retorno –basta pensar, a ese propósito, en la impronta estentórea dejada por la revolución pasteuriana–, la fauna médica representaba la convivencia obligada de agentes defensores de cosmovisiones contradictorias, cuando no excluyentes (tanto en lo referido a la definición teórica de las enfermedades, como en lo tocante a la comprensión de la fisiología más llana).

De los dispares rostros del médico recelado, falta circunscribir aquel que fue el depositario de los epítetos más aciagos, sobre todo durante el último cuarto de siglo. Nos referimos al enemigo interno que tuvo el extraño privilegio de figurar como tópico refulgente en un largo número de textos médicos. Cuando Franceschi hizo público su desprecio por esos médicos que ponían institutos privados de remedios aventurados, y que para colmo de males usaban todos los recursos de la nueva publicidad gráfica para promoverlos, sumaba su voz a un capítulo narrativo que bien pronto engrosaría sus páginas, referido a la plaga de lo que se llamó el "charlatanismo profesional".

Emilio Coni, el renombrado higienista y prematuro demógrafo, fue un retratista pionero de ese médico tan odiado (Álvarez, 2008). Ya en su temprano tratado de 1879, el autor hacía un llamado para recomponer la moral médica, señalando como uno de los peligros más alarmantes la lenta propagación de ese "charlatanismo profesional":

> El desenfreno del lucro que se ha apoderado en estos últimos tiempos de un cierto número de médicos, felizmente muy limitado, debe llamar seriamente la atención, porque una avaricia fraudulenta los ha llevado a envilecer el noble carácter de la profesión, haciéndola descender del elevado ministerio que ella ejerce a las proporciones del mercantilismo industrial. (Coni, 1879: 3).

Desde el órgano profesional que estuvo bajo su dirección, Coni continuó su campaña en contra de esa amalgama entre medicina, mercado y publicidad (u ostentación pública). En una columna titulada "Las falsas notabilidades médicas", aparecida en junio de 1884 sin firma pero indudablemente de su autoría, redobló su apuesta al lamentar la existencia de colegas que lucraban aprovechando el carácter "impresionable" del público, que generalmente se deja influenciar por "el buen traje, el oropel y la exterioridad, mezcladas a un golpe de audacia" (Anónimo, 1884b: 82). Esos diplomados no tienen dificultad en transformarse en los "chiches de la sociedad". Para ilustrar su argumentación, Coni recuperaba una breve anécdota: hacía poco había llegado a la ciudad un hombre acaudalado, oriundo de Entre Ríos; deseoso de tratar su enfermedad, averiguó quiénes eran los médicos más reputados; para hacer su elección final, tuvo en cuenta "el barrio donde vivía, el lujo que gastaba y hasta la figura del médico relumbrón" (Anónimo, 1884b: 83). La "falsa notabilidad", no sin hacerse rogar un poco, aceptó llevar adelante el tratamiento. Atiborró al pobre entrerriano de drogas y baños tibios durante tres meses, pero la salud del paciente no hacía otra cosa que empeorar. La familia, preocupada por ese desarrollo, llamó a un estudiante avanzado de medicina. El joven prescribió el cese de todos esos tratamientos inútiles, y esa orden alcanzó para que el hombre recuperara su bienestar. Coni concluía su nota con la advertencia de que ese execrable hábito médico estaba incluso refugiándose y potenciándose en la apertura de aquellos institutos que por esos mismos días indignaron a Franceschi: "Debemos añadir que existen hoy en Buenos Aires algunas casas, llamadas de sanidad, en grande y pequeña escala, donde fuera conveniente la visita del Departamento Nacional de Higiene, evitándose con ella en parte el comercialismo profesional" (Anónimo, 1884b: 83).[5]

No podemos pasar por alto el deslizamiento terminológico desde "charlatanismo" a "comercialismo profesional", pues en ese reemplazo se pone en evidencia que para una particular mirada médica la participación de la disciplina en el circuito mercantil de consumo equivalía, sin mediaciones, a su degradación a mera embustería.

Dos años más tarde, y nuevamente desde las columnas de la *Revista Médico-Quirúrgica*, el higienista hacía un llamado de advertencia sobre el crecimiento de ese "charlatanismo profesional"; a pesar de los esfuerzos realizados por ese órgano de prensa, "el mal, lejos de disminuir, va tomando cada día proporciones más alarmantes" (Coni, 1886: 195). A renglón seguido, Coni esbozaba una radiografía escalofriante y ajustada del mercado sanitario que ya hemos analizado, descrito allí como un "verdadero cáncer que va ganando terreno":

> Han surgido como por encanto en estos últimos años multitud de médicos que se titulan afamados a sí mismos, mentidos especialistas la mayor parte de ellos, que llenan de pomposos

---

5 En una nota previa, de agosto de 1882, había vuelto a emplear el epíteto de "charlatanismo profesional" para describir la conducta indecorosa adoptada por unos colegas, que intentaron apropiarse de una enferma que atendía Coni. Los diplomados, que dirigían "un establecimiento médico de título bombástico y poco al alcance de la generalidad, que llena con sus avisos las columnas de los diarios", enviaron, siempre a espaldas de Coni, un emisario a la casa de la paciente, con el cometido de convencerla de hacerse asistir por ellos. Le prometieron curarla completamente en tres meses, a cambio de un pago anticipado de 4500 pesos moneda corriente (Coni, 1882).

> anuncios las columnas de los diarios y que hacen referir en las crónicas curaciones maravillosas que atraen la atención pública. Introducidos en el seno de familias incautas llevan a cabo explotaciones sin nombre, prometiendo sanar afecciones incurables, haciendo cuatro, cinco y hasta seis visitas diarias a los enfermos, (...) en una palabra, haciendo alarde en todos sus actos del más impúdico mercantilismo.
> Casi todos estos mercaderes, que por desgracia cuenta en su seno la más noble de las profesiones[,] no tienen más objetivo que el lucro (...).
> Esta clase médica ha establecido algunas casas de sanidad que llevan en sus frentes nombres más o menos retumbantes, donde acuden multitud de enfermos atacados de dolencias crónicas, la mayor parte de ellas incurables y donde mediante un pago anticipado se les promete librarles de dichos padecimientos. (Coni, 1886: 195).

Ramos Mejía se hizo cargo de proseguir la campaña contra ese nuevo perfil médico, que parecía encarnar la inversión exacta del ideal profesional que desde bien temprano había servido para reivindicar el valor de la disciplina (Von Stecher, 2017). Aquel médico comerciante (rapaz, imaginativo, inescrupuloso, emprendedor) era la contracara deshonrosa del colega que desde siempre había sido descrito con epítetos de tinte religioso: apóstol de la ciencia, cuya tarea era un sacerdocio desinteresado y que velaba cual pastor por la salud de sus vecinos.

El afán lucrativo de la medicina recibió de parte de Ramos Mejía los peores anatemas, al punto que bajo su pluma un manto de desconfianza recaía sobre todo acto terapéutico. Tan convencido se mostró de un credo que hacía de la medicina una ciencia basada en el estudio y la escritura, que la acción de curar era concebida como un territorio al mismo tiempo peligroso y menor, donde el médico corría siempre el peligro de dejarse llevar por el bullicio, la practicidad, y, por supuesto, por la tentación del dinero.[6] En el discurso pronunciado en 1889 al momento de hacerse cargo

---

6 Valdría la pena exhumar los numerosos pasajes en que Ramos Mejía menospreció el costado curativo de su profesión, siempre bajo el convencimiento de que esa dedicación práctica significaba una renuncia a su destino más glorioso. Ya en el balance que en 1876 realizó de su primera gestión como presidente del Círculo Médico Argentino, y refiriéndose en tono elogioso a la tendencia de la medicina a dividirse en especialidades que pronto se convertían en verdaderas ciencias autónomas, dedicó a la rama curativa una descripción poco encomiosa: “la Terapéutica, esa ciega dotada

por segunda vez de la presidencia del Círculo Médico Argentino, el autor de *La locura en la historia* atribuyó el avance de la medicina a la pervivencia del adagio de:

> (...) la ciencia por la ciencia, no la ciencia por el lucro, no la ciencia en sus aplicaciones sensuales al bienestar material únicamente, las satisfacciones industriales de ese arte de curar que persigue como única y suprema aspiración la plétora del bolsillo repleto con los cobres que ha producido la jornada cotidiana. (Ramos Mejía, 1889b: 39).

Integrante respetado y temido en los círculos académicos y políticos, y miembro de una estirpe de buen pasar, Ramos Mejía podía darse el lujo de querer convencer a sus colegas más jóvenes de que ellos, en tanto que médicos, debían aspirar a "la modesta medianía pecuniaria del sabio", y mantenerse distantes "del ruidoso esplendor de la fortuna de los advenedizos anónimos" (Ramos Mejía, 1889b: 40).

En el cierre de ese discurso, luego de postular que el trípode en que descansaba la buena salud de la medicina (investigación, estudio y amor por la escritura) nada tenía que ver con la terapéutica, Ramos Mejía se permitía una queja a propósito de la endeblez del gremio médico, traducida por la falta de una comunidad de ideales e intereses. A ese respecto, concluía:

> Sea que dependa de la educación incompleta o de cualquier otra causa que no conozco, lo cierto es que nuestro frío egoísmo, nuestra indiferencia por todas las cosas que no se refieran inmediatamente a la parte lucrativa de la profesión y nuestro completo aislamiento, nos ha desterrado a los últimos cuartos de la casa: no tenemos más misión que ponernos humildemente a disposición de todo el mundo, recibir con tranquilidad cristiana el mandato caprichoso del último hipocondríaco, las órdenes de todos los que mandan, las genialidades de todas las clases, sin la más leve señal de protesta, porque para el médico, milicia es la vida del hombre sobre la tierra, y hay que callar siempre, un poco porque el sacerdocio así lo impone y otro

---

del instinto de las indicaciones y con el tacto maravilloso del taumaturgo" (Ramos Mejía, 1876: 17). En el Prefacio de su tratado de 1893, en un fragmento algo enigmático, se refirió a "Ese *arte de curar* (me refiero al que se ejerce en público), ese arte de *curandear*" (Ramos Mejía, 1893: II).

> poco porque el carácter misántropo y meticuloso del gremio así lo quiere. (Ramos Mejía, 1889b: 48).

Nadie superó a Ramos Mejía en ese desprecio por la faz pública y profesional de la medicina. Ya en un prólogo redactado en 1885 lamentaba la mala costumbre del "vulgo supersticioso que no concibe a un gran médico sin el aparatoso culto externo de esos grandes taumaturgos del remedio de buen sabor y de los bellos colores" (Ramos Mejía, 1885: X). Ello, tal y como veremos en el capítulo final de esta obra, no dejó de tener su resonancia en el modo precario en que aquel médico pudo aproximarse a una experiencia patológica (la neurosis) que dependía plenamente del mercado y la publicidad.

Agreguemos entre paréntesis que en apoyo de su conjetura sobre los peligros del lucro, Ramos Mejía acopió incluso evidencias clínicas y estadísticas sobre los daños a la salud provocados por ese filisteísmo profesional; junto con comprobar que el trabajo intelectual servía como elemento preventivo o atenuador de los síntomas cerebrales de la sífilis, añadió que la enfermedad sólo atacaba a los médicos "que habían abandonado el estudio, la meditación, el verdadero trabajo mental que exige la vida consagrada constantemente a los libros para dedicarse al ejercicio material y mecánico del *negocio* de médico" (Ramos Mejía, 1893: 92-93).[7]

El autor terminó de dar forma a su desencantada perspectiva en su obra de madurez, *Los simuladores del talento* (Ramos Mejía, 1904b). Texto paradigmático del pesimismo *fin-de-siècle*, donde el darwinismo más obsceno sirve de tamiz para narrar los costados oscuros de la ciudad cosmopolita (la pequeña criminalidad, el egoísmo, la astucia rastrera), el libro ofrece un catálogo aterrador y ameno de las mil argucias miméticas de esos miserables que pretenden pasar por quienes no son, o que al menos hallan en el arte del engaño el modo de ganarse la vida. Uno de los últimos especímenes recuperados por Ramos Mejía es el *médico-gitano*, heredero o actualización del charlatán profesional de Coni.

En el capítulo final del libro, titulado "La fauna de la miseria", confluyen los perfiles de aquellos simuladores que aprovechan el dolor o la

---

7 Ramos Mejía repetiría ese argumento en su respuesta a una crítica lanzada por Alberto Castaño en un artículo publicado en *La Prensa* el 17 de marzo de 1893. En su contestación, el primero afirmó: "Pienso que el trabajo mental, metódico y ordenado, el estudio sin el *surmenage* de la obligación y el tedio de los trabajos *forzados* que impone el *negocio*, es un elemento poderoso de profilaxis que salva muchos cerebros"; José María Ramos Mejía, "Enfermedades nerviosas. Las razas superiores e inferiores. Contestación al Dr. Castaño", *La Prensa*, 20 de marzo de 1893.

pobreza ajenos para engrosar sus bolsillos. Con un lenguaje que apela constantemente al universo de los parásitos y las alimañas, Ramos Mejía subraya el sentido de la oportunidad y el hábito de trabajo mancomunado y silencioso de estos "rufianes aventureros", verdaderos "insectos que persiguen al moribundo" (Ramos Mejía, 1904b: 222-223). Entre ellos, sobresalen dos: el prestamista usurero y el *médico-gitano*. Este último es reconocible, en principio, por su aspecto exterior: tanto su ropa como su carruaje delatan su "abandono y economía hebrea"; varios signos develan que bajo mil perfumes y falsos adornos no hay otra cosa que un traje desgastado y un vehículo desvencijado.[8]

Este diplomado es un experto en el "uso y acomodación de una terminología arrevesada, pero, con todo, discreta", a todo momento echa mano de "palabras trabajosas, de complicada pronunciación", que despiertan en el vulgo, siempre crédulo, la ilusión de ilustración y experticia (Ramos Mejía, 1904b: 248). Por otro lado, todos sus movimientos están destinados a generar ese efecto, y también a auscultar "la calidad económica del cliente"; y toda su solemnidad desaparece casi por arte de magia cuando se convence de que el paciente que tiene delante suyo no podrá pagarle sino con gallinas de su pobre conventillo. En palabras de Ramos Mejía, estos médicos gitanos son tan buenos en su oficio, que incluso ante la mirada experta logran germinar la creencia en algún resto de legitimidad:

> La taumaturgia profesional duplica las aptitudes del simulador porque, en efecto, al verlas desplegarlas como velas henchidas

8 Es evidente que la repulsa de Ramos Mejía hacia el médico mercantil se confunde también con su antipatía hacia los inmigrantes. Dicho en otros términos, no es casual que haya elegido las voces "gitano" o "hebreo" para describir la esencia de este enemigo. En tal sentido, resuenan en todas sus páginas su certeza de que los médicos extranjeros eran quienes con más frecuencia y facilidad denigraban de esa forma a la profesión. Vale recuperar, a ese propósito, las páginas que Ramos Mejía redactó en 1898 a modo de balance de su larga gestión al frente del Departamento Nacional de Higiene; al comentar las actuaciones realizadas por el Departamento en lo referido a las infracciones a la ley de ejercicio de la medicina durante los dos primeros años de su gestión (desde enero de 1892 hasta diciembre de 1894), no desaprovechó la oportunidad de subrayar que entre los infractores abundaban los doctores extranjeros: "Desgraciadamente en este número se encuentran muchos médicos diplomados, aunque para honor del cuerpo médico nacional, los argentinos figuran como una excepción" (Ramos Mejía, 1898: 503). Años más tarde, en la semblanza de su maestro, José Ingenieros recordará ese talante patriotero de aquel autor: "Ramos, que murió sin haber ido nunca a Europa, tenía bien adentro al 'criollo' porteño, y no acababa nunca de tomar en serio a ciertos conferencistas ambulantes que venían a deslumbrarnos con tonterías; seguían siendo, para él, unos 'gringos' sospechosos, aunque fuesen ilustres" (Ingenieros, 1915: 141).

> por el viento, uno mismo siente detrás de aquel saber farragoso de su pedantería, la existencia de algún núcleo sólido que la necesidad hincha y magnifica fuera de toda medida. (Ramos Mejía, 1904b: 250).

A un costado de este gitano solemne, sagaz aprovechador del "rico gringo candoroso y sugestionable", existe otro tipo de sanador igual de deshonroso: "más alegre, francachote y campechano", este médico frecuenta las viviendas humildes y ejerce su estafa sobre todo a través de sociedades de socorros mutuos que él mismo crea y preside.

Independientemente de la extracción social de sus víctimas, todos esos médicos gitanos utilizan con solvencia el *aviso de caza*; con esos términos alude Ramos Mejía a la publicidad gráfica que estos profesionales hacen imprimir, y que constituyen "verdaderas obras de arte de *chantage* y captación" (Ramos Mejía, 1904b: 251). A propósito de esa estrategia de promoción, Ramos Mejía termina de cerrar el bucle espantado que habían iniciado Coni y Franceschi:

> Es menester haber sido enfermo alguna vez, para conocer las penetrantes seducciones que tiene el aviso artísticamente redactado (...). En las cortas líneas de una curación prometida con cierta discreta desvergüenza, hay más esperanzas y dulces consuelos para el espíritu, que acompaña con sus melancolías al cuerpo doliente y trasijado, que en todas las promesas de la religión. Es un *cuento del tío* que se repite diariamente y se repetirá mientras el dolor ande por el mundo (...). Como aquellos profesores que enseñan el alemán en quince lecciones, ellos curan en veinte y cinco las enfermedades más graves. Nada hay de más *curable* para el médico gitano que las enfermedades incurables (...). Los "baños de luz", "los rayos X" (...); "los baños hidro-oxi-electro-carbonatados" (...), "los baños de Finlandia", "las píldoras negras", las aromas enloquecedoras de catramina y ¡qué se yo! qué otras cosas más de la tan fecunda farmacopea sugestiva de los charlatanes, cuando la audacia pone en sus manos un instrumento de rapacidad de tan incalculable provecho. (Ramos Mejía, 1904b: 252-253).

La acción de estos explotadores se complementa con el auxilio de otro personaje, el *piloto de enfermos*, que con su elocuencia recorre conventillos y almacenes, haciéndose pasar por un paciente curado gracias a la pócima o la maniobra bienhechora de tal o cual sanador; de esa forma, y siempre a cambio de una retribución, recluta clientes para el gitano.

Ante un panorama asaz amargo, Ramos Mejía concluye que el arte de curar se aleja a pasos agigantados de "aquel bello sacerdocio" con que soñaban los estudiantes de su generación; en aquel entonces, "el problema económico no era, como ahora, el fantasma pavoroso de todas las imaginaciones" (Ramos Mejía, 1904b: 255). Esa vida "libre de contaminaciones pecuniarias" ya no es posible, y si la "plebe profesional de donde es oriundo el gitano" continúa creciendo a su ritmo habitual, el mal amenaza con devorar a todos los colegas. Sin una regeneración moral del gremio, la peor pesadilla de Ramos Mejía se convertiría pronto en triste realidad:

> Suprimiendo la vergüenza llegaremos hasta el buhonero profesional que ofrecerá el auxilio y la receta a la puerta de las casas con el grito peculiar de aquel incansable peregrino: *reumatismo, catarro, dispepsia*, ¿precisa? (...). (Ramos Mejía, 1904b: 256).

La inquina contra ese talante comercial de la medicina no provino solamente de los colegas más adustos.[9] Formó parte asimismo de una representación popular muy extendida, modulada desde las columnas de los órganos de prensa. En efecto, desde esas tribunas se alentó una figuración mordaz de esos profesionales que ponían cada vez más celo en la conquista del lucro. Fueron criticadas, por ejemplo, sus tácticas de promoción, sobre todo aquellas que descansaban en un uso casi obsceno de las páginas de los diarios:

> La juventud médica sencilla y modesta, así como los viejos ases de la medicina nacional, se sienten mortificados con la propaganda personal activísima que se está ejerciendo en la prensa diaria, con los motivos más fútiles y los pretextos menos excusables. Hay nombres que aparecen a cada momento figurando siempre a la cabeza de alguna novedad, alguna notable operación, hasta de algún maravilloso invento contra enfermedades que han resistido hasta ahora a las tentativas de varios siglos, hechas por mil generaciones de médicos ilustres.

---

9 Se podría sumar la voz de Lucas Ayarragaray, de cuya obra nos ocuparemos en el capítulo que sigue. En un texto publicado en enero de 1890 en un diario de la ciudad, el médico describía en estos términos a sus colegas: "Empujados por las corrientes reinantes, carecen a menudo de impulsos generalizadores, filosóficos, porque ávidos de lucro rompen desde la Facultad el plan de erudición para estrecharse en los conocimientos profesionales, más propios del arte que de la ciencia (...). Tomadas las carreras bajo este estrecho punto de perspectiva se deforman y esterilizan para descender al empirismo"; Lucas Ayarragaray, "Irresponsable", *Sud-América*, 29 de enero de 1890.

> Se comprende sin pena que esa prédica diaria lo más y mucho que puede dar es provecho, pues la honra requiere otro crisol más controlado, menos ruidoso y menos personal.[10]

Esa acusación fue secundada por piezas más irónicas o burlescas, como por ejemplo un pequeño poema aparecido poco después en *El Cascabel*. El personaje central de las estrofas era un médico joven, recibido hacía cosa de un mes, que se lamentaba de no tener pacientes a pesar de haber abierto su consultorio. Mientras el diplomado emitía su queja, un hombre cae de las escaleras y se fractura; el doctor se apresuró a prestarle auxilio y luego le hizo varias visitas para concluir el tratamiento. Leemos, a modo de cierre, este fragmento:

> Tras varias noches en vela,
> en que el doctor observaba
> que al fin su fama aumentaba;
> pero no su clientela,
> resolvió rápidamente
> ver si arreglaba el asunto
> y puso en práctica al punto
> su idea, al día siguiente.
> Invitó al público en masa,
> a cuantos lo deseasen,
> a fin de que visitasen
> su consultorio y su casa.
> Preparó un lunch de primera,
> hizo encender todo el gas
> e hizo en conciencia además
> (...) ¡enjabonar la escalera![11]

---

10 "Vida medical", *Sud-América*, 7 de noviembre de 1891. Poco después, un diario católico afirmaba: "Sabido es que de las facultades de ciencias médicas de nuestra universidad sale anualmente una pléyade de galenos nóveles, que, del día a la mañana, se encuentra en posesión de un título y un diploma, única garantía de su idoneidad y competencia (...). Crúzanse desde entonces de brazos, publican por la prensa sus días y horas de consulta, si caen pacientes, santo y bueno; y sinó, el consultorio queda desierto; un encogimiento de hombros del flamante Hipócrates –y un ¡qué le vamos a hacer! – ¿Qué le han de hacer? –¡pues no es nada! – ser más útiles a la sociedad en cuyo seno viven; ser más inteligentes y de noble iniciativa, ejercer su carrera como un sacerdocio (tan decantado como mentido) y no tener tan sólo en cuenta el mezquino lucro", "Médicos-higienistas. El facultativo y la familia", *La Voz de la Iglesia*, 10 de agosto de 1892.

11 Luis García, "Clientela segura", *El Cascabel. Semanario Festivo Ilustrado*, Año II, N. 63, 16 de marzo de 1893, p. 148.

A veces la denuncia de ese hábito de los médicos tomaba un cariz sombrío: en efecto, con cierta frecuencia se lamentó que un diplomado dejara morir al enfermo que tenía delante por el simple motivo de que éste careciera del dinero suficiente para pagar la visita o la receta. El diario español difundía que:

> No hay tal vez conventillo de Buenos Aires que no haya sido teatro alguna vez o varias veces, de una de esas terribles escenas que sin duda alguna no deben llegar a conocimientos del Departamento de Higiene porque tiempo hace que de lo contrario habría tomado una medida moralizadora.[12]

La querella emprendida por Coni y Ramos contra sus colegas emprendedores podría ser interpretada desde más de una óptica.[13] Se podría apelar, en principio, a un tópico ideológico que marcó a fuego la intelectualidad finisecular. La denuncia contra esa medicina lucrativa no era, a fin de cuentas, otra cosa que la extensión a la profesión galénica de los cargos de filisteísmo y materialismo obcecado lanzados por la elite intelectual contra distintos vértices de la cultura de su tiempo. Así, Ramos no estaba haciendo más que llevar a su propio redil el programa de denuncia deletreado por mentes como Miguel Cané o Paul Groussac (Terán, 2000).[14]

Segundo, cabe ver aquí un asunto generacional. En efecto, una crítica similar contra la práctica privada ya había sido esgrimida a comienzos de la década de 1870 por esos mismos médicos en la batalla que los enfrentó a los miembros de la vieja estirpe profesional, poseedora de las cátedras (Souza, 2006). Aquella vieja guardia, nucleada en la *Asociación Médica Bonaerense*, pudo referirse al aspecto lucrativo de su arte en términos que una década más tarde resultaban ya impronunciables. Por

---

12 "Médicos inhumanos", *El Correo Español*, 12 de diciembre de 1889.

13 En décadas posteriores no se apagará el desencanto para con esos representantes del "charlatanismo médico", y en todas las ocasiones se colocará el énfasis en su amor por la publicidad estrafalaria, su afán de lucro y su tendencia a fundar institutos privados (Barbieri, 1905; Fernández Verano, 1935; Grau, 1939).

14 No podemos perder de vista que el propio Miguel Cané adoptó términos muy similares a los de Ramos a la hora de aborrecer el mercantilismo de los médicos de su tiempo. Lo hizo, por ejemplo, en sus muy influyentes crónicas de *La Prensa* enviadas desde París. Así, refiriéndose a los grandes "príncipes de la ciencia" galénica de la capital francesa, declaró: "nada hay ni nadie existe sobre la tierra que excite más mi indignación que el gran especialista francés para quien la ciencia es un oficio, la notoriedad un instrumento de engaño, y la fortuna y los vanos honores el único objetivo de la vida" (Cané, 1896:119).

ejemplo, en un documento emitido en mayo de 1877 acerca del endeble espíritu asociativo, se elogiaba sin ambages el auxilio que el nucleamiento podía prestar para la consecución de esos intereses mercantiles:

> Si del interés de unión y de sociedad, y del interés científico, nos remontamos a otro, que no está reñido con la buena armonía ni con la ciencia, a saber el interés pecuniario, llegaríamos a convencernos que aun bajo este punto de vista, que para muchos generosos es secundario, la *Sociedad Médica* sería útil. En su seno podrían formarse jóvenes que labrarían su posición. Tenemos la íntima convicción que muchas asociaciones científicas mueren por la falta de ese estímulo poderoso que nuestro siglo positivo llama el aliciente del dinero. (Roberts, 1877: 57).

Esa posición despertó fuertes resistencias de parte de los jóvenes que en 1870 iniciaban sus estudios. En aquel entonces, el recelo mayor no era contra el afán de lucro en sí mismo, sino contra una concepción de la medicina que la reducía a la atención privada, cuya consecuencia era el retraso científico de la profesión. En efecto, los jóvenes médicos, liderados por Ramos y nucleados de inmediato alrededor del *Círculo Médico Argentino*, sostenían que ese liberalismo no solamente atentaba contra los fines humanitarios de la profesión, sino que, más grave aun, implicaba un obstáculo insalvable contra la posibilidad de su desarrollo científico (Souza, 2006). Solo la consolidación de hospitales públicos, donde los futuros médicos tendrían la posibilidad de aprender en base a la lectura de las enfermedades reales, y donde sería factible encarar investigaciones epidemiológicas o terapéuticas, permitiría, según las proclamas de los miembros del *Círculo*, acabar con el retraso científico de la medicina argentina. Resulta natural que los integrantes del *Círculo* emprendieran desde muy temprano la fundación de unos "Policlínicos gratuitos", y a esa misma campaña obedece el hecho de que en 1883 el Hospital de Clínicas fuera anexado finalmente a la Facultad de Medicina (Souza, 2006).[15]

---

15 La potencial valoración de los consultorios gratuitos u hospitales dependía sobre todo del rédito que ellos podían implicar para el perfeccionamiento del saber y de la profesión, y ello hasta el punto de desconocer radicalmente sus fines humanitarios o benéficos. Esto último se tornó evidente, por ejemplo, en la crítica que se dirigió contra los policlínicos del *Círculo Médico* desde las páginas de la *Revista Argentina de Ciencias Médicas*, donde se los tildó de "inútiles" desde el momento en que la conducta habitual de los pacientes –quienes jamás volvían a una segunda consulta–

Ahora bien, sucede que ese rechazo contra la industriosidad privada de la medicina, otrora bandera de los jóvenes desplazados de los lugares de poder, fue recuperado unos años más tarde, en la segunda mitad de la década de 1880. Y en ese retorno, su significación había cambiado. Ya no era justificada en base a un argumento epistemológico, y, más importante aun, ya no formaba parte de las reivindicaciones de los jóvenes doctores deseosos de acabar con las prebendas de la vieja elite. Por el contrario, provenía de esos médicos que ya no eran tan jóvenes, y que ya habían logrado escalar posiciones tanto en las agencias estatales como en el ámbito académico. Estamos, dicho en otros términos, ante un reordenamiento del tablero, pero que de alguna forma reflejaba una inversión de los privilegios. La mirada escandalizada que Coni y Ramos lanzaban contra las argucias de esos nuevos médicos (jóvenes egresados y diplomados extranjeros recién llegados a la ciudad) que vieron en el mercado la posibilidad de construirse una reputación y una clientela, denotaba el contraste entre dos mundos casi inconciliables.

Sin desmerecer el valor explicativo de esa hipótesis generacional, nos interesa más bien subrayar el modo en que esos posicionamientos contrastantes podían o no acoplarse con el despliegue de una experiencia patológica y subjetiva que, sin confundirse con la medicina, o sin quedar enteramente cubierta por su lógica, reclamaba su intervención. La animadversión contra el mercantilismo médico estaba condenada a ser, por motivos ligados al proceso de génesis de esa experiencia, una renegación ciega de esta última. Arremeter contra el dispositivo que, al menos desde un punto de vista genético, había catalizado la experiencia neurótica era hasta cierto punto renunciar a un diálogo posible con esos enfermos-consumidores. Es allí, vale repetirlo, donde las acciones o declaraciones presuntamente antojadizas de Ramos Mejía recobran su mutua articulación lógica y necesaria. Existe una extrema coherencia entre sus ademanes más espontáneos. Su discurso acerca del médico gitano, la insipidez del aviso con que anunciaba su consultorio y su pavor a tener que obedecer el "mandato caprichoso del último hipocondríaco", no son sino signos de una estructura concordante. No queda sino revisar su consecuencia clínica y doctrinal: la casi absoluta incapacidad de este médico para reconocer la legitimidad de las neurosis.

---

impedía cualquier tipo de seguimiento clínico o aprovechamiento pedagógico de las enfermedades (Anónimo, 1887).

CAPÍTULO 4

Las neurosis en las cabezas de los doctores

> *"No, no creo en los médicos famosos; en los médicos creo únicamente si confiesan que no saben nada, y aun así los odio".*
> (Franz Kafka, carta a Felice Bauer, 5 de noviembre de 1912).

Neuróticos de importación

L.S. había luchado durante largos años contra una sífilis rebelde. Cada tres meses debía suspender el tratamiento, pues los preparados mercuriales y el ioduro de potasio destrozaban su estómago. A sus 35 años logró poner fin a aquel tormento, y durante tres años gozó de buena salud. Hoy en día suma 40 abriles, y hace dos años que sufre de una rara condición. Luego de un catarro estomacal que le hizo perder mucho peso, comenzó a tener hemicráneas seguidas de vómitos incoercibles. El cuadro se completaba con sueño intranquilo, fatiga, irritabilidad y constipación. Con cierta desesperación consultó a los mejores facultativos de Buenos Aires. Uno de ellos diagnosticó una afección cerebral; otro se inclinó por una recidiva del catarro estomacal; un tercer médico confirmó el peor temor de L. S.: quizá se trataba de la reaparición, bajo nuevos ropajes, de su mal sifilítico. Ninguno de los medicamentos indicados surtió efecto. Como último recurso, el enfermo emprendió un viaje hacia Europa. En el trayecto su estado se tornó aun más desesperante: a una vergonzosa incontinencia de orina se sumó una casi absoluta incapacidad para caminar. En Viena tuvo la fortuna de ser atendido por uno de los neurólogos más afamados, Moritz Rosenthal (1832-1889), obstinado promotor de la electroterapia en el abordaje de los desarreglos nerviosos.[1] El médico europeo lanzó sin titubear el

---

1 Rosenthal fue uno de los cuatro oradores que tomaron la palabra el 15 de octubre de 1886, fecha en que un joven Sigmund Freud (que hacía poco había regresado de su estadía junto a Charcot) dictó una conferencia sobre histeria masculina, destinada ante todo a realzar el valor de la teoría del maestro francés. Rosenthal, fiel a los postulados que venía defendiendo desde la década anterior, objetó que no debía olvidarse que la histeria se basaba generalmente en trastornos anatómicos del sistema

diagnóstico que jamás había sido barajado por sus colegas porteños: L. S. era un típico caso de "neuro-astenia".[2] Eso sucedía hacia 1882 o 1883, en un momento en que los doctores de Buenos Aires, según parece, no se habían habituado a echar mano de ese rótulo tan moderno. L.S. tuvo quizá el extraño privilegio de ser el primer neurasténico de las pampas, aunque se vio obligado a hacer un largo viaje para recibir su condecoración patológica.

Con igual seguridad Rosenthal prescribió el tratamiento oportuno. L.S. debía abstenerse de inmediato de "todo trabajo mental y físico", evitar "toda sociedad, teatro, juego, etc.", y sobre todo comenzar una larga cura hidroterápica en el instituto de Wilhelm Winternitz, uno de los adalides de ese método curativo. Durante seis meses, el paciente argentino fue sometido a los "semi-baños" (el enfermo debía sentarse en tinajas en las que el agua le llegaba hasta la altura de la cintura), frotaciones, sesiones de electroterapia y una severa dieta alimenticia. Una vez concluido el tratamiento, su estado de salud era excelente.

L. S. tuvo más suerte que otros compatriotas. Por ejemplo, que un sacerdote español de 39 años que en 1880 cayó en manos de Lucio Meléndez. Hacia 1878, luego de una caminata de unas 12 cuadras, N. "tomó un baño tibio sin tener la precaución de mojarse la cabeza con agua fría" (Meléndez, 1880: 78). De inmediato comenzó su calvario: ansiedad, opresión, mareos y dificultad para sostenerse en pie. Como los síntomas no desaparecían, consultó a un médico, que tras revisarlo "le dijo que no tenía nada". Visitó luego a cinco facultativos distintos; algunos de ellos dijeron que no comprendían cuál era el mal que lo aquejaba; Ayerza (padre), por su parte, "le dijo categóricamente que no tenía nada". A los viejos malestares se sumaron otros igual de molestos: no podía retener nada en la memoria, era incapaz de escribir, le era imposible concentrarse o prestar atención. Esa progresión patológica no hacía sino alimentar su rencor hacia los diplomados: "Se le decía que no tenía

---

nervioso central (Levin, 1978; Vallejo & Rodríguez, 2018). La obra más importante de Rosenthal, *Klinik der Nervenkrankenheiten* (publicada en 1870), logró una buena acogida a nivel internacional, y en 1877 fue traducida al francés, con un elogioso prólogo de Charcot (Rosenthal, 1877). Un año más tarde fue vertida al español por Ramón Seeret Comin (Rosenthal, 1878).

2 Rosenthal dedicaba varias páginas de su tratado a la descripción de la neurastenia y su tratamiento (a través de hidroterapia, drogas y electricidad) (Rosenthal, 1878: 460-470). En rigor de verdad, el autor reservaba ese rótulo para las formas depresivas de la irritación espinal, que según su punto de vista eran la consecuencia de excesos sexuales, ligados generalmente a la masturbación.

nada y su carácter, el que se había vuelto irascible, y su sistema nervioso periférico y central se encontraban tan irritados que al menor choque contra su cuerpo o un grito dado próximo a él le excitaban sobremanera" (Meléndez, 1880: 79). Cuando finalmente fue a ver a Meléndez, hacia fines de 1879, el alienista diagnosticó una "congestión cerebral activa en el período crónico", y prescribió bromuro de potasio, purgantes y un leve sangrado. El tratamiento se mostró eficaz, y muy pronto el clérigo pudo retomar su vida normal.

Otro que tuvo menos suerte que L. S. fue un individuo de Chivilcoy, cuyo historial fue recuperado por Juan Mateo Franceschi en una nota publicada en la *Revista Médico-Quirúrgica* (Franceschi, 1886). El artículo tenía el objetivo de denunciar el mal hábito de algunos médicos porteños de renombre, que al ser consultados por enfermos desahuciados del interior, eran incapaces de ahuyentar los temores de sus clientes, a quienes despedían con palabras de desesperanza. Este enfermo en particular padecía "trastornos nerviosos" que se manifestaban por palpitaciones, sofocación, insomnio y dispepsia. Se dirigió a la ciudad de Buenos Aires, donde uno de aquellos diplomados de dudoso prestigio lo despachó con un diagnóstico de pronta muerte. El pobre nervioso volvió a su casa y se pegó un tiro, pero la herida no fue mortal; a resultas del disparo, perdió la mandíbula y la lengua. Sus malestares nerviosos desaparecieron, pero quedó condenado a alimentarse a través de un embudo.

Una década más tarde, el sacerdote de Meléndez o el paisano de Chivilcoy probablemente hubiesen sido tildados de neurasténicos por cualquier médico porteño. Para 1880 (o incuso para mediados de esa década) enfermos de estas características –que no tenían los recursos para tomar un vapor con destino a Viena– debían conformarse con un enfático "no tiene nada", o bien con una terminante sentencia de muerte, o bien con dejar que sus brazos sangraran.

El caso de L. S. figura en un escrito publicado por Pedro Roberts, en tres entregas, en la *Revista Médico-Quirúrgica* (Roberts, 1883-1884). Esas páginas constituyen tal vez el debut de la neurastenia (o "neuroastenia", para recuperar el término del autor) en la literatura galénica porteña. En ellas quedan entrelazados los caracteres más distintivos del nuevo mal. En primer lugar, estamos ante una enfermedad de síntomas inciertos, un "estado nervioso aún no bien definido" según palabras de Roberts. En el segundo caso recopilado por el médico oftalmólogo queda en evidencia el carácter ambiguo y molesto de los signos: el Doctor C., un abogado argentino de 38 años, padecía insomnio, fatiga, dolores de cabeza, alteraciones del estado de ánimo y malas digestiones. La suma de cansancio, inconformidad y ceño fruncido parecía una mala fórmula para definir una patología, pero lo cierto es que la reiteración de esa combinación de signos parecía indicar la existencia efectiva de un nuevo espécimen mórbido.

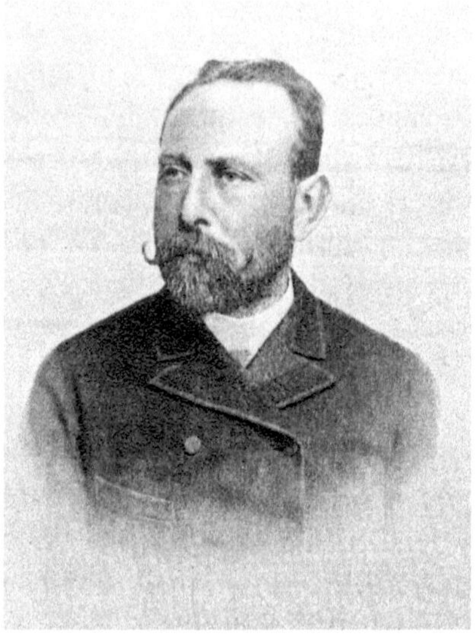

(Imagen 45: Retrato de Pedro Roberts, en *El Sud-Americano. Periódico Ilustrado*, Año 3, N. 56-57, 13 de septiembre de 1890, p. 92)

Todo aparenta ser movedizo en esa afección; los síntomas cambiantes y difusos se prestan a la confusión con otras enfermedades, sobre todo del estómago o del cerebro. Lo único que parece constante –y ello ya resulta notorio en la descripción de Roberts– es la presencia de un fondo de debilidad. De manera amorfa todavía, y sin un lenguaje claro, pareciera que el tópico de la energía conforma aquí el hilo rector de la enfermedad.[3] De todas maneras, el origen de ese desperfecto resulta aún enigmático, y por ende constituye una incógnita a qué parcela de la medicina debe ser ligada la afección: según algunos autores, ella parece

3 "Los síntomas que predominan (…) son los de depresión general, que se traducen por un abatimiento muy grande, como ya hemos visto; existe debilidad, agotamiento de todas las fuerzas, falta de coraje y de disposición para el trabajo físico e intelectual sobre todo; desde que despiertan los enfermos, sienten ese cansancio del cuerpo que es reparado en las personas sanas después del reposo de unas cuantas horas en el lecho" (Roberts, 1883-1884: 52).

resultar de un estado gotoso o reumático; de acuerdo con otros diplomados, es una consecuencia de la anemia; otros, en cambio, ven en ella un modo de presentación alternativo de cierta alteración gástrica. El tenor incierto de la neurosis movió a un joven médico local a decir que las afecciones englobadas en esa categoría eran "entidades mórbidas que forman, por decirlo así, el cortejo metafísico de la patología, tan grande es la oscuridad que reina sobre su etiología y patogénesis" (Echenique, 1887: 7).[4] Unos años atrás, un colega que había participado de la fundación del Círculo Médico Argentino, y que se mostraba muy disconforme con las viejas concepciones médicas, edificadas con más imaginación que conocimiento positivo, lamentaba que fuera habitual "amalgamar, al punto de confundir, bajo los nombres de vapores o enfermedades nerviosas, afecciones enteramente diferentes" (Mendioros, 1880: 12).

En segundo lugar, se trata de una afección nerviosa que parece reclamar menos el encierro que la travesía consumista: no hay delirio ni agitaciones, no hay actos bizarros ni peligrosidad; esos elementos quedan reemplazados por la necesidad de desplazarse por un mercado sanitario en que la medicina tradicional parece incapaz de prometer un alivio. No todos los porteños podían costearse una estadía de seis meses en un spa de Viena, pero lo cierto es que estos nuevos enfermos de la ciudad se vieron forzados a recorrer (y a alimentar) el mercado variopinto de farmacias, diplomados, droguerías e institutos.

En tercer lugar, la irrupción de la neurastenia (y lo mismo vale a veces para la histeria) marca el ingreso de un nuevo tipo de sujeto al territorio de la medicina mental. No es posible construir estadísticas a partir de dos casos. Pero no podemos ocultar que en los dos historiales presentados por Roberts en su escrito inaugural, queda plasmada la imagen prototípica del nuevo enfermo neurótico. En la presentación en sociedad de esta nueva especie patológica, L. S., un hombre que 'conoce el mundo' y que puede darse algunos lujos, comparte escena con el Dr. C., un abogado que ha caído en las garras del mismo mal. Estamos

---

4 En esas palabras resuena el veredicto que Eduardo Wilde había manifestado a propósito de la vieja significación de las neurosis: su estudio "es lo que la cuadratura del círculo en matemáticas" (Wilde, 1870: 47). Este médico abrigaría siempre un rotundo pesimismo acerca de la posibilidad de sanar esas dolencias: "No sé qué es peor, sin embargo, si tratar estas incurables lesiones [atrofia de origen medular], o habérselas con esos trastornos llamados funcionales, sin órgano responsable (nombres y explicaciones que nos sirven admirablemente para disimular nuestra ignorancia de las verdaderas causas) como la histeria, la epilepsia algunas veces, y en general las neurosis" (Wilde, 1896: 209).

muy lejos del perfil emblemático del loco porteño, definido de forma duradera por Meléndez y Coni en su célebre ensayo estadístico de 1880 sobre los alienados ingresados al manicomio en las dos décadas anteriores: allí los albañiles, zapateros, labradores, carpinteros, jornaleros o marineros forman una inmensa mayoría, que encima suele entenderse en italiano y entregarse a los excesos del alcohol (Meléndez & Coni, 1880: 517-518). El nuevo enfermo mental, menos peligroso pero más sombrío, suele ser un sujeto culto, bien educado, que asiste al teatro o que lee novelas a la moda. No es ya el habitante de los márgenes urbanos, ni el estandarte de esa amenaza llamada degeneración; es, por el contrario, el prójimo más cercano, el habitante promedio de los barrios codiciados de la ciudad. Puede incluso ser el representante más exquisito de la aristocracia local: en efecto, nadie se ruborizó cuando en 1898 se barajó el diagnóstico de neurastenia para explicar la debilidad nerviosa y los malestares corporales de Carlos Pellegrini –quien, desandando los pasos de L.S., se dirigió a París para buscar alivio en una *Maison d'hydrothérapie* (Groussac, 1919: 254)–.[5]

La presentación en sociedad de L. S. coincide con el instante en que los galenos porteños se consagraron a los padecimientos nerviosos con otros recursos que los avisos publicitarios y la gimnasia mecánica. También dedicaron sus plumas, sus tesis y sus revistas a esas enfermedades escurridizas. Su preocupación por las neurosis debutó a principios de la década de 1880, es decir, poco después de que empezara a consolidarse un discurso local sobre la locura y los manicomios (Vezzetti, 1983). A diferencia de este último, el saber sobre las neurosis avanzó con pasos más tímidos, a través de lenguajes más cambiantes, y debió enfrentar el desafío de hallar su esencia aun a pesar de la falta de un dispositivo asistencial o de observación autónomo. Mientras que el

5 Pellegrini ya había sido testigo de los estragos que podía acarrear una neurosis, sobre todo cuando afligía a un hombre de acción, respetado en los mejores círculos. Así lo dejó saber en la carta que envió (en fecha incierta, seguramente hacia 1892) a Ignacio Pirovano. Los amigos del gran cirujano argentino estaban preocupados por los rumores acerca de la fulminante neurosis que lo tenía con el ánimo derrotado. En su carta a su amigo médico, el político escribe: "Tienes el espíritu enfermo en un cuerpo sano y es para mí inexplicable cómo una afección nerviosa puede dominar hasta tal punto la inteligencia privilegiada de un médico que con su larga práctica ha visto más de un caso en que estas extrañas neurosis condenan a un hombre en la plenitud de la vida y de la acción a la melancolía permanente y al abandono de toda esperanza y toda iniciativa que son la negación de su propia ciencia" (citado en Vaccarezza, 1891: 160-162).

discurso porteño sobre la locura hizo del asilo el enclave fértil donde circulaban y proliferaban experiencias observables, representaciones y figuraciones teóricas, el saber sobre las neurosis tuvo que aceptar la carencia de un nodo aglutinador; la inestable confluencia de algunas salas hospitalarias, consultorios de oftalmología y precarios ambulatorios de gastroenterología, debió a su manera garantizar esa suplencia. No podemos pasar por alto, dicho rápidamente, que el primer diagnóstico de neurastenia en Buenos Aires haya sido formulado por un especialista en medicina oftálmica.

Ese saber, de todos modos, logró plasmarse en algunas pocas obras emblemáticas, y estableció claras resonancias con otros ingredientes de la trama cultural del período. Si en los dos primeros capítulos de este libro, atentos al mercado y las modas, primó la temporalidad acelerada del consumo, en esta ocasión habrá que hacer lugar a otras figuras del tiempo: en el terreno de las ideas, los cambios bruscos o las esperanzas de renovación alternan obligatoriamente con las inercias y los empujes de formas de pensar tradicionales o enquistadas. A la volátil estela de la primicia, que no deja tras de sí otra cosa que consumos perecederos y depósitos abarrotados, hay que oponer el trabajo grotesco de los conceptos, merced al cual muchas veces nada cambia –pero otras sí, aunque sus efectos quizá se vuelven notorios años después, y en sentidos que resultaban imprevisibles–. Quizá esas distinciones no hacen justicia a ninguna de las dos partes, pues el consumo produce mucho más que saciedades y ganancias –propicia modalidades inéditas de subjetividad, alimenta modos de producción, altera las ciudades–; y las ideas a veces llegan, en el corto tiempo de su formulación descuidada, al puerto deseado. Se trata, no obstante, de tomar noticia sobre la relación sincopada que esas dos dimensiones establecen entre sí. En los mismos veinte años en que el mercado de las neurosis de Buenos Aires produjo un constante recambio de sus objetos de consumo (en esos pocos lustros se encendieron y se apagaron con la misma estridencia las promesas de la hipnosis, del aceite de hígado de bacalao, de las aguas azoadas o de las inyecciones de líquido testicular), en el carril de sus ideas científicas la cadencia fue menos agitada. Viejas figuraciones conceptuales, que se llevaban muy mal con el imaginario transmitido por los avisos publicitarios de objetos y servicios, conocieron una supervivencia obstinada. Más aun, lo nuevo en ese mundo de las ideas no establecía un empalme inmediato o armónico con el stock disponible de consumos sanitarios. No se trata de afirmar que el pensamiento teórico sobre las neurosis estuvo siempre divorciado de la presurosa rueda del mercado, ni que uno iba tras los pasos del otro. Está en juego más bien reconocer la espasmódica y reversible disyunción entre dos dinámicas que cada tanto confluían.

Degenerados, dispépsicos e imantados

Este derrotero está afectado por un malentendido. Resulta imposible hablar de neurosis en el pensamiento médico de fines de siglo sin pensar inmediatamente en el nombre de José María Ramos Mejía. ¿No fue acaso su obra de juventud, *Las neurosis de los hombres célebres*, cuyo primer volumen apareció cuando era aún estudiante de medicina (1878), y que fue tan bien recibida en los círculos letrados ajenos a la ciencia galénica, la responsable de hacer circular en las letras locales el tópico de lo neurótico? ¿Por qué otorgar prioridad a un prolijo oftalmólogo como Roberts, que en lo inmediato no realizó mayores contribuciones en el campo de lo nervioso, por sobre Ramos, quien no sólo se transformaría en la mayor autoridad en esa especialidad patológica, sino que sería reconocido más tarde como maestro por figuras ilustres (José Ingenieros y Francisco de Veyga)? Hay razones para proceder con ese artificioso desorden. La intervención de Ramos en ese campo, tal y como mostraremos en el capítulo quinto, fue al mismo tiempo señera y paradójica. Más allá de las apariencias, Ramos se resistió todo lo que pudo a conceder autonomía mórbida a esos nuevos desarreglos nerviosos que algunos colegas ya empezaban a incluir en sus recetarios. Roberts, y algunos otros con él, llevaron la delantera a Ramos no sólo en su capacidad de diagnosticar, sin rechazo ni suspicacia, neurastenias o histerias, sino sobre todo en reconocer que esos rótulos eran la puerta abierta a nuevos tratamientos, basados más en la presunción de que todos, médicos y enfermos, eran copartícipes de un circuito de consumo, que en la altanera certeza de que entre unos y otros había fronteras infranqueables.

En los años en que Ramos hacía su contradictorio aporte para la consolidación local de un estudio sobre lo neurótico, otros médicos de la ciudad comenzaron a ensayar definiciones conceptuales e inventarios clínicos sobre esos desarreglos nerviosos que poco a poco, con alternativos retrocesos, ganaban su divorcio de lo delirante. Algunas de esas voces sirven para mostrar hasta qué punto ya para inicios de la década de 1880 la cosmovisión de Ramos sobre las neurosis debía convivir con enunciados que, en su terminología y agenda de investigación, parecían llevarle la delantera.

Entre los pioneros cabe ubicar a un autor que suele estar ausente de las efemérides o las narraciones históricas, y cuya perspectiva teórica presenta muchos puntos de contacto con la palabra de Ramos. Nos referimos a Inocencio Torino, dueño de una pluma prolífica en esos años, que había obtenido su título médico en 1880 gracias a una tesis que contiene una de las primeras formulaciones a nivel local sobre el funcionamiento automático o inconsciente de los procesos nerviosos (Torino, 1880). En esas páginas el joven doctor desarrollaba la conjetura según la cual existe una particular relación entre la acción nerviosa cerebral y el proceso circulatorio. Según su entender, el cerebro, mediante la atención consciente o inconsciente, determina o regula el flujo sanguíneo que se dirige a tal o cual parte del cuerpo. Los ejemplos del rubor, o la dificultad de digerir mientras se llevan a cabo labores intelectuales, eran para Torino demostraciones muy claras de su postulado.[6] A esos fenómenos corrientes agregaba otras observaciones del campo de la patología: primero, el hecho de que un herido que presta atención a su hemorragia no hace sino aumentar el sangrado, y segundo, el caso de Louise Lateau, la célebre mística estudiada por esos años por algunos médicos franceses debido a sus arrobamientos, pero sobre todo por sus estigmas sangrantes.

En los años inmediatamente posteriores, Torino se mostró muy activo en la difusión de novedades referidas a lo nervioso. Así, unos meses más tarde redactó una de las primeras reseñas sobre hipnotismo aparecidas en la literatura galénica porteña (Torino, 1881), así como un informe sobre estudios recientes de los reflejos tendinosos (Torino, 1882a). A esos trabajos cabe sumar breves informes sobre algunas patologías en que el componente nervioso tenía gran protagonismo; por caso, su propuesta de explicar los vómitos de la mujer embarazada por

6 Muchas de estas consideraciones ya estaban presentes en un trabajo previo del autor, acerca de la epistaxis (sangrado por la nariz). A la hora de intentar explicar por qué motivo un tratamiento tan sencillo como levantar el brazo era capaz de detener el sangrado, Torino apelaba ya a la conjetura según la cual el factor operante era el desvío de la atención: cuando el enfermo dejaba de concentrarse en su nariz, y pasaba a pensar en su brazo, la hemorragia cedía (Torino, 1879). Tanto en esta publicación como en su tesis, Torino citaba larga y elogiosamente el tratado de Darwin sobre las emociones, ante todo su hipótesis acerca del rubor, y en lo inmediato se convirtió en un prematuro y entusiasta defensor del evolucionismo en el foro médico local (Torino, 1882b, 1882c).

el efecto de compresión que el vientre abultado produce sobre ciertos nervios, o su descripción del "calambre de los cigarrilleros", entendido como una "neurosis periférica de origen profesional" (Torino, 1883, 1884b). Todos esos trabajos fueron publicados en los *Anales del Círculo Médico Argentino*, el órgano de prensa de aquel grupo de jóvenes profesionales deseosos de renovar y modernizar la enseñanza y la práctica de la medicina en la capital. Torino tuvo una enérgica participación en ese nucleamiento, y fue, por caso, el impulsor de la iniciativa de creación de los consultorios gratuitos (Anónimo, 1881). Más aun, estuvo a cargo de los consultorios de "enfermedades nerviosas" durante algunos meses en 1883.

Su experticia en materia nerviosa o mental aparece confirmada asimismo por el hecho de haber sido convocado por un juez para la evaluación pericial de un detenido, Antonio Pagano, acusado de intento de homicidio. En su informe, Torino sacaba a relucir sus credenciales de experto, y construía una compleja argumentación basada en el examen minucioso de signos clínicos específicos (un tic observado, la constatación de un modo peculiar de amnesia, la evaluación de su manera impulsiva de obrar). Según Torino el diagnóstico que correspondía a Pagano no era el de locura o vesania; por el contrario, su enfermedad debía ser encuadrada entre las "grandes neurosis", más específicamente como delirio epiléptico (Torino, 1884c). Como consecuencia, dirigía al juez una doble recomendación. Por un lado, abogaba por la declaración de irresponsabilidad del acusado. Por otro, solicitaba su reclusión, motivada en su efectiva y recurrente peligrosidad. A propósito de ello, Torino lamentaba la ausencia del tipo de institución que precisaban sujetos como Pagano: "Necesita pues un loco de esta clase una vigilancia especial, diversa de lo que se usa en las penitenciarías y manicomios, aunque participando de ambas" (Torino, 1884c: 878).

Ese itinerario de Torino desemboca en la conferencia que más interés presenta para nuestra mirada, dictada en 1885 bajo el título de "Las neurosis" (Torino, 1885). Podemos rastrear allí una caracterización de las neurosis que presenta visibles homologías con lo planteado por Ramos Mejía en su obra inaugural (Ramos Mejía, 1878). En efecto, el primer elemento que según Torino singulariza "al vasto y misterioso campo de las neurosis, tan variadas, tan singulares, tan llenas de secretos", tiene que ver con un aspecto negativo: la ausencia de causa orgánica ostensible. Las neurosis (clasificables en neurosis de la inteligencia, de la sensibilidad y del movimiento) encuentran su esencia en aquello que les falta, en aquello que las diferencia de enfermedades de fronteras mejor valladas, dependientes de desarreglos materiales de los centros nerviosos. El segundo elemento que ayuda a trazar su perfil alude, una vez más, a otra forma de la negatividad: la simulación. Torino recuerda que las neurosis se caracterizan por emular, sin la intervención de lo mental –es decir, sin que corresponda hablar de intención del paciente, o de un saber sobre lo que reproduce–, muchas enfermedades orgánicas, sobre todo de naturaleza febril.

Luego de asentadas esas dos proposiciones, y después de admitir que no considera relevante la descripción de la sintomatología, Torino dedica el grueso de su conferencia a examinar "un punto que afecta todas las neurosis y domina casi toda su historia: me refiero a la etiología y dentro de ésta al papel importante que en ella desempeña un factor de consideración en la vida universal: la herencia" (Torino, 1885: 57). Dada la infinita variedad de las manifestaciones sintomáticas, y dado asimismo el carácter endeble de la presunción sobre la ausencia de fuente material, Torino encuentra en la herencia el único elemento capaz de trazar un perfil seguro de las neurosis, sobre todo porque permite comprender los porosos límites internos que sectorizan ese grupo de patologías. En efecto, la herencia de transformación, bajo la forma de la teoría de la *familia neuropática*, explica sin fisuras la evolución de estos desarreglos y los "lazos filogenéticos" que dejan amarrados entre sí a los contados rostros de la neurosis. Dicho en otros términos, no es casualidad que un padre coreico tenga hijos histéricos, o que un epiléptico traiga al mundo vesánicos o criminales. Esas alternancias que la herencia pone de manifiesto, no hacen sino develar "un fondo común, en el cual se funden todas esas modalidades del neurosismo" (Torino, 1885: 57). No cabe desatender que entre esas "modalidades del neurosismo" se incluyen, junto a la histeria o la hipocondría, la locura (o vesania), la criminalidad o el idiotismo. La herencia no hace más que evidenciar su "parentesco, la identidad casi de todos esos estados". Distinguirlas es algo artificial, pues en verdad se trata de una entidad mórbida única, y su estudio no debe ser encaminado sino hacia el examen de su mecanismo propagador. Estudiar las neurosis es, a fin de cuentas, atender a la raza. E intentar curarlas es un despropósito, pues para ello sería necesario suprimir la herencia.

Hallamos en el pensamiento de Torino el reflejo prototípico de una cosmovisión en pleno declive, compartida con él por autores como el primer Ramos Mejía. En primera instancia, comprobamos una denegación de autonomía mórbida para las neurosis. Al igual que en Ramos, el término sigue portando su significación originaria; la conjetura de una falta de lesión material permitía englobar en esa categoría afecciones tan distintas como la locura y las neuralgias. Ello sucede en un momento (1885) en que la medicina continental va encaminada de modo decidido a otorgar al concepto de neurosis un sentido más acotado (López Piñero, 1983; Gijswijt-Hofstra & Porter, 2001; Koppe, 2009). A partir de 1860, esto es, incluso antes de la difusión extendida de la neurastenia (iniciada a comienzos de la década de 1880), y de la mano de la atención al funcionamiento reflejo del sistema nervioso, y gracias asimismo al desarrollo de explicaciones sobre el proceso nutritivo de sus partes, las neurosis o "enfermedades nerviosas" cambiaron radicalmente su perfil: al tiempo que dejaron de incluir masivamente a las locuras, comenzaron a estar regidas por el lenguaje del automatismo, la lesión funcional o el desgaste, a resultas de lo cual entidades como la histeria o la astenia cerebral se convirtieron en figuras casi exclusivas. Lentamente se convalidó un novedoso territorio patológico, que venía a poner en jaque una dicotomía bien enquistada. No alcanzaba ya con diferenciar entre alienación y salud mental; se inauguró una zona intermedia, habitada por esos nuevos sujetos que, sin delirar, y sin dejar de ser capaces de llevar adelante una vida cotidiana y angustiosa, reclamaban para sí el rótulo de pacientes (Pietikainen, 2007; Scull, 2015).

En el caso de Torino, el costo del repliegue o el opacamiento de lo neurótico no es tanto su confusión con el tópico tradicional del delirio, sino más bien su disolución (y el potencial borramiento de sus tabiques internos) en el pavor de lo hereditario. En segunda instancia, queda rotundamente descartada la posibilidad de conectar este discurso pesimista con el desenvolvimiento de un mercado en que médicos y farmacéuticos no se cansan de prometer a los neuróticos que los más variados remedios serían capaces de acabar con su mal.[7]

Un abismo pareciera separar el lugar imposible e inexistente que Torino asigna a las neurosis (algo que se parezca a la penitenciaría y al manicomio, pero que no tenga nada que ver con ellos), de la localización que Pedro Roberts les asignaba en su escrito mucho más humilde, recogido al inicio de este capítulo. Entre aquel no-lugar (que parece

---

7 Torino cerraba su escrito con la reafirmación de esa impotencia: "En breves palabras, las neurosis no se curan, fundamentalmente al menos, porque para ello sería necesario transformar los organismos, suprimir la herencia, y con ella, suprimir el pasado (…). No curaremos tal vez: no importa!" (Torino, 1885: 59).

una mera reactualización de una expulsión radical de la sinrazón, estudiada por Foucault) y el mercado aplaudido por Roberts, quedan señalados los dos extremos contradictorios de las representaciones que a propósito de las neurosis desplegaron los médicos de Buenos Aires a comienzos de la década de 1880. Si comparamos lo que Roberts designó como "neuro-astenia" y lo que Torino nombró "neurosis", echamos en falta un lenguaje común. Uno de esos vocabularios (el de Torino, y en gran medida el del primer Ramos Mejía), amén de anacrónico, estaba llamado al fracaso, pues muy pronto quedaría desconectado de una realidad material (el mercado) que se mostró mucho más efectiva para dar su rostro y su identidad a la experiencia neurótica. El otro, en cambio, encarnaba ensayos tentativos pero promisorios de traducir al lenguaje erudito de lo nervioso una nueva forma de subjetividad, sobre todo una nueva forma de habitar la ciudad moderna.

La polivalencia de lo neurótico no se agotó en esas dos representaciones contrapuestas. Circularon algunas otras, algo híbridas o intermedias, que en su mayoría tendieron a reafirmar, mediante conceptos de talante "neurológico", las imágenes e idearios (ligados al desgaste, la sobreexcitación o la cuasi normalidad) que poco a poco tiñeron la esencia de la nueva condición. Citemos, por ejemplo, la tesis de Carlos Díaz, *El nervosismo* (Díaz, 1883). Basándose en las teorías de Eugène Bouchut (sobre todo su tratado *De l'état nerveux aigu et chronique ou nervosisme*, de 1860), Díaz entendía que el nervosismo era "una neurosis general, caracterizada por alteraciones funcionales de la sensibilidad, la inteligencia, la motilidad y de los órganos internos", que debía ser diferenciada de las dos neurosis más célebres (la histeria y la hipocondría), pero que claramente se correspondía con afecciones ya descritas, como la irritación espinal o la "debilidad irritable de los Ingleses" (Díaz, 1883: 15-18).[8]

---

8 El término de Bouchut ya había sido recuperado, de modo ciertamente problemático, por Samuel Gache en un texto anterior, en el cual primaba acerca de la patología mental o nerviosa una visión muy similar a la que Ramos Mejía había plasmado en su obra de juventud (Gache, 1881: 614). Gache volvería a utilizar el ideario de Bouchut en 1884, en una conferencia sobre el suicidio a la que nos referiremos más abajo. Allí se ocupaba del papel de la imitación en la propagación de "las neurosis", e incluía en esa categoría los tics, las coreas, el éxtasis o la monomanía. Al respecto, agrega: "Es así que sucede con las *impresiones neurosíacas*. No se trata seguramente en este caso de gérmenes que produzcan los padecimientos; pero está fuera de duda que tales impresiones reconocen por causa la acción de un principio oculto que puede herir o no, que hiere a muchos o pocos a la vez" (Gache, 1884: 553).

En términos generales, proseguía el médico porteño, es posible distinguir el nervosismo primitivo, caracterizado por la falta de lesiones orgánicas, del secundario, desarrollado como efecto simpático de una alteración en otros órganos, sobre todo los digestivos (dispepsia). Más allá de esa distinción, Díaz enfatizaba un elemento que reaparecerá en otras producciones galénicas del período: el hecho de que el nervosismo "se declara en individuos perfectamente sanos y vigorosos" (Díaz, 1883: 19). Si bien ese comentario buscaba distanciar esta patología de diátesis ostensibles como la clorosis, lo que de alguna forma certifica es la *naturaleza cuasi-patológica* de la afección. A diferencia del loco, e incluso a diferencia de la víctima de cualquier otra enfermedad, el sujeto aquejado de nervosismo es, hasta cierto punto, un sujeto a simple vista normal; su condición apenas puede ser tildada de enfermedad, no sólo por el vigor que aparenta su portador, sino por la naturaleza difusa de los síntomas que lo aquejan (temblores, eretismo nervioso, espasmos musculares, insomnio, dolores vagos, palpitaciones, constipación, irascibilidad, fotofobia).[9]

Ese señalamiento nos permite conjeturar que en realidad la reflexión a propósito del neurosismo (y luego la neurastenia) formó parte de un proceso más vasto, consistente en la pretensión de la disciplina médica de apropiarse, merced a una siempre desmañada patologización, de condiciones que se parecían poco a las enfermedades clásicas, y mucho a avatares molestos de la normalidad. Esas patologías neuróticas eran, según uno de los autores que se ocuparon de ellas, "enfermedades benignas" (Alurralde, 1881: 11).[10] En efecto, por esos mismos años podemos notar el interés teórico y práctico de los médicos por signos,

9 "Podría admitirse a priori que la enfermedad es grave, si consideramos que una vez iniciada constituye un padecimiento de larga y casi indefinida duración. Produce insignificantes molestias, muchas veces, pero que bastan para perturbar el estado fisiológico, constituyendo una ligera enfermedad. (…) Un sufrimiento más o menos compatible con la vida, ésta es la enfermedad" (Díaz, 1883: 76). Esa naturaleza cuasi-patológica aparece quizá con mayor nitidez en un escrito que revisaremos más abajo: "El que empieza a sentirse falto de sueño, abatido y cansado, quien no llena sino con esfuerzo las tareas de su profesión u oficio, quien se irrita y altera por las leves contrariedades de la vida diaria, quien sufre dolor de cabeza, fluxiones de sangre, latidos del corazón, opresión, es un enfermo nervioso y necesita restablecerse urgentemente" (Susviela Guarch, 1886: 434).

10 A ese lento proceso de "medicalización", cabría sumar trabajos mediante los cuales los diplomados locales intentaban transformar en asuntos de la medicina, a veces mediante la patologización de su abuso, algunos hábitos y conductas como el ciclismo, la vestimenta o la cena (Leconte, 1883; Palacio, 1892; Caballero, 1897).

defectos y molestias de la vida cotidiana, que poco a poco comenzarán a ser englobados como síntomas y rasgos característicos de estas nuevas patologías nerviosas. En el segundo capítulo hemos comentado algunos escritos tempranos acerca de la impotencia sexual o el onanismo. De forma contemporánea vieron asimismo la luz otros tantos trabajos acerca de la jaqueca, el insomnio y la dispepsia. En esta ocasión podemos ocuparnos de esas dos últimas condiciones, pues ellas concitaron un relativo interés de parte de los médicos porteños.

Respecto del trastorno del sueño, cabe recuperar la tesis defendida en 1880 por Guillermo Achával.[11] Estamos ante un trabajo erudito, con sobradas pretensiones teóricas, y que de hecho contiene una informada reseña de todo lo que la medicina continental había investigado hasta ese entonces a propósito del funcionamiento nervioso reflejo y de la fisiología del sueño. Lo más destacado, empero, no reside en el uso que Achával hace de un lenguaje de la sobreexcitación nerviosa,[12] sino en un elemento que se halla en sintonía con otras fuentes que revisamos aquí. La ponderación de las explicaciones propuestas para describir el insomnio, y de las terapias recomendadas para combatirlo, la realiza el autor en base al examen del caso que mejor conoce: él mismo. En efecto, Achával había sido víctima, durante seis años, de una tenaz incapacidad para dormir, y la tesis contiene el desglose pormenorizado de esa confidencia patológica (Achával, 1880: 87-97). Si el primer neuro-asténico del paisaje sanitario porteño fue L. S., aquel viajero acaudalado, el *primer insomne* fue Guillermo Achával, futuro diputado nacional y catedrático de la Universidad. Otros médicos seguirán el ejemplo de este ojeroso; la narración de muchos síntomas neuróticos se confundió en Buenos Aires con el relato autobiográfico de los diplomados. Con ello certificaban que esta nueva experiencia mórbida, amén de afectar a sujetos que no eran ni peligrosos ni incapaces, no tenía nada que ver con esa otredad degradante que Torino o Ramos denunciaban en vano.

A decir verdad, fueron muy pocos los médicos que a fin de siglo se ocuparon de los trastornos del sueño; quizá la única excepción está dada por una conferencia dictada en 1886 por Wilfrido Rodríguez de la Torre, un discípulo de Ramos Mejía, acerca del "sueño en los neuró-

11 Un antecedente de valía es la tesis de Antonio Díaz de Vivar referida al sonambulismo, concebido como un hecho no patológico (Díaz de Vivar, 1876).

12 "Tanto los trabajos intelectuales exagerados, como las impresiones morales, producen en nuestro sistema nervioso una modalidad especial de funcionamiento cuya única manifestación es un insomnio pertinaz" (Achával, 1880: 82).

patas". Se trata de una mezcla poco razonada de consideraciones algo superficiales a propósito de, por un lado, la presencia del insomnio en distintas patologías mentales y nerviosas; por otro lado, de la existencia del fenómeno del ensueño casi alucinatorio en algunas de esas afecciones; y, por último, del sonambulismo, "que no es seguramente un estado patológico confirmado (...); pero es sin embargo una neuropatía particular que merece llamar nuestra atención. Existe con frecuencia en personas cuya salud general no inspira el menor temor" (Rodríguez de la Torre, 1886: 139).

Los malestares intestinales, quizá el síntoma más seguro y repetido consignado en los escritos sobre neurosismo o neurastenia, tuvieron una presencia mucho más marcada en la literatura galénica de esas décadas. En un escrito de diciembre de 1883, el médico de origen español Silverio Domínguez señalaba el fundamento nervioso de muchos cuadros de diarrea de los porteños, "una modalidad de la que poco se ha escrito" (Domínguez, 1883: 196). El autor colocaba el foco no tanto en los desarreglos digestivos consecutivos a emociones intensas (la llamada diarrea de los combatientes) sino en "perfectas y bien delineadas enteritis, que yo llamaría nerviosas, las cuales están subeditadas [sic] a alteraciones morales, que por su insignificancia casi nunca llaman nuestra atención" (Domínguez, 1883: 196). Ellas debían ser combatidas por remedios alternativos, sobre todo antiespasmódicos (bajo la forma de enemas de asa fétida) capaces de incidir en el sistema nervioso. De todas maneras, la condición más estudiada por esos años fue la dispepsia, que fue objeto de numerosas tesis de grado durante el último cuarto de siglo. Importa señalar, entre otras cosas, que el trabajo más temprano, debido a Lorenzo Martínez, contiene de alguna forma una toma de conciencia de la ardua tarea que suponía patologizar, o llevar al redil del lenguaje médico, una problemática que parecía prestarse muy mal a ese cometido, por su condición borrosa y su presentación clínica multiforme. A tal respecto, el joven médico reclamaba: la "palabra dispepsia tiene que desaparecer forzosamente del vocabulario nosológico, porque es un término vago que no significa más que la dificultad de la digestión" (Martínez, 1879: 7).

Sin embargo, el sendero elegido por la medicina iba en una dirección contraria, y lo que primó fue el esfuerzo por definir la entidad patológica aun a pesar de su presunta vaguedad o de su extensión desmedida.[13]

---

13 Una tesis posterior puede servir de evidencia de las confusiones a que se prestaba un término que podía señalar indistintamente un síntoma poco preciso y un síndrome de límites generosos. Así, en su tesis de 1889, acerca de la dispepsia en la primera

Así, en una tesis presentada dos años más tarde, Virgilio Moyano afirmó que "La dispepsia es una enfermedad tan general que la mayoría de las personas la padecen" (Moyano, 1881: 9). En igual sentido, en un trabajo redactado unos años más tarde se defendía la necesidad de estudiar de cerca esa afección tan prevalente, "que afecta próximamente el 80% de la población total" (Gallastegui, 1885: 12). Ese balance desmesurado iba acompañado, sin embargo, de la confesión de que la medicina aún no funcionaba como plataforma de alojamiento y recepción de una condición cotidiana, que los sujetos podían resolver por otros medios: "el número de casos observados no ha llegado a la altura de mi deseo, y porque la dispepsia que no es enfermedad de Hospital, sólo lleva por accidente algún individuo en este estado a esos establecimientos públicos de caridad" (Gallastegui, 1885: 19). Lo más valioso, sin embargo, se halla en el hecho de que en esas páginas acerca de la dispepsia, que ya por entonces era reconocida como el síntoma casi universal de los padecimientos nerviosos, cobró forma una prematura lamentación sobre las costumbres malsanas de la ciudad moderna, sobre todo su cariz debilitante (Gallastegui, 1885: 27).[14] Más abajo documentaremos que en esos mismos años la literatura sobre el neurosismo o la nerviosidad fue inseparable, tanto en el contexto local como en el extranjero, de una narración de las consecuencias indeseadas de la modernidad (la aceleración, la sobreestimulación, la proliferación de placeres artificiales, etc.).

Dado que, tal y como veremos en unos instantes, el vocabulario del desgaste y la desnutrición se mostró a partir de 1885 como un lente muy provechoso para conceptualizar los desarreglos neuróticos, era natural que por esos años emergieran líneas de resonancia o parentescos entre

---

infancia y elaborada con material clínico proveniente del Hospital de Clínicas, Justo Viera sostenía que muchas veces no era sencillo distinguir esa afección de otros estados patológicos, como "el catarro intestinal, la meningitis tuberculosa, la enteritis [y] el cólera infantil" (Viera, 1889: 24).

14 Tampoco podemos pasar por alto que el perfil del dispéptico trazado por Gallastegui se condice mucho con el retrato del neurótico o del insomne de la literatura médica de esos años. Sin ir más lejos, el autor de la tesis de 1885 concluye su trabajo confesando que él ha padecido siempre de dispepsia (Gallastegui, 1885: 63). En otra breve tesis defendida ese mismo año, el único historial clínico citado corresponde al de "un distinguido médico" de la Facultad, que desde hacía un año venía utilizando, a modo de método curativo contra su dispepsia, la ingesta de agua tibia antes de las comidas (Martínez, 1885: 30). En su tesis sobre la jaqueca, redactada en 1887, Belisario Echenique comenta que hacía 15 años se hallaba bajo el imperio de esa patología (Echenique, 1887: 7). A resultas de ello, esas páginas contienen el análisis minucioso de su propia sintomatología (Echenique, 1887: 58-59).

la literatura sobre enfermedades nerviosas y aquella sobre trastornos digestivos, particularmente la dispepsia. Por ejemplo, en la tesis que en 1891 Gofredo Paladini elaboró acerca de esta afección, hallamos una clara toma en consideración de ese terreno común:

> No debería ser así hoy en que el refinamiento de la civilización a fuerza de incentivos que hagan más llevadera la vida, nos desvía cada vez más de las verdaderas fuentes de nuestra salud, la actividad casi febril de la vida moderna nos conduce a sacudidas en el orden psíquico [;] de aquí (...), perturbaciones en la elaboración de los materiales alimenticios; marchando esto en perfecto paralelismo con el desorden, la intemperancia y las numerosas y nocivas adulteraciones del mercantilismo moderno en los ingesta. (Paladini, 1891: 11-12).

Aquel paralelismo tomó la forma de una abierta homologación en esa tesis de 1891, en la cual se proponía, a contrapelo de trabajos anteriores, una interpretación nerviosa y no química de la dispepsia. Según Paladini, ese trastorno resultaba de accidentes en el plexo nervioso abdominal, y por ese motivo se mostraba tan dependiente de la salud emocional o psíquica del sujeto. Más aun, en su propuesta de conceder atención no sólo a los síntomas físicos (estagnación alimentaria, dolor, meteorismo, etc.) sino también a los psíquicos, por momentos resultaba difícil distinguir entre las manifestaciones de la dispepsia y las de la neurosis (Paladini, 1891: 53). La agrupación sintomática que por entonces solía caracterizar a la neurastenia (embotamiento psíquico, cansancio, insomnio y jaqueca), era tomada por Paladini como el retrato frecuente de la afección estomacal. En tal sentido, a sus ojos existía una suerte de círculo vicioso entre el neurosismo y el desarreglo digestivo (Paladini, 1891: 100-101). Esa suerte de indiferenciación queda reflejada de modo transparente en los historiales clínicos que el autor desglosa en su extenso trabajo. En todos ellos se trata de hombres adultos, carentes de antecedentes hereditarios, y muchas veces pertenecientes a círculos profesionales. Casi todos ellos sufren de un conglomerado de molestias, donde el malestar gástrico tiene el mismo relieve que las contrariedades de la esfera emocional (depresión intelectual, falta de atención, humor lúgubre). Citemos uno de esos casos:

> N. P., oficial del ejército, argentino, de 26 años, antecedentes hereditarios e individuales buenos, hace un año entró al hospital militar quejándose de alteraciones digestivas (...). No le moles-

> taban tanto sus padecimientos del lado del estómago, pero le preocupaba aún más cierto grado de obnubilación intelectual (...). Sus facultades iban aminorando día a día de una manera sensible y él se abatía puesto que ni su vida arreglada, ni otras causas podían explicarle estos hechos. (...) Hoy todo le aburre, le fastidia y temiendo por sus facultades se decide a ingresar al Hospital (...). Se une a la depresión intelectual y moral la inactividad e impotencia física, no obstante el ejercicio que por prescripción médica hacía constantemente (...). Acusa desde hace varios meses pérdidas seminales con cierta frecuencia, e insomnio casi constante. (Paladini, 1891: 146-147).

Esta última fuente interesa, por un lado, debido a la confirmación que presta a la juntura que por entonces podía establecerse entre los tópicos de lo nervioso y del debilitamiento, merced a la cual el lenguaje de las patologías digestivas podía avanzar con tranquilidad en el terreno del estudio de la fenomenología neurótica. Por otro lado, un interés complementario reside en el modo en que corrobora aquello que otras fuentes evidencian de manera quizá menos enfática: tanto por los rasgos de los dispositivos asistenciales dedicados a visibilizar las patologías nerviosas, como por la esencia de la armadura conceptual que buscaba explicarlas, pero también en función de una falta de especializaciones médicas –que no hacía otra cosa que destinar a la demanda neurótica una panoplia asaz diferenciada de ofertas profesionales–, los neuróticos porteños (insomnes, dispépsicos e impotentes) obtuvieron su reconocimiento en dispositivos enunciativos y clínicos que no se inscribían en ninguna de las sendas que a posteriori monopolizarán ese material clínico. Ni el manicomio ni la sala de enfermedades nerviosas alentó u organizó el grueso de los ensayos teóricos o prácticos que se llevaban a cabo a propósito de las nuevas entidades patológicas. Médicos generales, con lacunarias curiosidades por materias como la gastroenterología o la reumatología (o incluso la oftalmología, como en el caso de Roberts), podían disputar a proto-psiquiatras o proto-neurólogos un material mórbido que deambulaba por la ciudad. Y fueron ellos quienes prestaron su pluma para ir delineando una figuración local de la neurosis. Sin ir más lejos, el médico español al que ya nos hemos referido en más de una oportunidad, Alberto Díaz de la Quintana, participó a su modo de ese sendero. Sin jamás haber pasado por el asilo de locos ni por un servicio de neurología, aquel extranjero fue de alguna manera uno de los grandes especialistas en patología neurótica en Buenos Aires. No escribió mucho a ese respecto, salvo su tesis madrileña de 1893, pero su perfil se amolda a los artífices teóricos que estamos revisando en esta oportunidad.

Es momento de retornar a *El nervosismo* de Carlos Díaz, que no tuvo una gran acogida entre los médicos de Buenos Aires. El rótulo que figura en la portada de esa tesis fue apenas un nombre alternativo para esas condiciones que los profesionales se esforzaban por describir con el lenguaje versátil de lo nervioso. Fue un mote más para esos estados caracterizados por irritación, sobreexcitación, ansiedad y malestares corporales un tanto impredecibles. La tesis de Díaz tuvo el mérito, de todas maneras, de dejar asentado por vez primera y de modo claro que se trataba de un territorio patológico enteramente ajeno a las vesanias o la locura; no solamente porque el espectro sintomático era muy distinto, sino ante todo debido a que no cabía suponer la intervención de ningún elemento ideativo o mental. Ahora bien, en sintonía con trabajos pioneros como el de Roberts, la problematización de lo nervioso no conllevaba en Díaz ningún diagnóstico sobre la ciudad moderna o los costos de su tecnificación. Neurosis, neurastenia o nerviosidad no eran todavía sinónimos de cosmopolitismo desenfrenado.

La agencia de producción de la esquiva enfermedad no era aún el hábitat humano, sino un cuerpo algo imaginario. Reacio a hablar de causas, Díaz atribuye a un malfuncionamiento del "Gran simpático" el punto de partida del nervosismo (Díaz, 1883: 20). En otras palabras, un desequilibrio en el sistema regulador del flujo sanguíneo (del cerebro, la médula o los nervios) sería el fundamento de esa condición nerviosa.[15] A tono con el vocabulario empleado luego por Torino, lo neurótico es aquí un estado de debilitamiento que debe ser reconducido a un desarreglo sanguíneo o circulatorio.[16] A diferencia de lo que sucedió en otros contextos como el alemán, donde desde un comienzo el modelo energetista

---

15 Al respecto, Díaz agrega: "Bajo la influencia de esta anomalía funcional del gran simpático, y de los trastornos producidos en la circulación de los centros nerviosos, se crea una modalidad patológica, en virtud de la cual la excitabilidad nerviosa pierde fuerza y se debilita. Las impresiones se verifican de una manera rápida y son producidas por una causa que en las condiciones normales no sería suficiente a provocarlas. Pero en razón de esta misma debilidad, no hay bastante reacción, y el agotamiento se produce más pronto" (Díaz, 1883: 23).

16 De esa inspiración participa asimismo el trabajo de Ernesto de Tezanos Pinto (1887) acerca de las trofo-neurosis, es decir, de las afecciones que responden a un mal funcionamiento en la nutrición de los órganos, debida a una alteración del sistema vaso-motor dependiente del sistema nervioso.

o eléctrico sirvió para describir los desarreglos nerviosos, en la medicina de Buenos Aires funcionó un prisma más bien nutricional (Roelcke, 2001). El lenguaje de los cables, los electrodos o las pilas, no aportó en estas latitudes, al menos antes del cambio de siglo, las metáforas con que describir el destino del cerebro, los nervios o los músculos. Antes del primado de ese modelo eléctrico-cerebral, lo que reinó fue un vocabulario del corazón y la sangre, menos plagado de tecnicismos y más próximo a las figuras y argumentos de un vitalismo difícil de remover.[17]

Esta aproximación entre nervosidad y debilitamiento dejaba abierta la puerta para la presunción de que las mujeres serían las víctimas frecuentes de la patología (Díaz, 1883: 24). A la hora de conjeturar qué factores podían conducir a aquel debilitamiento, la pluma de Díaz reconocía el accionar de los modos de vida, pero allí se aglutinaban elementos tradicionales ligados a las pasiones y la higiene (una educación permisiva, lectura prematura de novelas, imaginación desbocada, efervescencia política, decepciones amorosas, etc.), a los que se reconocía igual poder de acción que al embarazo o la menstruación. A tono con una medicina antropológica gestada a comienzos del siglo XIX, esa condena de ciertas maneras de relacionarse con las cosas se fundamentaba

17 A tal respecto, vale recuperar un temprano artículo de Federico Texo publicado en la *Revista Argentina de Ciencias Médicas* acerca de un caso "raro e interesante a la vez por pertenecer a las enfermedades nerviosas, grupo patológico en que por tantos años han divagado en su oscuridad clínicos distinguidos, y que merced a los progresos de la ciencia conocemos en parte hace algunos años" (Texo, 1885: 349). Se trataba de un individuo de 15 años, que desde hacía algunas semanas, y a consecuencia del esfuerzo realizado para defecar, perdió el movimiento de una mitad de su cuerpo. El examen de sus síntomas motores y sensitivos hizo presumir la existencia de una lesión focal en la médula. La causa de esa lesión era, según la deducción de Texo, un desarreglo circulatorio producido por el exceso de masturbación (Texo, 1885: 359). No carece de interés remarcar que en esas fechas, en simultáneo a la difusión del lenguaje de las neurosis en las páginas médicas, comienza a extenderse el estudio de los hábitos sexuales, sobre todo la masturbación. Por el momento uno y otro fenómeno van por carriles separados. Un año atrás, Arturo Billinghurst había publicado un breve informe acerca de una joven de 23 años que presentaba un signo enigmático: a pesar de varias intervenciones del médico, una pequeña herida en una pierna se resistía a cicatrizar. Tras comprobar su estado de debilitamiento, fatiga y nerviosidad, el doctor interrogó a la paciente y logró que confesara su práctica onanista (indudable causa de la mala cicatrización, según habían demostrado algunos tratados franceses). Siguiendo la prescripción del facultativo, la muchacha abandonó su conducta pecaminosa y se estableció en el campo, tras lo cual su salud mejoró de manera significativa (Billinghurst, 1884).

más en el tópico higienista del *régimen* que en metáforas energetistas del desgaste (Díaz, 1883: 27-28; Williams, 1994).

Al igual que el "neuro-asténico" de Roberts, el "nervioso" de Díaz también es un sujeto cuyo padecimiento se confunde con la conciencia de su degradación física: "Pero el centro de la ideación, que reside en las células corticales de la sustancia gris del cerebro, no se altera, y el neurópata desde la altura de su inteligencia puede contemplar su miserable estado" (Díaz, 1883: 48).[18] El parecido entre estos autores no se detiene allí. Lo que garantiza la posibilidad de aglutinar estas primeras monografías (incluyendo asimismo la de Torino) es la mixtura de dos elementos negativos, que cobran singular relieve en los tres doctores más allá de sus evidentes diferencias a la hora de teorizar la enfermedad. El primero de ellos tiene que ver con la existencia de un *paciente tácito*, por no decir ausente. A pesar de que a lo largo de sus casi 100 páginas Díaz promete en más de una oportunidad el análisis de un caso clínico, ese presunto enfermo jamás aparece. Lo mismo sucede en la publicación de Inocencio Torino. Esa ausencia es ratificada por el texto de Roberts: a los fines de ser reconocido como neurótico, L. S. tuvo que hacer (y luego desandar) una larga travesía a través del Océano. Esos tres profesionales parecen decir a coro, yendo a contramano de una evidencia palpable que los avisos publicitarios de los diarios ofrecen día tras día, que en Buenos Aires no hay neuróticos.

El segundo punto negativo tiene que ver con la paradoja de una afección sin terapia. En tanto que Torino auguraba, sin demasiadas garantías, un no-lugar para los neuróticos, Roberts se contentaba con celebrar que allende el Atlántico esa utopía era posible; Díaz, a su turno, no planteaba indicaciones más precisas para el incierto neurótico de la medicina porteña. En las pocas páginas dedicadas al tratamiento, un énfasis en el valor de la profilaxis (centrada en una correcta educación infantil) era asociado a un listado incontrolado de todos los remedios posibles: distracciones, el matrimonio, estadías en el campo, viajes, drogas (ferruginosos, tónicos, sulfato de quinina, bromuro de alcanfor, belladona), hidroterapia, electroterapia, inhalaciones de oxígeno, consumo

---

18 Más abajo agrega: "[L]a conciencia de su triste situación amarga pronto las horas de su vida. Su carácter se altera profundamente: todo lo contempla a través del prisma de su dolor. Todo cuanto le rodea le disgusta: la visita de su mejor amigo le parece inoportuna. Rechaza los consuelos y halagos de los seres que más ama, y muchas veces, hasta le fastidia una palabra de aliento que le envía su afligida madre" (Díaz, 1883: 62).

de leche. El acopio desordenado de todas las terapias, efectuado por un médico que no había tratado ningún paciente, era casi lo mismo que la negación de toda terapéutica.

Más allá de los deslizamientos o desbordes hacia un marco alternativo (la promesa de una terapéutica algo utópica en Roberts, o la señalización del talante cuasi-patológico de la afección en Díaz), lo que prima a lo largo de casi toda la década de 1880 es una representación problemática de las neurosis. Enfermedad de límites borrosos o dilatados, ella parece servir simplemente como figura aglutinadora de tres tópicos ampliamente extendidos en la mentalidad finisecular: la locura, la debilidad y la degeneración. Carente de autonomía mórbida, la neurosis parece señalar una condición que en muchos doctores (Ramos y Torino) no puede desmarcarse del paradigma alienista del delirio. El prisma de la locura gozaba por entonces de un real vigor, asegurado por la existencia de un dispositivo asistencial ya reconocido y valorado: el manicomio. Continuando la visión sesgada de Ramos Mejía, otros colegas no podían apropiarse de esa nueva figura sin deletrearla con el lenguaje ya compartido de la peligrosidad y la creencia errada.[19] Comparte esa suerte con otras afecciones que se resisten, por el momento

19 Por otro lado, entre los alienistas del período era habitual el empleo del término neurosis como sinónimo de vesania. De todas maneras, es de notar que apelaban a él muchas veces para describir casos fronterizos, donde el elemento delirante no tenía los rasgos propios de la locura inveterada, y donde el estado de locura se debía claramente a un debilitamiento orgánico. Por ejemplo, Osvaldo Eguía recurre a la categoría de neurosis al describir un caso de "pseudo locura paralítica"; se trataba de una mujer que, tras un intenso episodio de debilidad y aflicción, había caído en un estado de postración, delirio y abatimiento, del cual se curó íntegramente gracias un tratamiento reconstituyente ferruginoso, capaz de revertir su anemia (Eguía, 1884). ¿No sería acaso correcto conjeturar que, siguiendo una práctica que ha sido documentada en diplomados europeos de esos años, Lucio Meléndez prefirió el diagnóstico de neurosis (y no el de locura) en pacientes de buen pasar económico (Marland, 2001; Forth, 2001)? Podemos citar, a modo de prueba, el caso de un joven de 17 años, de buena familia, cuya melancolía apática se mostró curable gracias a un tratamiento farmacológico (Meléndez, 1884b). O también la niña de trece años de edad, que vivía atormentada por una fobia al fuego e incluso al calor, que la obligaba a permanecer en cama completamente desnuda, cubierta por apenas una sábana a pesar del frío (una "neurosis parcial o monodelirio" al decir del médico). Meléndez la trató en su domicilio, y no en el asilo, y prescribió un tratamiento a base de tónicos reconstituyentes, baños fríos, equitación "y todas aquellas distracciones que pudieran hacer olvidar a la enferma su terror" (Meléndez, 1885c: 85). Existe, en otro orden de cosas, un único escrito del alienista acerca de nuestro tópico, titulado "Neurosis de los atorantes {sic}", donde el autor se concentra, en términos genéricos, en la existencia de individuos sin hogar, que se entregan al

sin demasiado éxito, a ser colocadas en el molde errado del delirio. En efecto, por esos mismos años, la histeria atraviesa un sendero igual de escarpado, tal y como hemos intentado mostrar en otra oportunidad (Vallejo, 2019a). Si bien ella irrumpe más tempranamente en los recuentos estadísticos de los hospitales locales, o incluso en relatos clínicos algo extensos, la histeria carece, más o menos hasta 1886, de una autonomía mórbida irreversible. O bien nombra apenas un accidente más en un derrotero mórbido signado por la agitación y la debilidad –es lo que sucede con el caso clínico *prínceps* descrito por Lucilo del Castillo (1877)–; o bien lo *histérico* es simplemente un modo de cualificar los síntomas que aparecen descritos como la resultante de un delirio subyacente (Arce, 1881; Meléndez, 1882a, 1885a; Ramos Mejía, 1891b; Coni, 1883; Piñero, 1886a). Volveremos a ese punto en el capítulo quinto de este libro.

Por el momento el vocablo neurosis habita mayormente en las páginas de una literatura médica que busca alertar sobre la peligrosa existencia de un mal que resulta invisible para el ojo no entrenado; no obstante, el término rara vez es empleado en los informes clínicos o las estadísticas de los centros asistenciales. Contamos con escasos registros de ese tenor, pero los pocos existentes arrojan evidencias que no pueden ser desestimadas. Por ejemplo, en el cuadro acerca de los 206 pacientes atendidos durante 1884 en el "Consultorio de enfermedades nerviosas" del Círculo Médico Argentino, no aparece ningún diagnóstico de "neurastenia", "nerviosismo" ni nada que se le parezca (Caballero, 1885); sin embargo, lo interesante es que ya para esa fecha, el diagnóstico de histeria era muy frecuente; sin ir más lejos, fue el más prevalente durante ese año, con 54 casos. Ello indica, a todas luces, que la patología histérica, que no recibía en la literatura teórica definiciones demasiado claras, ya tenía ganado su espacio en la práctica clínica.[20] En un informe sobre las actuaciones de ese consultorio en 1891 –no existen registros sobre otros períodos–, vemos que la neurastenia, en cambio, ya figuraba como un diagnóstico posible, en dos casos (Pacheco, 1892).[21]

---

alcohol, y que se pasan la vida intentando en vano renunciar a ese hábito malsano (Meléndez, 1884a).

20 En un artículo arriba mencionado hemos señalado que desde la década anterior el diagnóstico de histeria, muchas veces bajo la forma de "histero-manía", ya era utilizado con frecuencia en otros hospitales de la ciudad (Vallejo, 2019a).

21 Por razones que desconocemos, durante 1891 bajó significativamente la cantidad de enfermos en ese consultorio de enfermedades nerviosas. Fueron apenas 66. El

Si la elucubración sobre la neurosis no establece un diálogo ostensible con la tarea diagnóstica de los doctores practicantes, sí lo hace con las representaciones que acerca de ese mismo mal circulan durante esa década en la literatura naturalista. En efecto, en esas novelas pioneras el mote de neurosis adolece de las mismas ambigüedades, aunque no por ello deja de tener la virtud de garantizar la soldadura entre peligrosidad, simulación, delirio y degradación hereditaria. Para comprobarlo bastaría con observar de qué manera el término fue empleado por el médico Manuel Podestá en su obra *Irresponsable*, editada en 1889. Junto con algunos personajes previos de Cambaceres, el protagonista central de aquella ficción, el enigmático *hombre de los imanes*, se transformó para el imaginario de aquel entonces en un típico representante del mal neurótico.[22] Más aun, el triste héroe de *Irresponsable* encarna de modo más que fiel las caracterizaciones esbozadas por Ramos, Torino y Díaz. Su endeblez mórbida, sus extravagancias, su pusilanimidad, sus eternas cavilaciones inútiles;[23] todos esos signos traducían su "sistema nervioso de neurótico" (Podestá, 1889: 220), propio de esos "seres enfermos, organismos morales truncos, que van esparciendo, como la mala semilla, el germen insano de una existencia peligrosa, que lleva de una generación a otra su marca indeleble" (282). No cabía sino un desenlace para esa afección: debido a su crisis delirante y convulsiva, termina sus días

diagnóstico de neurastenia no fue el único nuevo (en relación al cuadro sobre 1884): en 1891 fueron atendidos dos sujetos aquejados de "onanismo".

22 Tal y como ha enfatizado Graciela Salto, un rasgo distintivo del neurótico de Podestá, que lo aleja de los personajes de anteriores ficciones naturalistas, reside en el hecho de que el *hombre de los imanes* no es "un intruso en el orden de la elite", sino un miembro natural de esos sectores que pasaron por el Colegio Nacional, los salones y las aulas de la Facultad de Medicina (Salto, 1998: 95). Podríamos ver en ese detalle, por lo tanto, otra de las razones por la cual su perfil sintetiza las argumentaciones contemporáneas de lo neurótico: en los pocos casos en que el neurótico tiene rostro en la literatura médica (recordemos el paciente viajero de Roberts, el insomne Achával, el dispépsico Gallastegui o el lector al que Ramos se dirige en el cierre de su capítulo sobre las pequeñas neurosis), él pertenece a un estrato social muy distinto al de los locos y alcohólicos que llenaban las estadísticas del manicomio de Meléndez.

23 "Alto, muy flaco, con la flacura del hambre, con una cara puntiaguda, demacrada, amarillenta, con esa piel lisa, estirada, como si algún maleficio le hubiese hecho perder la movilidad que da la expresión fisonómica. Los ojos negros, tristes, pensativos, que vagaban en dos órbitas demasiado grandes, ahuecadas como las de un muerto" (Podestá, 1889: 177); "caído en el marasmo del abandono, suicidándose poco a poco tal vez por la anemia de un cerebro que funciona con un solo objetivo, con una sola aspiración: no hacer nada, ser inútil" (Podestá, 1889: 217).

en un manicomio. Uno de los fragmentos finales de la novela parece sancionar la verdad última de la representación de neurosis que había regido las cavilaciones de tantos médicos de aquella década: "Ser transformado sucesivamente por la neurosis, por el alcohol, por la mancha hereditaria, que fue agrandándose con los años hasta eclipsar su personalidad" (363). La neurosis era el nombre de apenas una modulación, una fase o una cara de una pendiente degradante y enfermiza, que tenía la virtud de otorgar una frágil entidad patológica a una condición donde el delirio aparece en su ausencia, donde la locura figura sobre todo como augurio infalible.

Pero al mismo tiempo, si el *hombre de los imanes* era la simbolización más prístina de aquella temprana y duradera caracterización del neurótico, también se convirtió de inmediato en la víctima del desencanto que esa figuración podía generar en varios actores del mundo intelectual o sanitario. A tal respecto conviene recuperar la polémica que el abogado Norberto Piñero, futuro entusiasta de la psicología experimental, entabló con Podestá desde las páginas de *La Nación* unas semanas después de la aparición de la novela (Salto, 1998).[24] Si bien el intercambio giró ante todo alrededor de las insuficiencias de las tesis organicistas y deterministas utilizadas por Podestá (quien seguía esencialmente a Lombroso), uno de los principales reparos que opuso Piñero fue que el héroe de la novela, con su misteriosa mezcla de inacción y raciocinio, era "un tipo único", "literariamente verosímil" pero imposible de ser explicado mediante ninguna de las tesis desplegadas en la narración. En su última intervención, el hermano de Antonio Piñero agregaba:

> El Hombre de los imanes no era un loco ni un imbécil; era un desequilibrado; y no me parece que las extrañas y equivocadas impresiones producidas –a veces, no siempre– en él por los fenómenos del mundo externo demuestren que el resultado lógico de sus múltiples factores sea la evolución que ha seguido.[25]

Una novela previa de Cambaceres merecía reparos similares, pues la narración de las peripecias de su héroe negativo también se mostraba incapaz de otorgar una fundamentación unívoca o coherente a su destino trágico (Nouzeilles, 2000). Nos referimos a *Sin rumbo*, aparecida

---

24 Vale recordar que Piñero había participado en 1888, junto con Podestá, del intento de fundar una Sociedad de Antropología Legal y Criminal (Anónimo, 1888).

25 Norberto Piñero, "Contra-réplica. El hombre de los imanes", *La Nación*, 16 de marzo de 1890.

en 1885. Si bien el personaje central, Andrés, no recibe explícitamente el mote de "neurótico", el inventario de sus cavilaciones y sufrimientos hace de esas páginas la insuperable plasmación del nuevo sujeto nervioso del mundo porteño. En su afán de impugnar, no sin paradojas, la autofiguración clásica de la elite a la que pertenecía por derecho propio, Cambaceres desplegó un análisis psicológico de esos desarreglos mucho más sutil y perspicaz que los ensayados por otros novelistas del período. El modo en que *Sin rumbo* reseña algunos elementos de la condición nerviosa justifica que a esa novela le haya sido adjudicado un lugar de privilegio en la historia de las letras. De hecho, ningún otro escritor del siglo XIX supo atrapar con igual acierto el tedio, la inconstancia o la misteriosa insatisfacción de esos nuevos habitantes de la ciudad moderna.[26] Por otro lado, ya en esos años Cambaceres propuso traducir esos desarreglos a un lenguaje del desgaste, haciendo al mismo tiempo de la vida citadina la principal consumidora de esa energía vital:

> En su ardor, en su loco afán por apurar los goces terrenales, todos los secretos resortes de su ser se habían gastado como se gasta una máquina que tiene de continuo sus fuegos encendidos. Desalentado, rendido, postrado, andaba al azar, sin rumbo, en la noche negra y helada de su vida. (Cambaceres, 1885: 48).

Y sobre todo ninguna de las novelas del período naturalista captó con tanta habilidad la extraña "desposesión" que caracterizaba a esos sujetos nerviosos: la incapacidad de controlar su yo, sus emociones o su cuerpo es aprehendida como un rasgo tan positivo como enigmático, que nunca queda reducido a la consecuencia de un delirio o una idea errada. Los estados de angustia, las palpitaciones o los trastornos sensitivos eran tan lacerantes para el nuevo neurótico por un motivo que excede su cariz doloroso o molesto; significaban una herida imperdonable a su elemento más preciado: su yo seguro y estable, su capacidad de mantener bajo control los deseos e impresiones de su ser sensible. Andrés es el ícono acabado de ese nuevo neurótico que asiste denodado a un cuerpo que no responde, que debe soportar la tortura de ser un yo escindido y contradictorio. Cambaceres le lleva la delantera a los

---

26 "Insensible y como muerto, encerrado dentro de las paredes mudas de su casa, días enteros se pasaba sin querer hablar ni ver a nadie, arrebatado en la corriente destructora de su siglo" (Cambaceres, 1885: 14); "permanecía ensimismado e inmóvil largo tiempo. De pronto, un deseo violento de salir, de andar, una fiebre, un furor de movimiento lo asaltaba" (16).

médicos porteños al dictaminar que estas nuevas afecciones nerviosas exigían una redefinición del tópico de la enajenación: si Andrés no era el amo absoluto de sus afectos y de sus movimientos, ello no obedecía a la súbita irrupción de una cosa ajena su yo (un impulso instintivo o la invasión ciega de un delirio), sino a la constante vacilación de aquel:

> Maquinalmente, donde el movimiento automático de sus piernas lo llevaba, en su escritorio, en su sala, se dejaba estar.
> ¿Por qué se quedaba allí, qué hacía?
> Nada, no se daba cuenta, no sabía.
> Era como un abotagamiento, como un letargo intelectual, pero un letargo consciente. (...)
> Y la voz, al formularla, le temblaba, y sentía y oía, al hablar, los latidos vertiginosos de su corazón, como un redoble en el pecho, la trepidación de una máquina lanzada a todo vapor. (...)
> – ¿Y nada nuevo entre su gente? –oyó con asombro que él mismo, a pesar suyo, preguntaba, como si saliera su voz de lo profundo de un pozo, como si una fuerza prodigiosa, alguien en él, que no era él, ciega y fatalmente lo impulsara. (Cambaceres, 1885: 58, 72-73).

A pesar de todas esas virtudes, el retrato de Andrés no se muestra capaz de delinear una imagen convincente de esa afección nerviosa. No solamente el suicidio final del personaje, sino también algunas de las torsiones previas de la narración (por ejemplo su inesperada afición a su hija Andrea), parecen señalar que lo que prima en la novela es un afán pedagógico de disciplinamiento moral, en desmedro de una problematización más certera de la subjetividad del personaje (Nouzeilles, 2000). La aniquilación de Andrés cumple, en tal sentido, la misma función que el derrumbamiento del *hombre de los imanes*: ambos recursos narrativos, amén de implicar una secuela paradójica de la trama previa, ratifican la imposibilidad en que el lenguaje literario se halla para sostener una representación armónica de una subjetividad que cabalga entre la enajenación absoluta y la mera insatisfacción.

Las reacciones adversas suscitadas por la novela de Podestá, dejan ver que hacia el cambio de década algunas voces del escenario cultural exigían para la neurosis una localización más nítida, que la rescatara de su confusión con la locura o que permitiera su autonomización mórbida. Ello no quita que por esas fechas, y aún durante varias décadas, en la prensa no especializada o aun en la literatura ficcional perdurara una sinonimia entre "neurosis" y "locura", "manía" u "obsesión". Citemos, a modo de ejemplo, una columna de *Sud-América* de octubre de 1889. Titulada "Un neurótico electricista", informaba que desde que la electricidad había cobrado protagonismo en la ciudad, se habían multiplicado los casos de una extraña "manía", que amenazaba con llenar de más "neurosis" el manicomio dirigido por Meléndez. Para ilustrar esa advertencia, se recuperaba el caso de un tal Pedro R., un joven de familia distinguida, que se había propuesto, de modo más que obstinado, acumular la energía de los rayos. Tras repetidos fracasos, entró en un estado delirante y furioso, y fue menester encerrarlo en el asilo. En la siguiente fase de su enfermedad este "neurótico" creía haberse convertido en pila productora de energía eléctrica, y para tal fin se empeñaba en absorber ácido sulfúrico, zinc y otras sustancias tóxicas.[27]

Todavía en 1896, en su extenso poema titulado *Neurastenia*, un joven Carlos Melo, futuro jurista y director de la Biblioteca Nacional, veía en aquella afección el signo de una degradación hereditaria, que empujaba al triste héroe de la historia hacia el abismo de la locura. Juan, nacido de una madre que no había conocido sino "miseria y amargura", dejó su Entre Ríos natal con la esperanza de triunfar en la vida, envalentonado por el placer sentido durante sus estudios secundarios. No sabía, empero, que él era uno de los "débiles, los monstruos/ Los neurópatas tristes, destinados/ A sucumbir en medio del camino/ En el triunfo brutal de los mejores" (Melo, 1896: 4). Colocado en una casa porteña en calidad de profesor de un niño, se enamora de la hermana, una bella joven que solo piensa en salones, fiestas y dinero, y que por ende no dedica a Juan ni siquiera una mirada. El desengaño amoroso reaviva de inmediato la mancha hereditaria:

> El germen, la tendencia
> Casi olvidada, que dejó la herencia,
> Con fuerza irresistible resurgía
> Del fondo del pasado,
> Infiltraba, invadía,
> Todo el ser con su hipnótica corriente,
> Llenando de veneno
> El pozo de aguas vivas de la mente.

---

27 "Un neurótico electricista", *Sud-América*, 26 de octubre de 1889. Véase asimismo "Un juez neurótico", *El Diario*, 17 de abril de 1891.

Y así llegó insensible, levemente
La neurastenia aguda
De extraño, melancólico delirio,
Que hizo de la incansable fantasía
De aquel dulce noctámbulo, la fuente
De su propio martirio. (Melo, 1896: 19).

Plaga y desacople

Casi de modo simultáneo, en otras producciones teóricas comenzó a tomar forma una particular soldadura, que no denotaba en verdad otra cosa que la implantación local de una nueva figuración de lo neurótico. Nos referimos a la presunción de que la vida moderna, sobre todo en las grandes ciudades, era el fundamento necesario de esos incómodos desarreglos nerviosos. A primera vista podrá parecer que allí no hubo un gran desplazamiento en las ideas. Desde antaño, y sacando provecho de la indisoluble imposibilidad de hallar basamentos orgánicos para las enfermedades mentales o afectivas, se habían difundido argumentaciones sobre el carácter deletéreo de elementos que, para hablar en términos generales, pertenecían al universo del hábitat humano y su componente afectivo. Desde fines del siglo XVIII, ante todo gracias al impulso dado a esa doctrina por Pinel, se atribuyó a las pasiones (la cólera, los celos, el afán de lucro, la religiosidad, etc.) la provocación o el desencadenamiento de las afecciones mentales más conocidas (Weiner, 1999). Similar poder patológico se adjudicó a otros factores emparentados, como la imaginación, el agotamiento intelectual o las conmociones políticas.[28]

En el contexto local, Samuel Gache fue el partidario más entusiasta de esa denuncia de los poderes patógenos de todo ese conjunto de elementos que a fin de cuentas hacían al carril civilizatorio. Así, en una conferencia acerca del suicidio, dictada el 17 de mayo de 1884 ante los miembros del Círculo Médico Argentino, afirmó que "la frecuencia de este fenómeno está en razón directa al grado de civilización de las

28 Esa tradición tuvo en Ramos Mejía a su principal propulsor. Ya en su libro de 1878 había ensayado una lectura del modo en que los momentos de zozobra política podían favorecer la multiplicación de casos de locura, o incluso había intentado perfilar qué tipo de mentalidad prevalecía en cada época de la historia reciente (colonia, Independencia, guerras de caudillos) (Ramos Mejía, 1878: 67). Excede los intereses de este capítulo el análisis de cómo continuó y complejizó esa empresa en su obra de 1899, *Las multitudes argentinas*.

naciones" (Gache, 1884: 559). De acuerdo con el médico porteño, las estadísticas disponibles indicaban que la muerte voluntaria tenía lugar de modo más frecuente "en aquellos países donde las ciencias, las manufacturas, las artes, las industrias, la política, el comercio en sus numerosos ramos, constituyen los medios habituales de la vida" (Gache, 1884: 559).[29]

Ahora bien, durante el último cuarto del siglo XIX, y comenzando con esa nueva afección llamada neurastenia, esa tradición sufrió una torsión muy clara. El énfasis empezó a ser colocado en elementos que parecían identificar la vida de las ciudades tecnificadas e inquietas: sobreabundancia de estímulos, aceleramiento, falta de tiempo, sobreexigencia intelectual. Por otro lado, esos procesos presuntamente insalubres fueron retraducidos mediante un tamiz del desgaste, que en muchos contextos, a diferencia de lo que sucedió en Buenos Aires, facilitó una reinterpretación eléctrica del funcionamiento nervioso.

Ese corrimiento puede ser notado en publicaciones porteñas apenas posteriores a los textos de Díaz o de Torino. Ya a mediados de 1886, los *Anales del Círculo Médico Argentino* publicaron, en dos entregas, un trabajo original del médico uruguayo Federico Susviela Guarch, que por entonces residía en Berlín. Bajo el título de "Nerviosidad", el artículo reconocía en aquel estado patológico uno de los efectos más lamentables de las condiciones de vida de las metrópolis modernas ("La nerviosidad es un fenómeno concomitante de la cultura de los pueblos actuales y de la excesiva tensión de sus fuerzas físico-morales en los combates que el espíritu libra por la vida material e intelectual" [Susviela Guarch, 1886: 373]). En esas consideraciones no estaba ausente, por supuesto, el tópico del debilitamiento del sistema nervioso, modulado en clave sanguínea. De hecho, la problemática a tratar debía ser dividida, según el célebre médico oriental, en dos frentes: la nutrición (sanguínea) de la materia nerviosa, y "la acumulación de aquella fuerza y gasto de la misma". La modernidad atentaba, según el doctor, contra ambas dimensiones:

> En nuestra época ha pasado el tiempo para la aplicación primitiva del hombre, quien en vez de labrar el campo, de perseguir la caza y la pesca, en comunidad constante con la naturaleza

29 En algunos de sus escritos, Meléndez se había mostrado más conciliador: "no, la civilización bien entendida y tomada en su justo valor nunca daña; lo que seguramente trastorna la mente es el abuso, que no puede compararse jamás con la civilización bien entendida" (Meléndez, 1881a: 156).

> libre, debe pasar la vida obligado por la civilización de hoy, en el bufete de estudio, en el escritorio, o en las salas de la fábrica y del taller.
> La carestía trae consigo la imposibilidad de adquirir los primeros alimentos como la carne y la sustitución de los mismos por el café, el té y el alcohol. (Susviela Guarch, 1886: 375).

En lo que atañe a la economía y al gasto de esa fuerza, las grandes urbes ejercían su gesta destructiva, por ejemplo, alterando el sueño, o incluso toda forma de descanso, debido a la "excitación y sobreexcitación permanente de la vida de las grandes ciudades, con su caza hacia la adquisición de dinero y placeres". Esta desarmonía daba lugar a un circuito difícil de interrumpir, pues el cerebro cansado, mal nutrido, no busca su bienestar sino en la sobre estimulación, para lo cual la ciudad le ofrece música, vinos, drogas (opio y morfina), tragedias y comedias, al igual que especulaciones en la bolsa y agitaciones políticas. Como consecuencia de esa vida, prosigue Guarch, sobreviene la neurastenia, esa enfermedad que Beard erróneamente restringió a los Estados Unidos, y que en verdad ya se apodera de los habitantes de Europa.

Esas ideas lograron una rápida difusión entre los médicos porteños, sobre todo entre aquellos que comenzaron a utilizar asiduamente el diagnóstico de neurastenia en su clínica cotidiana. A tal respecto, cabe subrayar la buena acogida que logró la voz de Lucas Ayarragaray entre sus colegas inmediatos. Sus planteos acerca de los factores etiológicos inmateriales de la locura y el desequilibrio nervioso, fueron insistentemente recuperados por los doctores de Buenos Aires durante el cambio de siglo. Ya en su celebrada tesis de 1887, referida al papel patogénico de la imaginación y de las pasiones, Ayarragaray había preparado el terreno para su futura empresa (Ayarragaray, 1887). A pesar de que apelaba al vetusto lenguaje de la mutua influencia entre lo físico y lo moral, y a pesar de que insistía en el remanido tópico del exceso pasional, aquella tesis producía en realidad todo el tiempo un desborde del ideario tradicional, sobre todo mediante la reconducción de esos malestares al estado excepcionalmente intranquilo de la civilización *fin de siècle*: "Las inquietudes que aquejan la vida moderna por las exigencias que ha creado el progreso en el cumplimiento del destino individual y colectivo, producen día a día una verdadera desvinculación entre el sistema nervioso y demás aparatos de la economía" (Ayarragaray, 1887:

10).[30] En el marco de esas ideas, el *neurosismo* aparecía como un ejemplo ilustrativo de los efectos enervantes de las ciudades modernas (Ayarragaray, 1887: 82).

Ahora bien, no deja de ser sintomático que esa entidad nosológica irrumpiera en el tramo final de la tesis, en el capítulo referido a la pasión amorosa. Más que leer esa particular combinación entre lo neurótico y lo amoroso como un anticipo de la ligazón que lentamente se irá construyendo entre la sexualidad y *los nervios*, cabe más bien interpretarla como un indicio del momento transicional en que esas páginas quedan colocadas. La neurosis no llega a ser en la tesis de Ayarragaray una patología autónoma; es, por el contrario, apenas un epifenómeno del poder de lo psíquico sobre el organismo. Más aun, esa indeterminación mórbida es consecuente con otro rasgo de la tesis. Al igual que en los trabajos previos de la década de 1880, en las páginas de 1887 la terapéutica casi brilla por su ausencia. En este caso en particular, esa falta quizá pueda ser justificada por el talante teórico del trabajo, que además aborda un tópico que no es reductible a una entidad mórbida singular; pero aun así, no podemos evitar poner en continuidad las escasas tres páginas que Ayarragaray dedica al abordaje curativo (en donde la medicina moral o "psicoterapéutica" tiene garantizado su lugar) con una desestimación igual de enfática asumida por los otros autores que no llegaban a reconocer en la neurosis una enfermedad de perfil nítidamente delineado.

Dos años más tarde, el médico porteño volvió a tratar el asunto en una conferencia titulada *Causas sociales del neurosismo contemporáneo* (Ayarragaray, 1889). Allí no hizo otra cosa que desplegar con mayor precisión el diagnóstico planteado en su tesis, insistiendo en la conjetura según la cual el medio social moderno, responsable de la enervación nerviosa tan extendida, se asentaba en una rotura de las jerarquías y

30 Hay que subrayar asimismo que esta tesis de 1887 efectuaba un segundo desmarcamiento respecto del paradigma de las pasiones, pues en esas páginas queda esbozado por vez primera en la literatura médica porteña el argumento, que reconocía en Charcot su artífice principal, según el cual la influencia de lo mental en la provocación de enfermedades se operaba a través de mediaciones más precisas que las vagas pasiones o emociones. Una idea recortada, o una representación psíquica, era capaz de producir todo un mecanismo patológico, auto-hipnosis mediante: "Pero no todos los desórdenes emanan del juego de las pasiones; basta, como dice Hunter, la idea de una sensación para que pueda ser considerada como la sensación misma.(...) Estas sensaciones son originadas por verdaderos auto-hipnotismos, y en esos casos una sensación ideal destruye y suplanta a una real" (Ayarragaray, 1887: 25-26). Ese razonamiento sería reutilizado unos años después por varios doctores de Buenos Aires en sus trabajos a propósito de la enfermedad histérica (Vallejo, 2019a).

estratificaciones que durante largo tiempo habían marcado el destino de los hombres. Aquella quebradura dio rienda suelta a la ambición, a la quimera de que cada uno puede forjarse su propio destino, con lo cual los organismos muchas veces sobreexigieron sus capacidades innatas.

> Abierto el campo a todas las actividades y a todas las ambiciones, pocos se conforman con su estrella y su fortuna; los horizontes ilimitados se perciben de todas las esferas y los caminos que conducen al poder, a la riqueza y a los honores están llenos de desheredados que marchan afanosos con los brazos extendidos. (Ayarragaray, 1889: 154).

De todas maneras, el afán por arribar a una imagen más certera del elemento social moderno no iba acompañado de un avance en la autonomización mórbida de lo que allí es tildado de neurosismo. Casi como una repetición de la tensión que contaminaba la obra inicial de Ramos Mejía, el concepto de neurosis de Ayarragaray menta, ora una condición adquirida debido a la inmersión en ese hábitat social excitante, y caracterizada por la reunión de manifestaciones molestas y difusas ("ya es la cefalgia por la erección continua de la idea, ya es la dispepsia por la inquietud y la excitación perenne; o se notan esos síntomas indefinidos, vagos y tenues que comprometen algunas o todas las partes del sistema nervioso" [Ayarragaray, 1889: 151]); ora una enfermedad mental con todo el cortejo de delirios y alucinaciones que definen a la locura.

El umbral que Ayarragaray no pudo franquear del todo, quedó definitivamente superado meses más tarde. En noviembre de 1889 concluyó su tesis de grado Ramón Eizaga, titulada *Neurastenia* (Eizaga, 1890). Se trata, a todas luces, del primer trabajo de cierta extensión que no solamente adopta sin vacilación la denominación moderna de la enfermedad, sino que reconoce en ella una entidad independiente, caracterizada en esencia por sus manifestaciones sintomáticas, que empero son "tan múltiples y variables" (Eizaga, 1890: 11). Al igual que algunos de sus predecesores, el flamante facultativo se muestra al corriente de la literatura extranjera dedicada a la materia (sobre todo las teorías etiológicas de Beard y de Erb), y define a la afección como un trastorno funcional del sistema nervioso, carente de lesión material. Si bien manifiesta su conformidad con la fórmula patogénica de Beard, según la cual la neurastenia es el efecto de la sobreexigencia de la civilización moderna, Eizaga despliega una visión más tradicional sobre la provocación de la enfermedad, donde vuelven a darse cita las clásicas elucubraciones sobre las posibles causas de las enfermedades nerviosas: junto con la herencia, cabe atender a una mal gobernada educación de los niños (excesivos trabajos intelectuales, inyección de temores imaginarios), el onanismo, los excesos venéreos, la lectura de novelas románticas, impresiones morales, enfermedades debilitantes como el tifus o la difteria, entre otros.[31] Independientemente de que no predomine aquí un diagnóstico sobre la vida moderna, lo cierto es que aquello que rige la mirada causal es la suposición de que todos esos factores operan a través de un debilitamiento o desgaste de la fuerza nerviosa.

La atención de Eizaga recae principalmente en la enumeración y estudio de los síntomas típicos de la neurastenia: fatiga, temblores, irritabilidad, mirada inquieta, trastornos intestinales, ánimo depresivo, apatía, impresionabilidad e insomnio. En opinión del autor, la enfermedad suele ser crónica. El fundamento de su moderado pesimismo es que la terapéutica sólo es capaz de incidir en las manifestaciones sintomáticas; para lograr una sanación rotunda sería necesario alterar radicalmente los hábitos del paciente, y esa tarea tiende a estar condenada al fracaso (Eizaga, 1890: 37).

Conocedor de los dispositivos asistenciales recomendados por Charcot y por Weir Mitchell, Eizaga pondera las ventajas y límites de los abordajes habituales (hidroterapia, electricidad y fármacos). En ese contexto el autor presenta dos observaciones clínicas. Unos siete años después del paciente viajero de Roberts, tenemos aquí los perfiles de los primeros neurasténicos autóctonos. El primero de ellos, M. M., un vigilante de 22 años de edad, había sido atendido a mediados de 1889 en el Hospital Melchor Romero de La Plata debido a problemas intestinales y gran excitabilidad nerviosa. Los síntomas más molestos (anorexia, vómitos, constipación, ánimo depresivo, insomnio y fotofobia) establecían un claro contraste con "el aspecto físico satisfactorio del individuo" (Eizaga, 1890: 55). Luego de diagnosticar una "neurastenia gástrica" (o "dispepsia nerviosa"), se instaló un tratamiento basado en dieta láctea, enemas de hidrato de cloral, lavajes de estómago y sobre todo "influen-

31 La elocuente fórmula del médico norteamericano, según la cita de Eizaga, es: "Civilización en general + Civilización Americana (nación joven y de desarrollo rápido con todas las libertades civil, religiosa y social) + Su clima que extenúa (calor, frío y sequedad extrema) + Diátesis nerviosa (efecto de los factores que acabamos de enumerar) + Esfuerzo excesivo en toda clase de trabajos o demasiada condescendencia para toda clase de pasiones y tendencias = Neurastenia o excesiva debilidad del sistema nervioso" (Eizaga, 1890: 18). Para una visión general de la teoría de Beard, ver Lutz (2001).

cia moral del médico", tendiente a disipar los temores hipocondríacos. Menos de dos meses después de haber ingresado al nosocomio, M. M. salió de allí completamente curado.

El segundo enfermo –no tratado en verdad por el autor–, N. N., un estudiante de 24 años, presentaba síntomas más difusos, ligados sobre todo a la esfera emocional (opresión angustiosa, memoria débil, cansancio general e insomnio). Se le encomendó un cambio en sus hábitos de vida, pero esos consejos no fueron observados del todo, y se le prescribió quinina y también hierro. Cuando Eizaga redacta su tesis, el tratamiento aún no ha terminado, y su pronóstico no es seguro. Ha disminuido la fatiga, se ha resuelto el insomnio, y se ha logrado convencerlo "de la naturaleza puramente nerviosa de su afección" (Eizaga, 1890: 60).

Con ese balance poco concluyente se cerraba la primera tesis local sobre la neurastenia. En la medicina de Buenos Aires, entre cuyos integrantes circulaban las ideas de Beard y de Weir Mitchell, ya se podía utilizar ese diagnóstico para nominar una afección de rasgos bien definidos, para cuya caracterización no cabía apelar de ningún modo al lenguaje del alienismo. De todas maneras, ese avance en términos de autonomización conceptual no se traducía por el momento en una alteración sustancial del material clínico o terapéutico. Los dos historiales de Eizaga, uno de los cuales ni siquiera correspondía a una observación propia –y que para colmo de males no servía como ilustración de una terapia efectiva–, significaban un tímido ingreso de la neurastenia a la clínica porteña.

Un abordaje más convencido se perfila en la segunda tesis acerca del tema (y última hasta el cambio de siglo), presentada en 1892 por Alberto Tessi.[32] En este trabajo sobresalen al menos dos elementos. Por un lado, la sorpresiva denuncia del carácter masivo o endémico de la afección; según el joven profesional, la neurastenia es un mal "tan común en la actualidad que no pecaría de exagerado si lo considerara como una enfermedad a la moda" (Tessi, 1892: 11).[33] ¿Cómo entender que una patología que apenas unos años antes brillaba por su ausencia

32 No hay que sobrestimar el valor del texto de Tessi, pues en más de una oportunidad plagia abiertamente la tesis de Eizaga. Debo esa observación a Leila Derfler.

33 Ese enunciado es una copia fiel de una proposición que Elvira Rawson de Dellepiane haría ese mismo año en su tesis, ya citada en el capítulo anterior: "El neurosismo, que tanto desarrollo ha adquirido en esta época, al extremo que es raro encontrar una mujer que no sea histérica, epiléptica o neurópata, producto muchas veces de la educación, los vicios, la herencia y hasta la moda; porque no se puede ser *chic* si no se es exquisitamente nerviosa" (Rawson de Dellepiane, 1892: 40). Mucho antes, en 1880, Mendioros atribuía a la hipocondría ese mismo talante endémico: "Esta dolencia

en los registros diagnósticos de los médicos porteños, de repente se hubiera transformado en una molesta plaga? Para responder ese interrogante será necesario recuperar algunas de las evidencias analizadas en tramos previos de este libro, y agregar, siempre en tono conjetural, un factor complementario. Por otro lado, a diferencia de su predecesor Eizaga, Tessi retoma el ideario que Susviela Guarch y Ayarragaray habían ayudado a divulgar en la cultura científica de la ciudad. La tesis de 1892 muestra, dicho en otros términos, un apego más firme a la fórmula canónica de Beard, mostrando al mismo tiempo su convencimiento de que la descripción social efectuada por el diplomado americano no podía ser restringida al país del norte:

> Entre nosotros existen también muchas causas que predisponen al desarrollo de la irritabilidad nerviosa, debido al gran desarrollo que han tomado entre nosotros las artes, las industrias y las ciencias en un pueblo que ha llegado en el corto transcurso de tiempo a ponerse al nivel de la civilización de los grandes centros europeos. (Tessi, 1892: 17).

Los estímulos y las sobreexigencias que Buenos Aires impone a sus habitantes provocan en ellos una falta de energía psíquica, un "cansancio cerebral", "esa especie de agotamiento que es la esencia de la neurastenia" (Tessi, 1892: 16).

No podemos dejar de señalar que detrás de esas convicciones palpita de todos modos una suerte de cortocircuito. En efecto, al tiempo que Tessi, consecuente con su argumentación etiológica, remarca que la terapia debe estar basada en "todos aquellos medios de que disponemos para reforzar el sistema nervioso" (Tessi, 1892: 39), y al tiempo que enlista los remedios que se amoldan a ese cometido (nutrición, reposo, prohibición de bebidas alcohólicas y de trabajos intelectuales, electroterapia, hidroterapia y "tratamiento psíquico"), a la hora de presentar sus dos observaciones clínicas, las cosas suceden de otro modo (sobre todo en el segundo caso). El primer paciente, un hombre de 26 años, otrora estudiante aventajado del Colegio Nacional, padecía constipación, insomnio, palpitaciones y cansancio extremo; el tratamiento medicamentoso no surtió efecto, y se le aconsejó una estadía en su provincia natal. Los tres meses transcurridos en una casa de campo de San Juan operaron un efecto casi milagroso, pues logró un total restableci-

---

está tan expandida hoy, que se puede decir, que no hay colección individual alguna, que no abrigue en su seno una de sus numerosas víctimas" (Mendioros, 1880: 12).

miento (fruto de una tonificación). Ahora bien, la paradoja se observa en el segundo enfermo, un italiano de 25 años atendido en el Hospital de esa comunidad extranjera debido a abatimiento moral y graves síntomas digestivos. Luego de comprobar que no había lesión orgánica en su aparato intestinal, y después del empleo infructuoso de algunos fármacos, la curación se logró mediante un particular "tratamiento moral": "se le hizo creer que para su enfermedad era necesario una difícil operación, lo que bastó para que el enfermo dejara pronto de pensar en su dolencia, siendo en el día un hombre en el completo estado normal" (Tessi, 1892: 45).

Estamos en presencia de una zona de múltiples desacoples. Desacople, en primera instancia, entre la denuncia de una plaga de neurastenia, y una literatura médica en que los casos clínicos se cuentan con los dedos de una mano. En segunda instancia, desacople entre, de un lado, la dimensión teórica, pergeñada por jóvenes profesionales que, deseosos de mostrarse al corriente de las novedades extranjeras, repiten prolijamente el lenguaje del desgaste, la sobreexcitación y los problemas tróficos, y de otro, la dimensión práctica, donde los remedios empleados (amenazas de operaciones, persuasiones sobre la naturaleza nerviosa de la afección) entran en cortocircuito con los preceptos teóricos recién desglosados. A ese respecto, conviene recuperar una vez más la homología con la histeria, la otra gran neurosis de fin de siglo. El análisis de los textos sobre patología histérica pone igualmente en evidencia la desconexión entre los complejos y actualizados marcos teóricos defendidos por los doctores, y los abordajes terapéuticos efectivamente llevados a cabo (Vallejo, 2019a).

Recuperemos el ejemplo más ilustrativo, la tesis de Ricardo Schatz sobre las parálisis histéricas (Schatz, 1891). Con ese trabajo se difunde en la medicina de Buenos Aires la sutil explicación teórica de Charcot sobre el valor etiopatogénico de la auto-sugestión, inseparable de la propuesta de ver en el mecanismo formador del síntoma histérico el equivalente exacto del proceso que tiene lugar en la hipnosis. Según la teoría elaborada por el neurólogo francés a partir de 1885, una idea, sobrevenida mediante auto-sugestión, es la responsable de una parálisis. El ejemplo principal estaría dado por aquel hombre que, en pleno estado de shock en el instante de un accidente de tránsito, tiene la certeza de que su pierna ha sido aplastada; a resultas de esa idea incorporada a su cerebro mediante auto-sugestión, el miembro inferior, orgánicamente intacto, queda paralizado (Sanfelippo, 2018: 70-84). En palabras de Schatz, que aquí no hace sino copiar a Charcot: "Es en estos casos por lo general un elemento sensitivo cualquiera, dolor, pesadez, etc., consecutivo a un traumatismo o a una violencia exterior que se hace para el enfermo la ocasión de una autosugestión involuntaria, lo más a menudo inconsciente, que llega a fin de cuenta a la impotencia funcional de un miembro o de una parte de miembro interesado" (Schatz, 1891: 32-33). En resumen, lo que estaría pervertido en un sujeto que padece una parálisis histérica es la "idea directriz" o la "imagen motriz" correspondiente a tal o cual movimiento o zona corporal.

Ahora bien, lo valioso de esta tesis de 1891 reside tanto más en la ilustración paradójica que sus tres historiales clínicos dan de esa teoría.[34] En ninguno de esos tres casos queda en evidencia que se haya procedido a aislar el elemento ideativo que, a resultas de una auto-sugestión, habría estado en la base de las parálisis en cuestión. El primer paciente (asistido por Esteves) era un francés de 21 años, que no podía sostenerse sobre sus piernas. A esa parálisis se sumaban algunos fenómenos de anestesia en la misma zona. Unos nueve meses después de su ingreso a la sala de enfermedades nerviosas, y sin notar mejoría, un Esteves hastiado le dijo que "si no caminaba era porque no quería, pues nada tenía que se lo impidiese" (Schatz, 1891: 102). Al día siguiente, al tener que visitar al Ministro de Francia, y sintiendo vergüenza de tener que ser cargado, hizo un "gran esfuerzo de voluntad" y pudo caminar. Días más tarde dejaba el hospital en buen estado de salud.

El parentesco entre esta ilustración clínica y la conjetura de la autosugestión es poco nítido, máxime si atendemos a la dimensión terapéutica. En su tesis Schatz había recordado que cualquier terapia es efectiva siempre y cuando opere sobre la causa de la enfermedad, y en tal sentido los remedios más eficaces para sanar una parálisis eran aquellos que podían vigorizar las imágenes motrices dañadas; en primer lugar figuraba el "ejercicio forzado" del miembro, capaz de volver a dar fuerza a las representaciones asociadas al movimiento; también servían los masajes o la electroterapia (faradización). Es evidente que ninguna de esas estrategias fue empleada con el paciente citado. En su caso operó más bien una sugestión encaminada a vigorizar la voluntad del enfermo.

---

34 Más aun, dado que los primeros dos casos fueron tratados por José Esteves en calidad de jefe de clínica del servicio de enfermedades nerviosas del Hospital San Roque, podríamos observar en esas manipulaciones la confirmación perfecta de la lectura sobre el modo de accionar de Ramos Mejía (director del servicio) en casos similares, que será desarrollada en el capítulo próximo.

En síntesis, ni en lo que respecta a la explicación diagnóstica ni en lo que hace al tratamiento, el primer caso establece un diálogo productivo con la parte teórica de la tesis. Y las cosas funcionan aun peor en los otros dos historiales. El segundo atañe a una francesa de 16 años, ingresada al San Roque en enero de 1891 debido a ataques convulsivos, que habían comenzado luego de contrariedades con sus familiares. Dos meses más tarde apareció una contractura y una parálisis en la pierna derecha. Su tratamiento constó de dos ingredientes: duchas frías e imposibilidad de ver a sus parientes. El tercer y último enfermo, observado por Schatz en el Hospital de Clínicas, era un peón de ferrocarril de 45 años. La narración del inicio de su padecimiento es una suerte de caricatura del célebre historial charcotiano: "estando desempeñando las funciones de su profesión (...) sufrió en el momento de enganchar dos wagones una impresión de susto, violenta que le hizo perder el sentido y caer al suelo" (Schatz, 1891: 109). A partir de entonces sufre de una parálisis de su pierna derecha, acompañada de anestesia al dolor. El jefe de clínica, Abel Ayerza, le vaticinó un pronto restablecimiento. Un mes más tarde, y sin que mediara casi ningún tratamiento específico (más allá de "una que otra aplicación farádica") el hombre volvió a caminar.[35]

A los fines de entender ambos desacoples (el referido a la profusión o carencia de pacientes, y el relativo a la coherencia entre la teoría y la acción clínica) conviene tomar en consideración los dispositivos asistenciales que permitían efectuar esas tareas de observación, diagnóstico y tratamiento. Las tesis revisadas, así como una parte importante de los trabajos teóricos acerca de las neurosis, resultaban de labores llevadas a cabo en hospitales públicos generales, manicomios o consultorios externos ligados al Círculo Médico Argentino. Es decir, en instituciones médicas que, o bien no presentaban las condiciones ideales para replicar las observaciones o manipulaciones adheridas a las teorías originales, o bien permanecían fuera del circuito material en que algunas condi-

35 En trabajos posteriores constatamos la misma paradoja: referencia a la tesis autosugestiva de Charcot, y descripción de historiales donde a la presencia del traumatismo físico no va unida ninguna sospecha de elemento ideativo. Véase por ejemplo la tesis de Luis Ficocelli; refiere el caso de un sujeto que, tras caer de un caballo y perder por unos instantes el conocimiento, es aquejado de una hemiplejía izquierda. Al respecto señala: "He aquí una hemiplejía del lado izquierdo que nace a raíz del traumatismo; éste no ha obrado de por sí solo para dar origen a esa parálisis, pero indirectamente ha dado lugar a una excitación psíquica, la cual obrando a su vez sobre un individuo ya predispuesto, ha dado nacimiento a la parálisis" (Ficocelli, 1898: 31).

ciones hallaban su terreno de despliegue. Todavía en 1907 –cuando la consolidación de algunas salas de enfermedades nerviosas podría hacer presumir que comenzaba a facilitarse la tramitación institucional de las neurosis, y en un momento en que a nivel teórico ya habían alcanzado mayor circulación lenguajes sobre automatismos o desarreglos mentales menores– el panorama no había sufrido modificaciones sustanciales. En la tesis médica a propósito de la neurastenia presentada ese año por Manuel Cortés, ex-practicante en los hospitales San Roque y Rawson, pervivía la vieja contradicción: a pesar de afirmar que se trataba de "una afección bastante común en la época actual" (Cortés, 1907: 23), y no obstante preguntar retóricamente "¿quién no tiene en nuestra época algo de neurasténico?" (p. 35), el autor no cuenta con observaciones o casos clínicos de primera mano. En efecto, los tres historiales presentados en el cierre de la disertación, recuperados sobre todo para remarcar el poder curativo de la psicoterapia, provienen de la práctica de otros colegas. Al respecto, el autor apela a una explicación que da en el blanco: "Es poco frecuente ver, en la práctica hospitalaria, casos concretos de neurastenia, pues rara vez se hospitalizan estos enfermos. Algunos acuden a los consultorios de clínica o enfermedades nerviosas, pero es difícil seguir en ellos el curso de su afección" (Cortés, 1907: 99).

En una fuente que hemos revisado en el capítulo segundo, el médico español Díaz de la Quintana informaba, mediante discriminación de diagnósticos, la cantidad de pacientes tratados durante 1892 en su Instituto privado de electroterapia e hipnosis. Sin fabular demasiado, pero exagerando sin ambages, el español declaró haber recibido 838 neurasténicos (a 823 de los cuales había curado de modo exitoso).[36] El año anterior, según un informe que ya hemos recuperado, en el consultorio de enfermedades nerviosas del Círculo Médico se habían atendido sólo dos neurasténicos. A pesar de que una de esas cifras merece ser manejada con cautela, el contraste es excesivo. Así y todo, no puede ser tildado de quimérico, pues guarda concordancia con otros dos desacoples o contrastes.

En primera instancia, con la ostensible disparidad que cabe señalar entre la estrechez del capital galénico (escasez de textos sobre neurosis o neurastenia, escasez de casos clínicos en la literatura científica) y la

36 Gerónimo de Rossi, "Balance clínico", *La Prensa*, 2 de febrero de 1893. En su tesis presentada un año más tarde en Madrid, Díaz de la Quintana haría una afirmación que establece un eco con esa cifra: "Recientemente –pues de ella vengo– hago idéntica observación en la República Argentina; todos, ó la mayor parte de los bonaerenses, padecen de la Neurastenia" (Díaz de la Quintana, 1893: 12).

exuberancia que marcó al mercado de productos de consumo indicados contra esas mismas afecciones, que hemos estudiado en capítulos anteriores. Ya desde mediados de la década de 1880 proliferaron los avisos publicitarios de los más variados y dudosos remedios contra las "enfermedades nerviosas", la "debilidad nerviosa" y luego contra la "nerviosidad" o "neurastenia". La persistencia y sistematicidad de esas publicidades denotan que o bien esos consumidores eran muchos, o bien que múltiples sujetos no tuvieron otra alternativa que transformarse en compradores de esos productos (y, de inmediato, en neurasténicos).

En segunda instancia, y lógicamente articulada con lo anterior, es igual de sintomática la especie de desacople entre ese angosto capital galénico y la prodigalidad y seguridad con que los propios actores de la medicina diseñaron y llevaron adelante dispositivos asistenciales que amoldaban la acción clínica a las exigencias de ese mercado de consumo. Nos referimos a la variedad de institutos y dispositivos médicos privados reseñados en el capítulo segundo. Si volvemos a dirigir la mirada a los avisos, folletos publicitarios e informes clínicos que se generaron alrededor de esos centros de aeroterapia, gimnasia mecánica o inyecciones de sustancia testicular, vemos, por un lado, que desde bien temprano se ofertaron allí terapias apetecibles contra la neurastenia –o contra condiciones muy próximas a ella–, y por otro, que de esa forma se acumuló una casuística que, en términos cuantitativos, llevaba ampliamente la delantera a las magras cifras de los centros asistenciales públicos.[37] Dicho en otros términos, en esa literatura menor, donde en vano buscaríamos una teoría acerca de los desarreglos nerviosos, nada aprendemos sobre cómo concebían la neurastenia los doctores; pero sí mucho a propósito de los artefactos materiales que fueron de auxilio para que una experiencia neurótica pudiera desplegarse en la ciudad, y sobre todo para que esa experiencia no diera la espalda a la medicina. "La patología se estudia en el libro, y la clínica al lado del enfermo", sentenció poco después el médico que tantas dificultades tuvo para colocarse a la vera de esa experiencia (Ramos Mejía, 1896: 382).

Es momento de echar mano de una apoyatura adicional para nuestra hipótesis, y es por ello que resta hablar de la obra teórica que con mayor solvencia y amplitud tematizó la profusión de esa experiencia en la Bue-

37 Monografías sobre otros contextos han concluido asimismo que los pacientes neurasténicos eran minoría en los dispositivos asistenciales públicos, pues se trató de una población que canalizó su demanda en el circuito privado de gabinetes e institutos; para el caso alemán, por ejemplo, véase Kaufmann (2001).

nos Aires de fines de siglo. A nadie ha de extrañar que esa obra se deba a un médico rumano (Hugo Marcus) que, primero, carecía de toda ligazón con la enseñanza de las patologías nerviosas; segundo, hasta entonces nunca había estado implicado en ningún debate teórico sobre esa materia; y tercero, tampoco había frecuentado el asilo o las salas de neurología de la ciudad. Este médico había llegado al país en 1889, y un año más tarde revalidó su diploma. En sus avisos publicitarios solía presentarse como especialista en "enfermedades sexuales" ("Geschlechtskrankheiten") y en cirugía general. Tenía tantas menos pericias en aquellos asuntos nerviosos, cuantos más conocimientos sobre los secretos del mercado de productos sanitarios (Vallejo, 2019b). En 1892 publicó *Higiene de los nervios*, un volumen que pertenece a un género poco transitado por sus colegas locales: un libro de medicina destinado al público general; algo bien distinto a lo único que solían escribir los galenos porteños: tesis, artículos de revista, compendios para estudiantes, informes oficiales –de todos esos materiales, lo único que, vertido al formato libro, podía difundirse por fuera del gremio, eran los informes periciales sobre homicidios escandalosos–. *Las neurosis de los hombres célebres* fue quizá el primer ejemplar de esa naturaleza, y su autor fue el único miembro de su profesión que por esas décadas cultivó de modo sistemático ese hábito.

Higiene de los nervios supo no solamente sistematizar y difundir las tesis sobre el origen moderno de la neurastenia, sino que de alguna forma también se plegó, gracias al atractivo de su tecnicismo médico bien economizado, a un lenguaje narrativo que por esas fechas conocía su máximo esplendor. El libro de Marcus, dicho con otras palabras, merece figurar, casi cual apéndice médico, en el canónico *ciclo de la Bolsa*, aquel conjunto de narraciones que, haciendo pie en la crisis económica y política de 1890, tematizó, en tono de denuncia, algunas de las dimensiones indeseables de la ciudad en transformación: la aceleración de su ritmo cotidiano, la extensión del afán especulativo o la sobreexcitación de sus habitantes. Si *Irresponsable* de Podestá significó el canto de cisne de una figuración envejecida de lo neurótico, *Higiene de los nervios*, a la inversa, terminó de sellar la representación de un nuevo sujeto moderno y enfermizo, iniciada por *La Bolsa* de Julián Martel (1891) o *Quilito* de Carlos María Ocantos (1891).

Las páginas del volumen de Marcus hacen el inventario de la manera en que la vida moderna coloca a los individuos en un estado de constante sobreexcitación, antesala ineludible de una casi universal nerviosidad, la "enfermedad del siglo" (Marcus, 1892: 18). La anormal manera de vivir que prima en ciudades como Buenos Aires (donde el constante miedo al crack político o al socialismo, se combina con el hábito de trabajar demasiado y dormir poco) produce un perjudicial desgaste de la fuerza nerviosa, que empuja a sus víctimas a ingresar a un círculo vicioso de consumo y excitaciones: "Una ojeada a los anuncios de los diarios cotidianos basta para demostrarnos esta pobreza nerviosa y sanguínea. Pululan en ellos avisos y *réclames* de todo género, medios reconstituyentes, fortificantes, anti-nerviosos, etc." (Marcus, 1892: 30). Por las calles de la ciudad, y a un costado de los carteles que publicitan esas panaceas, no se ve otra cosa que hombres débiles, desgastados, consumidos por esa efervescencia malsana. Neurasténicos, histéricos, dispépsicos e hipocondríacos llenan, en la descripción de Marcus, el paisaje humano de la Capital: "Los hombres contemporáneos son pálidos, taciturnos, excitables e inquietos, sobre todo en los centros, en las grandes capitales" (Marcus, 1892: 17). Son apenas una modulación alternativa de los personajes de Martel, de esos "hombres agitados, febriles, de caras patibularias, con el pánico impreso en sus rostros atónitos", víctimas de "ese goce de la vanidad satisfecha y el exhibicionismo, que es una de las neurosis contemporáneas más extendidas y desarrolladas" (Martel, 1891: 137, 184). La turbación cosmopolita es para Marcus o para Martel un fenómeno energético ligado al exceso; el lenguaje que deletrea ese desequilibrio gira invariablemente alrededor del tópico del abuso debilitante: "Una vida semejante gasta necesariamente de un modo rápido la fuerza vital y sobre todo la fuerza nerviosa" (Marcus, 1892: 29).

Se establece así un claro distanciamiento respecto de figuraciones previas sobre el mal citadino. A modo de ejemplo, *¿Inocentes o culpables?* (1884) de Antonio Argerich había traducido el talante enloquecedor de Buenos Aires con vocablos y metáforas muy distintos, colocando el énfasis en el criterio de la verdad, y donde la agitación no aparece como el estado natural sino como el accidente que irrumpe y desequilibra. Refiriéndose a la infancia de José, el producto del matrimonio entre el inmigrante Dagiore (bestial, avaro y futuro demente) y Dorotea (la mujer humilde enceguecida por sus afanes de figuración social), el naturalista argentino señalaba:

> Ni una vez siquiera lo habían sacado al campo (...): todo lo que tenía ante sus ojos era falsificado (...). La vida de invernáculo de la ciudad moderna tendía ya la traidora tela de su influencia, engañando sus sentidos con nociones falsas, que más tarde turbarían su criterio y lo harían vagar en un mundo de convención. (Argerich, 1884: 74).

Hacia el cierre de la novela, cuando el joven José está a punto de morir de sífilis, consecuencia de su libertinaje y sus modales inconstantes, leemos: "La vida civil moderna es monótona y de una disciplina de cuartel, y es el trabajo el único agente que puede moderar los espasmos de una actividad que desborda sin aplicación útil" (Argerich, 1884: 250).

Junto con dar a las novedosas tesis nutritivas de las neurosis una extensión que ningún otro texto porteño había concedido hasta entonces, *Higiene de los nervios* retoma, hasta cierto punto, varias figuraciones tradicionales a propósito de esas enfermedades o sobre el modo de incidir en ellas. Marcus no tiene ningún reparo en demorarse en quiméricas recomendaciones de transformación social o en consejos de pedagogía hogareña: a sus ojos, cabe efectuar una mutación del sistema educativo (para acabar, por ejemplo, con el mal hábito de enseñar a los niños idiomas extranjeros) o es menester combatir el consumo masivo de alcohol y drogas. El individuo, por su parte, puede hacerse cargo de obligaciones más hacederas: desde elegir bien sus alianzas sexuales (evitando uniones con sujetos en cuya estirpe se cuenten locos o borrachos), hasta seleccionar adecuadamente su profesión, su modo de vacacionar o las horas que dedica al sueño reparador.

ACABA DE SALIR

Higiene de los Nervios, (*Consejos prácticos*) por el *Dr. Hugo Marcus,* con prefacio del *Dr. Larsen del Castaño.*

Precio à la rústica: 3 $ m|n.

Félix Lajouane, editor, calle Perú.
Buenos Aires

(Imagen 46: Publicidad de *Higiene de los nervios*, en *La Voz de la Iglesia*, 1 de septiembre de 1892)

No obstante esa persistencia de viejas representaciones, lo valioso está en el hecho de que este volumen reconoce a las neurosis una autonomía mórbida hasta entonces inédita en la literatura médica de la ciudad. Impreso un año antes que el manual más especializado de Ramos Mejía (es decir, sus *Estudios clínicos sobre las enfermedades nerviosas y mentales*), el libro de Marcus difunde la lección que aquel médico porteño jamás aprendería; esto es, que había llegado el momento de conceder a lo "nervioso" un lugar propio, lejos de toda mezcolanza con lo mental: "En general, cuando se habla de 'nervios' y de 'enfermedad nerviosa' se alude al atacado de extenuación o irritabilidad del sistema nervioso central, y aún más a menudo a los dos estados, a la debilidad irritable de los centros nerviosos" (Marcus, 1892: 139). Marcus logra su proeza sin apelar a ejemplos clínicos. Su examen de los tratamientos más efectivos (tratamiento moral, dieta, electroterapia, hidroterapia y drogas) no está basado en la recuperación de historiales propios. Esa ausencia, que en las páginas de Eizaga significaba un impedimento, en Marcus queda disuelta por la fuerza de un discurso médico que por vez primera logra hacer de la neurosis una patología que se amolda naturalmente a la vida cotidiana de la ciudad. No podemos pasar por alto que cumple ese cometido haciendo del saber técnico el objeto de un (auto)consumo.[38] Dicho de otra forma, no sólo en su lenguaje y en sus conceptos termina de ratificar la autonomización de lo nervioso, sino que también reconoce abiertamente el tipo de práctica material de consumo mediante la cual la nueva subjetividad nerviosa se constituye. Más aun, sus comentarios finales, referidos a la necesidad de abrir en Buenos Aires sanatorios privados especiales para estos enfermos, "con frecuencia precisamente los mejores y de mayor mérito" y "cuyo número ya forma legión", valen al mismo tiempo como una convalidación del nuevo pacto mercantil que la medicina debe refrendar en aras de poder dialogar con aquella experiencia mórbida, y como una lección soberbia contra los agentes que, a la manera de Eizaga, Tessi o Ra-

---

38 Contamos con pocos indicios acerca de la circulación de manuales de medicina doméstica en Buenos Aires durante el siglo XIX. De todas formas, sabemos que uno de esos textos, redactado en lenguaje llano y que reunía contribuciones de diplomados de diversas latitudes, tuvo un gran éxito de público entre los porteños (y lo mismo sucedió en varios países de la región). Logró esa popularidad tal vez debido a que uno de los autores era Silverio Domínguez, un médico español residente en la ciudad (Lyon, 1889). Pues bien, en las páginas dedicadas a la "Postración nerviosa" o "neurostenia", caracterizada como "esencial y eminentemente una afección de la sociedad moderna" (Lyon, 1889: 467), se ofrecía a los lectores las indicaciones terapéuticas que debían seguir para remediar esa condición: descanso, regulación de hábitos, duchas frías, dieta abundante y drogas como la estricnina, el arsénico o la quinina (a ese respecto, el libro detallaba las dosis y el modo de preparación). En la entrada "Neurastenia" de otro manual muy popular, publicado por Juan Igón a comienzos del siglo XX, se afirmaba que "atravesamos un período de actividad febril en la vida social; el cerebro se halla sobrecargado" (Igón, 1916: 192). El principal factor etiológico era el afán de obtener dinero y por lo tanto "La neurastenia se cura con sólo ser razonable y mirar la realidad de la vida dentro de esferas modestas. El orgullo es el origen de esta enfermedad" (Igón, 1916: 192).

mos Mejía, en vano buscaban atrapar esa experiencia en circuitos donde ella no podía respirar (Marcus, 1892: 197-199).

Todo lo que Marcus supo ver, quedó fuera de alcance para Lucas Ayarragaray, que en 1893 publicó un tratado (*Pasiones. Estudios médico-sociales*) que amplificaba la propuesta de su tesis e incorporaba las ideas de aquella conferencia de 1889. El cometido del porteño parece ser idéntico al del rumano: mostrar que "la exaltación emocional es el rasgo característico del siglo", según la sentencia que abría el volumen de 1893 (Ayarragaray, 1893: 3). Aguijoneado por ambiciones desbocadas, excitado por estímulos de todo calibre y acechado por ensueños ridículos, el hombre de las ciudades modernas vive bajo una constante irritabilidad nerviosa. De todas maneras, este libro, que de alguna forma implicaba el máximo esfuerzo de la medicina académica por circunscribir estos males de la modernidad, dejaba al descubierto los puntos ciegos de una aproximación extemporánea. Casi como el envés preciso de la visión de Marcus, la obra de Ayarragaray permanecía presa de tres proposiciones distintas, cuya calibrada ensambladura armaba una sutil insuficiencia. Primero, esa modernidad enfermante está hecha de ideas y creencias. El medio deletéreo en que los individuos contraen su neurosismo es un mundo social compuesto por representaciones descarriadas. No es, como en Marcus, una máquina desgastante o un recursivo derivador de energías. "El medio social está constituido por el predominio sintético de las ideas y de las preocupaciones que flotan, se condensan, y concluyen por absorber la generalidad de los espíritus" (Ayarragaray, 1893: 92). Ayarragaray otorga una significación muy clara a ese componente inmaterial: el nervioso moderno es víctima de estas democracias prematuras, en que cada individuo puede abrigar aspiraciones que exceden su talla, o cosmovisiones que lo pierden:

> (...) un hecho al cual damos en el desarrollo del nervosismo contemporáneo una misión culminante [es el] trabajo personal y cruento al que debe entregarse cada hombre que sin un legado de creencias que satisfaga los afanes de su espíritu, vése obligado a elegir entre las doctrinas en controversia, si antes no prefiere crearse su filosofía, sus opiniones políticas y creencias religiosas. (Ayarragaray, 1893: 102).[39]

39 Llevada a sus últimas consecuencias, esa caracterización del medio malsano se mostraba incapaz de explicar o fundamentar la lamentada prevalencia actual de ciertas afecciones o la emergencia de nuevas patologías. A ello respondió quizá la tímida crítica esgrimida por Eduardo Wilde en su reseña del libro: "Usted dice que

Segundo, y a manera de justa derivación de lo anterior, el nervioso de Ayarragaray, amén de sufrir aislados síntomas como insomnio o anemia, es ante todo un espíritu equivocado. No solamente sus principales manifestaciones atañen a la esfera mental, sino que también la esencia de su malestar tiene que ver con ideas y visiones. Son "seres esencialmente imaginativos, que no piensan sino divagan, agitados por deseos extraños y sensualidades acres, que tienen, si se nos permite la palabra, la enfermedad del ensueño y la impotencia de la acción" (Ayarragaray, 1893: 4). Los hombres cultos y los profesionales son las víctimas frecuentes de estos males, pero no debido a que se entreguen más ciegamente al aceleramiento de la ciudad, sino porque sus lecturas hacen que sus mentes queden "para siempre como heridas por la visión del ideal, y viven en un eterno descontento, sin encontrar en la realidad lo que han entrevisto en sus divagaciones" (Ayarragaray, 1893: 14-15). Tercero y último, para estas almas nerviosas el médico recomienda terapias tanto más bucólicas cuanto menos atractivas (o directamente inviables): replegamiento filosófico, contemplación y fe religiosa, combinados con vida familiar y viajes. El listado de estos "placeres del espíritu" dibuja en silencio las falsas soluciones de las que no se puede esperar nada: "No hay balneario, ni droga, ni filtro maravilloso que tenga un poder que iguale a estas satisfacciones morales" (Ayarragaray, 1893: 283). No es azaroso que este libro, que acababa de disolver la especificidad neurótica en los miasmas de lo espiritual, y que renegaba del circuito comercial en que aquella experiencia había germinado, concluyera con un mensaje enteramente antagónico al de Marcus; de hecho, junto con repudiar esos institutos privados que el rumano encomiaba, el volumen de 1893 se cerraba con una larga invectiva contra el consabido "charlatanismo profesional" de los colegas que recurrían a los "vulgares artificios" del mercado (Ayarragaray, 1893: 291).

---

la característica de este siglo es la exaltación emocional (...). No sé yo si estamos más fuera de quicio los de este siglo que los de la Edad Media, por ejemplo, época en que la mitad de los habitantes del globo era compuesta de locos o lo parecía al menos. (...) Hay sin duda, como se lee en su obra, enfermedades propias de esta época, engendradas por la fiebre de vivir: la parálisis general por ejemplo, la monomanía de las grandezas; pero yo me vería en bárbaros apuros para probar que tales enfermedades son modernas (...). Mas, dando de barato que algunas afecciones mentales sean el producto neto y directo de la civilización actual, todavía quedaría por probar que la demencia social ha aumentado" (Wilde, 1893: 127, 129).

CAPÍTULO 5

Ramos Mejía y la anti-neurosis de un hombre célebre

Es momento de desandar algunos pasos del trayecto recorrido, y volver a una evidencia que se impone por su propio peso: la problemática de las neurosis en la Buenos Aires finisecular queda anudada casi de modo automático al nombre de aquel autor que pareció darle cartas de ciudadanía en el discurso científico de la época: José María Ramos Mejía. Su libro de juventud, *Las neurosis de los hombres célebres en la historia argentina*, publicado en dos tomos (en 1878 y 1882), puso durante mucho tiempo a disposición de los lectores las metáforas, las descripciones y el lenguaje con que caracterizar a esa nueva entidad patológica. A esa obra se sumarían rápidamente otros elementos que garantizaron de modo indiscutible el rol protagónico de Ramos en el territorio de lo nervioso (contrapuesto, a primera vista, al redil de la locura lisa y llana); esos postreros elementos fueron, de un lado, su designación en 1885 al frente de un dispositivo clínico (ambulatorio y de internación) creado para el diagnóstico, la observación y el tratamiento de afecciones que no debían abultar las estadísticas ni las camas del manicomio local: la sala de enfermedades nerviosas del Hospital San Roque; de otro lado, su nombramiento en 1887 como profesor titular de la recién creada cátedra de enfermedades nerviosas.

En el marco de esos dispositivos regidos por Ramos se llevaron a cabo las acciones clínicas que permitieron a los médicos porteños ir recortando, no sin avances y retrocesos, terrenos de especialización ajenos al alienismo: lo que hoy llamaríamos la neurología, pero también una zona más confusa, en que fueron problematizadas las neurosis, la histeria, los automatismos nerviosos y la nueva medicina moral basada en la sugestión. Ahora bien, lo que nos proponemos mostrar en este último capítulo es que allí se dibuja un malentendido. Si lo neurótico o lo nervioso alcanzó en Buenos Aires la posibilidad de su autonomización mórbida, ello ocurrió tanto gracias como a pesar de Ramos. Ya fuere por la definición vetusta que propuso para la nueva afección, ya debido a su incapacidad para desmarcarse del paradigma alienista, ya, por fin, a resultas de su animadversión hacia el mercado que amparaba la existencia material de los desarreglos nerviosos, lo cierto es que la obra de Ramos condenó a la neurosis a un permanecer en un estado entre marginal y negativo. Si la neurosis porteña, así y todo, tuvo en Ramos su artífice esencial, ello sucedió a resultas de mediaciones y temporalidades que requieren un estudio detenido. Sedimentaciones inconscientes, herencias silenciosas e incubaciones extemporáneas son algunas de las fuerzas que, partiendo de él y hallando en José Ingenieros su catalizador más potente, derivarán en la segura implantación local de la experiencia neurótica.

Neurosis pequeña y desmentida

El punto inicial del equívoco debe ser colocado en la aparición de *Las neurosis de los hombres célebres*, que significó para su autor el ingreso por la puerta grande en las letras argentinas. Los elogios prodigados por Vicente Fidel López y por Domingo F. Sarmiento al libro publicado por quien hasta entonces se había destacado tal vez como un alumno de medicina revoltoso, dieron a las ideas contenidas en esos dos volúmenes una visibilidad mayúscula e inmediata (Sarmiento, 1878, 1882).[1] Ahora bien, basta con leer cualquier fragmento de aquella opera prima para captar el malentendido en que lo neurótico quedó atrapado en el pensamiento de Ramos Mejía (malentendido que de alguna forma nunca lograría desanudarse en aquel autor). Lejos de quedar definida como el resto o el envés de la enfermedad mental delirante, tal y como ya venía sucediendo en la ciencia europea y como sería pronto replicado en Buenos Aires, en el libro de 1878 la neurosis no es sino la puesta al extremo de la locura. Puesta al extremo garantizada por un mecanismo de

---

1 El primer volumen mereció también una reseña de Mitre, de tono más reservado. Renglones antes de valorar positivamente el análisis realizado por Ramos acerca de la época de Rosas, el ex-presidente resumió del siguiente modo su impresión general: "Su fondo histórico carece de solidez y originalidad y su caudal científico es de mera asimilación o reflejo" (Mitre, 1878: 228). El autor de una opinión anónima aparecida en la *Revista Médico-Quirúrgica* se mostró igual de decepcionado (Anónimo, 1878).

acumulación: lo neurótico parece señalar en Ramos el lapso de tiempo en que un individuo aparentemente normal ha resistido a esa fuerza interior que lo compele a la sinrazón.

A tono con teorías de ultramar que por ese entonces comienzan a ser abandonadas, antes que una entidad que cuestione el protagonismo del delirio en el territorio de las afecciones nerviosas, la neurosis de Ramos es un nuevo modo, menos visible pero más disgregante, del delirar. El neurótico que describe, con Rosas a la cabeza, es aquel loco capaz de llevar una vida ordenada y pulcra, pero que dentro de sí esconde el germen de un desequilibrio que cualquier accidente puede activar. Podríamos decir incluso que, por el motivo recién expuesto, la neurosis es la entidad ideal merced a la cual desarrollar una particular reflexión sobre la locura, muy cara a Ramos y a otros científicos de aquel entonces. Para muchos de ellos la alienación era apenas una metáfora con que narrar los traspiés de la lucha civilizatoria. El delirio era tan solo un capítulo o una traducción del peor enemigo del progreso: la pasión, el desorden o el descontrol. El vocabulario psiquiátrico aparecía subsumido a un registro narrativo que aspiraba a una filosofía política que endilgaba a ciertos ordenamientos sociales, deletreados con el lenguaje de los pecados, la provocación de cataclismos civilizatorios.[2]

El neurótico de Ramos es, por regla general, el caudillo, el político violento que sabe engarzar su componente delirante a los elementos ingobernados de un pueblo entregado a las pasiones y a lo irracional. Es, en otros términos, un falso hombre superior, aquel que se ubica por fuera de la norma.[3] Casi de modo paradójico, es equivalente al loco de Meléndez. Ambos son el otro absoluto del yo narrador, son el sujeto en que el yo letrado y cosmopolita jamás se reconocerá. No queremos anticiparnos demasiado, pero en instantes mostraremos que el pensamiento de Ramos quedó fijado por siempre en ese umbral. Incluso en sus obras de madurez reincidió en esa vieja acepción de la neurosis o de lo nervioso. Mientras su época se entregaba a la forja de un nuevo sujeto de la enfermedad mental, autónomo y consumista, el médico porteño

---

2 En su análisis de esta estrategia discursiva, preconizada en verdad por el autor del *Facundo*, Hugo Vezzetti ha señalado de modo acertado que "de Sarmiento a Ramos Mejía el recurso interpretativo y narrativo sufre un evidente empobrecimiento" (Vezzetti, 1983: 92).

3 Al respecto, Vezzetti agrega una interpretación perspicaz: "La galería, más o menos tenebrosa, de las neurosis 'célebres' con su cortejo de chifladuras y extravíos dibuja, por contraste, la figura plena e impoluta del gobernante ideal" (Vezzetti, 1983: 100).

se obstinó en negar al campo de las neurosis un territorio autárquico. Hizo de su discurso sobre lo mental un apilamiento atosigante de figuras que estaban siempre marcadas por el estigma de la otredad radical. La política de las pasiones, la anatomía neurológica o la degeneración fueron las lenguas sucesivas con que retrató a esos enfermos que jamás podían ser él, a esos pacientes que jamás eran sus vecinos, y a los que, en consecuencia, jamás destinó una terapéutica entusiasta o empática.

Volviendo al libro que Ramos comenzó a publicar cuando aún no había obtenido su título médico, es notorio que allí se mantiene en pie una vieja definición de la neurosis, entendida como una enfermedad apirética (sin fiebre) y caracterizada por la falta de una lesión material. Mostrando su acuerdo con un abordaje que para esos mismos años empezaba a ser dejado de lado por los neurólogos del viejo continente, Ramos coloca en el grupo de las neurosis a todas las enfermedades nerviosas marcadas por la existencia de "perturbaciones dinámicas" (no observables en el examen anatómico) de la sustancia encefálica. Las neurosis son, por lo tanto, una categoría que siempre está en peligro de extinción; constituyen una entidad que, merced al progreso de la observación, algún día quedará en el olvido; en palabras del autor:

> (...) la clasificación subsiste todavía y lo comprendemos, porque aún hay ciertas enfermedades nerviosas que al parecer dependen, no de una lesión material, sino de perturbaciones puramente dinámicas. (...) Forman (...) un grupo provisorio únicamente, mal definido, destinado a sufrir grandes modificaciones y tal vez a desaparecer a medida que la anatomía patológica haga nuevos progresos. (Ramos Mejía, 1878: 15).

Ni en su génesis ni en su contenido o significación, la neurosis posee para Ramos una entidad o una autonomía consistente. Un generoso espectro de afecciones cabía dentro de ese conjunto (definido no de modo positivo, sino sobre todo por lo que le faltaba para negarse a sí mismo): la manía, la melancolía, las coreas, la histeria, la epilepsia, y ante todo las "vesanias".[4] En efecto, las locuras, con su compromiso de las facultades intelectuales y sus múltiples graduaciones (desde la extravagancia apenas perceptible hasta el furor delirante), formaban según Ramos el

4 Tanto en la definición general que Ramos da a las neurosis en 1878, como en el modo en que las clasifica, no hace sino seguir al pie de la letra el concepto clásico del término (acuñado por William Cullen en 1769), sistematizado y popularizado por Pinel a través de su *Nosographie Philosophique* de 1798 (López Piñero, 1983: 45-47).

sector más importante y valioso de las neurosis.[5] En términos estrictos, el neurótico era, según su parecer, aquel sujeto que padece un estado intermedio; delira, pero sólo sobre algunos objetos, logrando el resto del tiempo conservar la apariencia de la razón. El neurótico, para retomar las palabras de su autor, no estaba en "el goce pleno de sus facultades", pero tampoco merecía el encierro en el manicomio (Ramos Mejía, 1878: 24). Es un "ser híbrido", un "mestizo intelectual", que resiste cuanto puede la explosión del delirio que, tarde o temprano, tomará posesión de su cabeza. Más allá de las imprecisiones que gobiernan el vocabulario del joven Ramos, hay dos doctrinas que le permiten fundar la existencia de este extraño grupo, y que le posibilitan explicar la proliferación de sus neuróticos a lo largo del tiempo y del espacio: el organicismo (más particularmente el localizacionismo cerebral) y el hereditarismo.[6]

Para ser estrictos, sólo en el tramo final del volumen segundo, impreso en 1882, la doctrina de Ramos parece inclinarse hacia una conceptualización alternativa de lo neurótico. Nos referimos al breve capítulo "Las pequeñas neurosis", en el cual parecen producirse tímidos deslizamientos hacia un dominio que no queda, empero, nítidamente precisado, y que a cada instante corre el peligro de ser fagocitado por el marco argumentativo tradicional. Esas páginas de cierre permanecen atrapadas en una tensión irresuelta entre, por un lado, la proyección de una figura novedosa que nunca termina de ser plasmada, y por otro lado, la recuperación de la figura de neurosis que ha primado desde el primer volumen, en la cual el delirio parcial latente, agazapado en la mente de alguien que por lo demás lleva una vida meticulosa, tarde o temprano emergerá. En palabras de Ramos: "Muchas veces vivimos una vida entera con un individuo, admirando el vigoroso equilibrio de su cerebro, hasta que un día, el más inesperado por cierto, ponemos la mano sobre la nota falsa que lanza el chillido característico, revelando

---

5 ¿No reside en esa acepción de neurosis, que muy pronto pasaría al olvido en el lenguaje médico, la razón por la cual Ramos se negó de modo repetido a reeditar su primer libro? Véase Ingenieros (1915: 112). Sus discípulos más cercanos no dejarán de denunciar, luego de la muerte de Ramos Mejía, y en ocasión de la reedición de sus primeras obras, el carácter equivocado u obsoleto de la categoría de "neurosis" empleada por el maestro en 1878. La crítica más inclemente contra ese concepto fue enunciada por Francisco de Veyga (1927: XX-XXIII).

6 El localizacionismo, incluso de tenor frenológico, tenía muchos adeptos entre los médicos locales de esos años. Tanto es así que un temprano y entusiasta comentador de la obra de Ramos dictaminó que el libro de 1878 era la "primera manifestación científica de la frenología moderna" (Millán, 1880: 207).

la abolladura" (Ramos Mejía, 1882: 211). Entran allí el hombre culto pero feo, que de pronto se cree amado y acosado por todas las mujeres; el profesional juicioso, que sin embargo en su fuero interno se cree un pintor eximio; o el comerciante sensato, que perdía la cabeza cada vez que se sumergía en la idea de ser un excelente mecánico. En todos ellos una idea falsa amenaza de modo constante con invadir íntegramente la vida mental, produciendo lamentables extravagancias.

Ahora bien, por otro lado, Ramos Mejía dibuja un segundo perfil de esas pequeñas neurosis, donde el elemento rector no es ya la creencia desviada o la idea insensata, sino más bien un oscuro afecto o una sensación algo ominosa. Los ejemplos aquí son: el irracional temor a los truenos que padecían Lamadrid y Alvarado, el miedo a la oscuridad de Olavarría, la hipocondría de Lafinur, y sobre todo la agorafobia. Completaba el listado "la gran neurosis de Rivadavia", quien tenía una exagerada, mas no delirante, noción de su personalidad. Estamos, por tanto, ante una doble alteración: a nivel más visible, abultan el conjunto de esas pequeñas neurosis estados apenas patológicos, que no habían quedado dibujados en el tomo primero de 1878, y que estaban caracterizados más por sensaciones (o afectos) que por delirios parciales. Por debajo de esa cohibida innovación, se anuncia otra, quizá tanto o más significativa. No deja de ser sintomático que uno de los (nuevos) neuróticos que cierran el tomo de 1882 sea Rivadavia, figura política que, a los ojos de los intelectuales entre quienes Ramos militaba, representaba la antítesis de Rosas (quien en el volumen de 1878 aparecía ya como el neurótico por antonomasia). El tirano, aquel loco pasional con quien el yo ilustrado jamás podía llegar a identificarse, es reemplazado por aquel presidente ilustrado, víctima de una de esas "modestas dolencias" que cualquiera puede sufrir. A la luz de ese segundo desplazamiento ha de leerse la frase final del capítulo (y del tomo segundo): "Estas son las pequeñas neurosis. Ahora completad el estudio en vos mismo, lector curioso, si acaso habéis sentido alguna vez rozar por vuestro cerebro algunas de esas mariposas negras del pensamiento" (Ramos Mejía, 1882: 228). Esa sentencia no era otra cosa que la invitación que el autor lanzaba a sus semejantes (y a sí mismo) a reconocerse como pequeños y nada célebres neuróticos.

Quizá la adición de esas pequeñas neurosis fue el modo en que Ramos Mejía buscó solucionar lo irresoluble: con ellas quiso incorporar a su obra las figuras patológicas que ya comenzaban a rondar la ciudad de Buenos Aires, y que hallaban en los institutos de hidroterapia y en los aceites de bacalao el reconocimiento de su prolífica existencia. Pero esas páginas finales no podían tapar el sol con la mano: casi en el instante en que, gracias al auxilio de términos como neuro-astenia o nerviosidad, lo neurótico clamaba por ser reconocido como un novedoso capítulo de la patología nerviosa, Ramos Mejía buscó su lograda celebridad con una obra que, a nivel al menos de su lenguaje psicopatológico, envejeció antes de nacer.[7]

Ramos quizá prestó un gran auxilio a la popularización del término médico "neurosis" a comienzos de la década de 1880, pero en vano buscaríamos en esas páginas una caracterización innovadora o actualizada de aquel nuevo perfil patológico. El neurótico de Ramos, más allá del desliz del capítulo final, nada tiene que ver con los destinatarios de los remedios, drogas e institutos que la ciudad comienza a ofrecer a sus propios neuróticos de carne y hueso. La neurosis que el médico porteño elucubra en el cambio de década se lleva muy mal con la significación que aquel rótulo ha comenzado a adquirir para la medicina nerviosa de los países centrales –significación que muy pronto tuvo en Buenos Aires sus canales de recepción y difusión–. El peligroso personaje de la obra de 1878 (simulador ya, si bien faltan varias décadas para que su artífice module la peligrosidad con ese vocabulario del fingimiento) mantiene un parentesco demasiado lejano con los inofensivos dispépsicos, insomnes o impotentes que se identifican ante todo como decididos sostenedores del mercado de productos higiénicos que lentamente se ramifica en la ciudad.[8]

A pesar de sus limitaciones, Ramos hizo mucho más que divulgar un diagnóstico. El valor de su contribución puede ser medido apreciando dos elementos ya referidos, íntimamente ligados entre sí. Ambos tienen que ver con su rol de "padre de la neurología argentina". Tanto desde su función como director de la sala de enfermedades nerviosas del Hospital San Roque (abierta en 1885) como desde la tribuna de su cátedra homónima (creada en 1887 y puesta en sus manos desde el inicio), este

---

7 Ese diagnóstico fue emitido por quien conocía muy bien y apreciaba sin matices la obra de Ramos: "Y es este término de Neurosis, que le sirve de título, el que más fuera de actualidad se ha de mostrar, significando, a poco de andar, un algo muy distinto de lo que aparentaba en el momento de publicarse la obra" (De Veyga, 1927: XX).

8 Esa distancia abismal se deja ver en la única sentencia que Ramos dedica al tópico de la terapia en su capítulo sobre las pequeñas neurosis: "Esos estados del ánimo son incurables" (Ramos Mejía, 1882: 224).

autor facilitó una serie de desplazamientos que, un poco a contrapelo de sus intenciones, ayudaron para que lo neurótico o lo nervioso recibiera un tratamiento innovador por parte de la medicina finisecular. En esos dos espacios, además de circular literatura europea reciente sobre materia neurológica, dieron sus primeros pasos algunos profesionales que pronto se distanciarían de las concepciones algo vetustas del maestro. Lo más importante es que esos jóvenes aprendieron sus primeras maniobras en un dispositivo que prometía a la experiencia nerviosa una localización para-asilar.

Sucede como si ya en sus páginas de 1878 Ramos hubiera deletreado su ulterior destino profesional. Ya allí encontramos el terreno problemático en que se moverán su pensamiento y su acción médica. La locura que no se muestra a la luz del día, y que por ello mismo es más peligrosa que la ordinaria; la urdimbre social como terreno de cultivo o revelador de la sinrazón; la insuficiencia del asilo como protección y remedio para una locura que se mueve por fuera de sus muros; tales elementos de su creación de juventud parecen demarcar la senda que Ramos seguirá por siempre. La degeneración o la simulación vendrán a hacer de relevos a los viejos objetos, y Ramos se dará a sí mismo la tarea imposible de manipular esos rostros. Ya en 1878 quiso darse como identidad o como destino algo que lo diferenciara del alienista. Quiso para sí un uniforme más cómodo que el de director de manicomio. Pero al renegar de ese personaje no hizo sino mostrar que era incapaz de ser otra cosa. Sociólogo redundante, historiador desordenado, neurólogo por obligación, en todas sus incursiones en lo mental o nervioso, Ramos quedó condenado a mostrar que quizá podría haber sido un prolijo alienista, más elocuente y refinado que Meléndez.

Es sabido que en Lucio Meléndez recayó la cátedra de "Enfermedades mentales", cuyo dictado se inició en 1886. Con aquel nombramiento se reconocía la extensa labor del gran alienista argentino, director durante muchos años del Hospicio de la Merced. Cuando en febrero de 1885 se elaboró la terna de candidatos para dirigir esa cátedra, junto con Meléndez figuraban Eduardo Pérez y José María Ramos Mejía (en segundo y tercer lugares, respectivamente). El Poder Ejecutivo, siguiendo los procedimientos por entonces vigentes, designó al primer miembro de la terna, y de esa forma se dio inicio a la enseñanza de la psiquiatría (Cantón, 1928: IV, 130). Predominó en ella el espíritu más tradicional, donde el asilo y los grandes rostros del delirio fueron los tópicos más sobresalientes.[9] Ramos Mejía tuvo pronto su revancha, y en febrero de 1887 su nombre figuró primero en la terna de postulantes a presidir la recién creada cátedra de "Enfermedades nerviosas" (en segundo y tercer lugar aparecían Juan Señorans e Inocencio Torino) (Cantón, 1928: IV, 146). Según la opinión de José Ingenieros, esta última materia había sido "creada expresamente para incorporar su valioso ingenio [es decir, el de Ramos Mejía] a la enseñanza" (Ingenieros, 1915: 114). El autor que nos ocupa mantuvo el cargo hasta su retiro en 1913.[10]

La rápida creación de esas dos materias formó parte de una demorada renovación del plan de estudios, que fue de la mano del ascenso académico de jóvenes profesionales deseosos de modernizar la enseñanza de la medicina a nivel local. Ahora bien, la diferenciación entre las dos asignaturas no pudo evitar visibles solapamientos. Podríamos decir que estamos ante la réplica local de un proceso que tuvo lugar en la ciencia médica de todas las latitudes (Edelman, 2003). Al tiempo que la psiquiatría fue una de las primeras ramas médicas en alcanzar una relativa profesionalización desde comienzos del siglo XIX (sobre todo haciendo base en el asilo), la neurología moderna nació en el último tercio de la centuria merced a una paciente estrategia de corporalización de ciertos desarreglos –los primeros hallazgos de localizaciones cerebrales precisas para trastornos del lenguaje hicieron las veces de su acta bautismal–, sumada a una reconceptualización de lo nervioso a partir del tópico de lo involuntario (Foucault, 2003). Durante décadas las fronteras entre ambos dominios fueron difusas, pues muchas presentaciones mórbidas parecían poseer una doble ciudadanía (la parálisis general progresiva, la epilepsia, la demencia, etc.). No es nuestro interés

9 A modo ilustrativo, puede consultarse el programa de la materia "Enfermedades mentales" (o "Patología mental") elaborado por Meléndez para el año 1888 en *Anales de la Universidad de Buenos Aires*, Tomo V, 1888, pp. 251-260.

10 No conviene desatender el hecho de que la urgencia por crear un espacio académico referido a las enfermedades nerviosas respondió tal vez a la evidencia de su prevalencia y peligrosidad entre la población de Buenos Aires. En efecto, en muchas estadísticas sobre causas de mortalidad, las patologías del sistema nervioso –muchas veces las que afectaban a niños recién nacidos, y que probablemente resultaban de complicaciones en el parto o de infecciones– ocupaban un triste lugar. Véase por ejemplo la tesis defendida por Norberto Pérez acerca de las causas de las defunciones producidas durante 1887 en la capital, donde quedaba consignado que las enfermedades nerviosas habían sido las responsables del 13,1% de las muertes, ocupando el segundo lugar luego de las patologías infecciosas y contagiosas (26%) (Pérez, 1888: 91). Del total de fallecimientos por causas nerviosas (1699), más de un tercio habían correspondido a meningitis de la temprana infancia (597).

documentar qué carices tuvo esa confusión en la medicina porteña. Lo que retiene nuestra atención, en cambio, es reflexionar sobre algunos rasgos del itinerario intelectual de Ramos Mejía, con miras a explicar cuán capaz se mostró su pensamiento para prestar cierta autonomía o relieve al estudio de lo neurótico. Es más que evidente que el alienismo de Meléndez jamás podría haber funcionado como laboratorio de examen o abordaje de desarreglos psíquicos como la histeria o las neurosis. Lo que intentaremos mostrar en lo que sigue es que la cátedra de Ramos tampoco fue capaz de llenar ese vacío, ante todo porque aquel diplomado jamás renunció a su anhelo de fundar una nueva psiquiatría. Disfrazada de neurología, esa psiquiatría alternativa pudo prestar algún auxilio en la conformación de un campo de lo nervioso (por ejemplo, habilitando un espacio para-asilar que alojaba afecciones nerviosas no delirantes), pero en el fondo mantuvo vigente el antiguo impedimento.

Un malogrado relevo para el asilo

La naturaleza incierta de lo nervioso en el pensamiento de Ramos se denuncia ante todo en el contenido de su enseñanza. Para empezar, si revisamos la conferencia que dictó en 1887 al inaugurar la recién creada cátedra de enfermedades nerviosas, comprobamos que desde su perspectiva el novedoso terreno de especialización implicaba la confluencia problemática de diversos ingredientes. Si bien en aquella lección no daba un listado exhaustivo de las materias a tratar, en el inicio anticipaba algunas de ellas, a saber: a) los "infinitos resortes" del sistema nervioso central (es decir, sus componentes anatómicos), "en cuyo juego delicado se cumplen las numerosas manifestaciones del pensamiento, desde los estremecimientos soberanos del genio hasta el más embrionario fenómeno intelectual producido en el cerebro simiano de un fueguino"; b) las expresiones del "histerismo"; c) "las conmociones profundas de la enajenación mental" (Ramos Mejía, 1887: 8). A esa enumeración sumó, en el cierre, un último punto: d) el estudio de "los fenómenos elementales del espíritu", en base a la experimentación psicológica (debitaria de una ciencia pujante, dominada desde su punto de vista por dos figuras: Wundt y su aproximación fisiológica, y Spencer con su convicción evolucionista).[11]

11 Es menester reconocer que desde muy temprano Ramos Mejía hizo todo lo posible por propiciar estudios de psico-fisiología en su cátedra. Con ese cometido, y a los fines de que se creara un "Laboratorio de Patología Nerviosa", donó a la facultad

Anatomía del cerebro, histeria, enfermedad mental y psicología de procesos básicos conformaban, por lo tanto, el cuadrante tentativo con que el autor planeaba lanzar su concepción a propósito de lo nervioso. Para una mirada rápida, la diferenciación entre la nueva materia de la carrera y lo contemplado ya en la de "Enfermedades mentales" (a cargo de Meléndez) podía resultar dificultosa. Así y todo, una dimensión era elevada al estatuto de columna vertebral de esta incipiente neuropatología: las localizaciones cerebrales, definidas por Ramos como "el timbre de gloria más grande de la patología de nuestros días" (Ramos Mejía, 1887: 16). El paso del tiempo habría de responder la pregunta que Ramos no tuvo el cuidado de dejar asentada en aquella disertación: ¿podía confiarse a la anatomía cerebral el sostén o la explicación de elementos que claramente escapaban a su poder abarcativo (verbigracia, la locura, la histeria y la psicología básica)?

Resulta asaz significativo que en la lección inaugural dada cuatro años más tarde, el tablero se ordenara de forma muy distinta. En efecto, en aquella clase del 21 de marzo de 1891, los ingredientes de su neuropatología no han variado. Lo que se ha modificado, sin embargo, es el mecanismo regulador. La función que en 1887 parecía recaer en la teoría de las localizaciones cerebrales, ahora era encomendada a un aspecto que antes ni siquiera aparecía mencionado: la teoría de la degeneración hereditaria (que, por caso, echaba una "luz intensa y reveladora" sobre la antes enigmática enfermedad epiléptica) (Ramos Mejía, 1891: 27). ¿Acaso el vago hereditarismo demostró ser un faro orientador más sencillo y cómodo en neuropatología para alguien con discutibles pericias clínicas y escasa formación en tintura de tejidos? ¿O cabe señalar que Ramos Mejía no hacía otra cosa que subirse tardíamente a la corriente que había dominado desde comienzos de la década de 1880 el

---

en 1891 distintos instrumentos y libros (véase nota de donación, fechada en febrero de 1891, en Legajo 5793, "José María Ramos Mejía", Archivo de la Facultad de Medicina de la Universidad de Buenos Aires, f. 24.). Entre el instrumental de "cronometría", "psicometría" y "termometría", figuraban un "polígrafo de Marey", un "cronógrafo eléctrico", un "neurómetro de Arsonbald" y un "psicodometrio de Obersteiner". La donación incluía asimismo microscopios, elementos de vivisección, de electricidad y de antropología (véase el detalle en Legajo 5793, José María Ramos Mejía, ff. 26-28). Luego de que en abril de 1891 el Consejo Superior aceptara la donación, en agosto de ese año el mentado Laboratorio fue puesto en funcionamiento. La literatura especializada en historia de la psicología ha omitido la referencia a ese temprano emprendimiento (Talak, 2007). Al decir de Francisco de Veyga, ese "laboratorio de medicina experimental" fue "el primero quizá de carácter clínico que se estableció en el país" (de Veyga, 1940: 63).

estudio de lo mental (Dowbiggin, 1991; Coffin, 2003)? Sea como fuere, el rol protagónico de la herencia será una de las marcas distintivas de la enseñanza neurológica del galeno porteño.

Podemos apelar a dos documentos a modo de prueba. El primero de ellos está fechado incluso dos años antes de la lección de 1891. Nos referimos a la introducción que redactó para el largo volumen de Wilfrido Rodríguez de la Torre, *Espiritismo i locura*, luego recogida en 1893 como capítulo final de sus *Estudios clínicos* (Rodríguez de la Torre, 1889; Vallejo, 2017a). Se trata de las páginas en que Ramos llevó a su máxima expresión una visión pesimista acerca del poder determinante de la herencia patológica. El autor traza allí un desmedido panegírico de Bénédict Augustin Morel, el padre de la teoría de degeneración, definiendo a su tratado clásico de 1857 como "un trabajo genial y vigoroso y cuyas huellas profundas no se borrarán en la historia de las ciencias médicas" (Ramos Mejía, 1889a: 268). Adhiriendo a las conclusiones más desalentadoras de aquel opúsculo, Ramos recuerda que los degenerados hereditarios, esos "mutilados de la batalla de la vida", constituyen un peligroso factor disgregante, pues se reproducen sin fin, aprovechando que la compasión de las sociedades humanas funciona como un torpe freno a la ley de la selección natural (sólo la Inquisición se atrevió a poner en acto la benéfica tarea de acabar con la vida de muchos "inválidos del cerebro", agrega Ramos).[12]

Es evidente que ya para 1889 la herencia le aportaba a Ramos el ordenamiento y la explicación que la localización anatómica no podía brin-

---

12 Ramos ampliaría su tesis acerca del modo en que la Inquisición operó una bienvenida aunque cruenta selección, en su libro *La locura en la historia* (Ramos Mejía, 1895: 373-424). No hay que olvidar que en su introducción a esa obra, Paul Groussac emprendió una informada y demoledora crítica al paradigma de la degeneración utilizado por Ramos (Groussac, 1895). Aquella extraña interpretación de la Inquisición debe ser puesta en sintonía con su particular valoración del suicidio, enunciada en un escrito de 1896: "El suicidio, esta válvula de seguridad contra el nervosismo de las generaciones venideras, haciendo partir voluntariamente a los neurópatas, ahorra a la humanidad muchas locuras hereditarias, saneándola de elementos mórbidos. En este sentido, debería llamarse muerte involuntaria, porque, en efecto, en la mayoría de los casos, todos estos neurópatas se arrancan la vida en virtud de impulsos superiores a su voluntad en proporciones difíciles de medir (...). Es decir, que el que nació o adquirió un cerebro débil, inepto, inadaptable a su medio, está en la obligación de salir, y sale por suo bono o mal grado; pero en la mayoría de los casos, violentamente, por el suicidio o por la locura vegetativa –otra manera más cruel de morir que la primera, haciendo un paso atrás, pero un paso de gigante, en la escala animal" (Ramos Mejía, 1896: 352-353).

dar en materia de neuropatología. La "mancha persistente y fatalmente contaminadora que se transmite a través de la generación" formaba el linaje común del cual se desprenden, cual árbol apestado, los tallos que llegaban a la mirada del médico; las prostitutas, los criminales, los espiritistas, suicidas, claudicados morales, locos, e incluso los portadores de enfermedades estrictamente neurológicas

> (...) están unidos todos ellos por una comunidad de conformación evidente, aunque parezcan por sus propósitos ostensibles diametralmente distintos y colocados en los polos opuestos de la organización mental; se parecen como el suicida, el alienado, el atáxico y el artrítico entre sí, ramas de color distinto, pero proviniendo de un tronco común en la gran familia neuropática. (Ramos Mejía, 1889a: 272).

No alcanza con señalar que en sus historiales clínicos Ramos Mejía colocó siempre el foco en el factor hereditario. Una lectura rápida de los casos recogidos en sus *Estudios clínicos*, o en sus artículos de los *Archivos de psiquiatría y criminología*, arroja sobradas evidencias al respecto. Lo que debe retener nuestra atención es el hecho de que ese factor, por un lado, haya funcionado como relevo de una muy ponderada y rápidamente olvidada insistencia en la localización cerebral –igual destino sufrió el elogio de la experimentación psico-fisiológica–, y por otro, haya garantizado un ansiado engarce de las piezas patológicas. La segunda fuente que podemos recuperar a los fines de ilustrar esa hipótesis está dada por el programa que Ramos elaboró unos años más tarde (1894) para su materia "Enfermedades nerviosas".[13] La primera de las 28 "bolillas" comprendidas en ese plan de enseñanza estaba enteramente dedicada a la herencia y a sus leyes, con particular atención a la degeneración. El desglose de su contenido ocupaba una página, de un total de ocho. Ningún otro ítem del programa merecía un comentario tan minucioso. No podemos pasar por alto el contenido de las restantes bolillas, pues esa información nos ayuda para resaltar otra vez la prevalencia de ciertos puntos en una enseñanza que parece rehuir de su razón de ser. Las siguientes bolillas estaban abocadas a: la "neurastenia"

---

13 "Curso de enfermedades nerviosas del profesor Dr. D. José María Mejía", *Anales del Departamento Nacional de Higiene*, 1894, IV, 14, pp. 435-436, 15, p. 468, 16, pp. 602-604; el mismo programa, con leves modificaciones, se repitió al año siguiente: "Noticias. Programa del curso de enfermedades nerviosas", *Anales del Departamento Nacional de Higiene*, V, 1895, pp. 640-647.

("un estado de debilidad irritable del sistema nervioso variable en su expresión clínica") (bolilla 2); la histeria (bolilla 3); los "accidentes histéricos" (bolilla 4); los "accidentes motores de la histeria" (bolilla 5); los "accidentes tróficos y vasomotores" de la histeria (bolilla 6); la epilepsia (bolillas 7 y 8); la corea (bolilla 9) y la tetania (bolilla 10). Exceptuando la referida a la herencia, esas primeras 10 bolillas ocupaban media página cada una. Las 18 restantes (atinentes a cuestiones como parálisis facial, reblandecimiento cerebral, enfermedades de las meninges, mielitis o esclerosis en placas) eran extremadamente breves, algunas de ellas de apenas tres renglones.

No es fácil interpretar un documento como el que nos ocupa; los programas muchas veces son elaborados para cumplir una obligación burocrática. Hay que tener máxima cautela en el afán de extraer conclusiones a partir de ese material, pero hay algunas dimensiones que, reconocidas en su resonancia con otras fuentes, merecen ser resaltadas. La cuidada atención prestada a la herencia en un programa que apenas se atreve a dar su nombre a grandes categorías nosográficas de la neurología, es un elemento que no hace sino confirmar nuestra suposición. Por otro lado, el hecho de que las entidades que ocupan, en términos de extensión, la mitad del programa (neurastenia, histeria y epilepsia) pertenezcan a esas zonas grises donde la neurología podía identificar su proximidad con la psiquiatría (o donde podía dibujar, más bien, la continuidad de una contienda), vuelve a colocar el accionar de Ramos Mejía en un tablero de demarcaciones dudosas.[14]

Es probable que con el correr de los años, y a medida que los discípulos de Ramos Mejía tomaban su relevo en la enseñanza, la materia

14 Es probable que los alumnos percibieran los puntos flacos de una enseñanza así encarada. Recordando su paso por la carrera de medicina a fines de los años ochenta, Aráoz Alfaro escribe: "La cátedra de enfermedades nerviosas acababa de crearse y la enseñanza fue, al principio, puramente teórica, siendo, por otra parte, su titular un hombre de gran talento, sobre todo literario, pero de ninguna manera un clínico". Según la reconstrucción de Aráoz Alfaro, los tópicos estrictamente neurológicos y las temáticas de terapéutica quedaban en manos de los auxiliares: "Fue [Abel] Ayerza, discípulo en París de Charcot y Déjerine, quien nos enseñó prácticamente enfermedades nerviosas que nos interesaron tanto más cuanto que estaban entonces en plena actualidad las neurosis y, en particular, la histeria, así como el tratamiento por la sugestión hipnótica (...). Pero, aparte de la histeria, él [Ayerza] nos hizo conocer también, con el entusiasmo que ponía en todo, las grandes enfermedades orgánicas: el tabes, la parálisis general, la esclerosis en placas, las enfermedades de Charcot, de Friedreich, de Dupuytren, las atrofias musculares, las miopatías, las polineuritis" (Aráoz Alfaro, 1938: 212-213).

a su cargo fue dejando de lado su talante psiquiátrico y doctrinario, y asumió por fin un espíritu estrictamente neurológico, anclado en el examen clínico y la anatomía. A modo ilustrativo, podemos citar el informe que redactó acerca de su labor docente durante 1903; el orden de las temáticas de las lecciones impartidas (y seguramente la prioridad a que a esos tópicos se concedía) es enteramente inverso al del programa de 1894: en 1903 las primeras clases versaron sobre meningitis, parálisis general progresiva o afasias, y solamente al final del largo listado aparecen, como últimos ítems, "Neurastenia, Epilepsia, Histeria, Hipnotismo experimental y terapéutico" (Ramos Mejía, 1904: 69).[15]

Si recapitulamos, tenemos como cosa establecida que el frágil proyecto de 1887 (centrado en una confluencia discutible de tópicos disímiles, y articulada por una más promocionada que conocida teoría de las localizaciones) fue rápidamente reemplazado por otro que hacía descansar el estudio de lo nervioso en la aceptación sin fisuras de la teoría de la degeneración hereditaria. El tenor excesivamente teórico de esa enseñanza, sumado al hecho de que allí se privilegiaba el examen de entidades mórbidas que podían tener parentescos con la psiquiatría (la neurastenia, pero sobre todo la histeria), había dejado en el olvido la prematura promesa de hallar en la anatomía el secreto de la nueva ciencia. Ahora bien, ¿no es menester acaso tomar ese programa de 1894, con su inocultable pasión por lo neurótico, como el envés perfecto del libro de 1878? ¿No indica esa determinación (no sólo la de comenzar la enseñanza por afecciones como la neurastenia y la histeria, sino la de hacer de ellas la columna vertebral del programa) un decidido gesto de autonomización de esas inquietantes entidades mórbidas?

Quizá muchas de estas preguntas puedan ser respondidas en base al análisis del que es al mismo tiempo su único volumen clínico y su libro más olvidado: los *Estudios clínicos sobre las enfermedades nerviosas y mentales*, editado en 1893. Si dejamos de lado su tesis de medicina (*Traumatismo craneal*, 1879) y algunos opúsculos que elaboró durante el cumplimiento de sus muchas funciones públicas (sobre todo en el Departamento Nacional de Higiene y el Consejo de Educación), estamos frente al único libro de Ramos Mejía que jamás fue reeditado (hoy

---

15 En ese informe leemos lo que a todas luces parece un *mea culpa* respecto de su lección inaugural de 1887: "Abolidas definitivamente las disertaciones teóricas o doctrinarias, que sólo dejan en el oído de los alumnos la memoria de una excitación auditiva más o menos agradable o tediosa, he dado a las clases un sello rigurosamente clínico" (Ramos Mejía, 1904: 68-69).

en día sobreviven apenas algunos ejemplares en contadas bibliotecas). Por alguna extraña razón, incluso su muy criticado y engorroso tratado sobre *La locura en la historia* (1895) conoció aisladas reimpresiones hasta mediados de la centuria pasada.

Los *Estudios* llevan un escueto prefacio del autor, seguido de tres grandes secciones: Discursos, Lecciones e Informes médico-legales. Gran parte de sus materiales eran inéditos en 1893, y algunos otros ya habían visto la luz en publicaciones periódicas de la medicina vernácula. Ya hemos examinado la sección Discursos, pues allí figuraban las disertaciones inaugurales de su cátedra (dictadas en 1887 y 1891); poco interés despierta en nosotros en esta oportunidad el conjunto de sus informes periciales. La parte referida a Lecciones, compuesta por seis largos capítulos, es la más valiosa de todas, pues allí se recogen algunas de las clases que Ramos dictó desde su cátedra (y algunas de ellas están fechadas en 1889). Si figuran allí es porque su autor las consideró como las más prominentes, o las mejor elaboradas. A esas lecciones, a su secuencia y contenido, hemos de dirigir las preguntas esenciales acerca de la concepción del autor a propósito de lo nervioso.

El hecho de que el volumen preparado por el docente que hace ya unos años figura a la cabeza de la enseñanza de la neurología (o las enfermedades nerviosas, para recuperar la denominación original) diga, desde su título mismo, que el afán es abarcar mucho más, y avanzar en terreno adyacente (los *Estudios* son sobre *enfermedades nerviosas y mentales*), es un mensaje que se replica en el orden y en el asunto de las lecciones que da a leer.[16] Acorde con ello cabe prestar su debida significación al tema del primer capítulo de tal sección: "De los delirios simuladores". La primera gran lección que Ramos comparte con sus lectores, con ese público incierto que expande su auditorio de alumnos, aborda una temática que poco tiene que ver con la neurología; se trata, por el contrario, de un tópico clásico de la medicina mental: el delirio, que desde el inicio de aquel largo siglo hizo las veces de columna vertebral de la cruzada alienista. En términos estrictos, el cometido del autor es construir una nueva categoría diagnóstica, pues su atención recae en una forma atípica de delirio, en la cual las ideas erróneas resultan muy

16 Dar su justa significación al afán expansivo del título del volumen es otra manera de diferenciarnos de una interpretación alternativa, según la cual el interés de Ramos por la histeria, la epilepsia o cuadros que puedan ser confundidos con entidades psiquiátricas (como el delirio simulador), es un cuidado que se "dirige sobre todo al deslinde con la psicopatología" (Vezzetti, 1996: 29).

distintas a las de los vesánicos, dado que no poseen origen orgánico, no dejan "rastros indelebles de la locura verdadera" y son en general curables. De la enajenación mental presentan exclusivamente la "máscara" (Ramos Mejía, 1893: 49). Estos delirios son, en esencia, simulados:

> Son a la locura lo que los síndromes simuladores de la histeria, a la esclerosis en placas, a la meningitis, a la ataxia locomotriz progresiva, a todas esas enfermedades cerebrales o medulares (...) cuya existencia simulan con la precisión y la variedad de apariencias con que esa gran simuladora –como llama el ilustre maestro de la Salpêtrière a la histeria– hace sus simulaciones y lo imita todo en patología. (Ramos Mejía, 1893: 57).

Luego de un silencio de más de 10 años –después de que apareciera el segundo volumen de *Las neurosis* (1882), ha publicado escasos trabajos sobre medicina mental–, el ya maduro Ramos, convertido a la fuerza en el pionero de la neurología porteña, vuelve a reclamar para sí el terreno que considera propio. Y la estrategia que implementa para delimitar su propia versión de la psiquiatría, consiste en una negativización de la entidad patognomónica: se trata de la invención de un delirio que no es más que simulación, de una locura que es pura mentira. Más aun, esa negativización se opera mediante el concurso o la ayuda de la histeria, esa neurosis capaz de imitarlo todo. La histeria, o quizá la neurosis en general, son ahora para la mirada de Ramos el ejemplo perfecto de su versión de lo mental: son esas locuras que no son sinrazón, son esa falsa insensatez que, aun en su carencia o camuflaje, no dejan de ser enfermedad. Estamos ante la reiteración, más sutil esta vez, del gesto de 1878: la neurosis es, a un mismo tiempo, el engranaje vital de la concepción sobre lo mental, y la entidad que apenas si vale por sí misma. Lo que no ha ganado en autonomía lo ha conquistado en términos de su poder de horadar cierto entendimiento de la locura.

Tal negativización alcanza no sólo a la pieza más preciada del muestrario patológico del alienismo, sino incluso a su operación clínica por antonomasia. En efecto, en sus *Estudios* cobra nuevo vigor una terapéutica que encarna un doble movimiento: por un lado, sanciona doblemente el carácter negativo o ficticio de la enfermedad, y por otro, cuestiona, un poco ciegamente, el dispositivo curativo en que el alienismo reconoce su razón de ser. En efecto, cabe preguntarse qué remedios utiliza o recomienda Ramos en su clínica cotidiana (llevada a cabo en su sala del San Roque, y en menor medida en su consulta privada), en su abordaje tanto de los delirios simuladores como de las neurosis y otras enfermedades neurológicas. En las páginas clínicas de Ramos aparece, por supuesto, el uso frecuente de ciertas drogas para contrarrestar algunos estados patológicos: bromuro de potasio, ioduro y mercurio (sobre todo para la epilepsia). De todas formas, otros dos remedios adquieren un franco protagonismo, y establecen un diálogo inequívoco con el ideario ya perfilado.

En primer lugar, tenemos el vetusto tópico del viaje. En la mayoría de los casos clínicos considerados en la lección sobre delirios simuladores (e incluso en algunos ejemplares del capítulo sobre las epilepsias curables o "de cráneo válido") la curación absoluta se consiguió gracias a esos periplos sanadores. Encontramos en esas páginas aclaraciones a propósito de un militar que tras un duelo comenzó a desarrollar un delirio persecutorio; un viaje a Europa y una estadía en la provincia de San Juan bastaron para hacerle recobrar sus facultades; cabe mencionar también al empleado público cuyas ideas persecutorias se disolvieron gracias a una escapada a Córdoba. Ramos cita también al joven estudiante cuyo delirio desapareció a consecuencia de un paseo de cinco meses por Río de Janeiro. El caso más elocuente es el del joven abogado que hacia 1875 comenzó a sentirse vigilado y amenazado por la policía; se encerró en su casa, no sin antes haber comprado diversas armas de fuego y contratado a dos mulatos que oficiaban de espías y guardianes. Los médicos resolvieron enviarlo al campo: pasó varios meses entre Montevideo, Azul y Tandil, a resultas de lo cual recobró su salud. A propósito de ese resultado, Ramos agrega:

> Estas impresiones tan favorables para su definitiva curación que refería N.N. con tanto entusiasmo, me sugieren la idea de que la habitación en la plena campaña, en la pampa cruda –diremos así– ha de ser un recurso maravilloso en el tratamiento de ciertas formas de enajenación mental. (...) Es menester sentir en toda su magnífica plenitud las ideas y sentimientos que surgen en el cerebro cuando nos hallamos en medio de cinco mil leguas de llanura semi-salvaje, bañada por todas partes por aquella luz soberana, por aquel aire embalsamado por su propia pureza, que le penetra a uno por todos los poros (...); es preciso haber gozado de la beatitud de aquel silencio que no conoce nadie fuera de allí, para comprender qué influencia no tendrá sobre un espíritu contristado todo aquel concurso de armonías soberanas que sólo nuestra campaña, nuestras estan-

> cias, nuestros alegres desiertos encierran en el secreto de sus soledades realmente paradisíacas. (Ramos Mejía, 1893: 63).

La patología nerviosa encuentra en la naturaleza su negación más firme. Es la oposición entre el artificio (la mentira o el simulacro) y la verdad innegable (la llanura como "concurso de armonías soberanas"). El viaje opera en Ramos, no por el efecto benéfico de la distracción, sino en virtud del choque con que lo salvaje impugna la mascarada neuropática.[17] La certeza que el autor abriga sobre el poder sanador del desplazamiento se lleva mal con una imagen que se ha querido transmitir de Ramos, según la cual en su accionar pudieron desplegarse abordajes innovadores o vanguardistas de las patologías nerviosas. Máxime si tomamos en consideración que en estos historiales sobresale también un segundo remedio, que contrarresta la negatividad de la patología merced a un mecanismo inverso y complementario. Si el viaje le hace frente en su calidad de contrario, el segundo recurso terapéutico actúa agregando falsedad a lo que ya de por sí es pura ficción. En más de una ocasión Ramos apeló a la potencialidad sugestiva de la falsedad, sobre todo para atacar los síntomas de la histeria. Una escena clínica, recuperada por el propio Ramos y por sus discípulos, ilustra un gesto curativo que, tal y como veremos, tendrá una larga supervivencia. Se trata de una enferma, Sebastiana Ramírez, que en junio 1887 ingresó al servicio del San Roque.[18] Presentaba aparatosos ataques (con caídas al suelo y crisis convulsivas), acompañados de síntomas gástricos que podían hacer creer en una peritonitis. Ramos decidió implementar el siguiente tratamiento: se le administraron a la enferma unas gotas, advirtiéndole que el remedio era tan potente que jamás había que exceder la dosis indicada. Las gotas no tenían otra cosa que agua azucarada, pero aun así lograron un mejoramiento inmediato (Arévalo, 1888: 28-29).

---

17 Esa ponderación del viaje tiene algo de paradójica, pues se sabe que Ramos Mejía fue un sedentario obstinado. No sólo se privó del viaje a Europa que todos sus colegas solían hacer, sino que apenas si salió de Buenos Aires a lo largo de su vida. Según la precisión de De Veyga: "Varios viajes, cuando adolescente, a los viejos pagos de Kakel, hoy Maipú, la campaña mitrista del 74 y dos viajes a Santa Fé cuando presidente del Departamento Nacional de Higiene, en cumplimiento de su cargo oficial, es todo lo que cuenta como desplazamiento este hombre tan curioso de la Naturaleza y tan amante de su tierra" (De Veyga, 1940: 25).

18 Ramos recupera brevemente el caso en su lección de 1891 (Ramos Mejía, 1891). Ya en 1888, Salustiano Arévalo había estudiado en detalle el caso y su tratamiento (Arévalo, 1888).

No abundan los escritos de Ramos sobre enfermos neuróticos o sujetos que presentaran patologías nerviosas leves. Casi todos sus artículos clínicos contienen, de un lado, informes legales sobre individuos aquejados de delirios o demencia, y de otro, descripciones sintomáticas o etiológicas de enfermedades neurológicas más bien clásicas. Pues bien, no deja de ser significativo que en las pocas páginas en las que Ramos se detuvo a reflexionar acerca de las afecciones psiconeuróticas, ese último remedio cobrara singular relieve. Citemos, a modo de ejemplo, el texto incluido por él en el primer volumen de la revista *Archivos*, recién fundada por su discípulo José Ingenieros (Ramos Mejía, 1902). Titulado "Un caso de erotismo psíquico senil", el escrito describe el exitoso tratamiento realizado en abril de 1901 en un hombre de 60 años, quien desde hacía unos veinte días vivía atormentado por una suerte de obsesión sexual. Después de años de una resignada impotencia, no era ahora capaz de ver una mujer sin que su "naturaleza se alborotara", lo cual se manifestaba por una erección un tanto inoportuna. Convencido de que los trastornos eran "puramente psíquicos", resultantes de una autosugestión, Ramos ideó una pequeña escena experimental para confirmar su sospecha: colocó al hombre en una ventana, de forma tal que fuera capaz de observar las mujeres que paseaban afuera; de inmediato el paciente refirió que había resurgido su "alboroto" (es decir, que se había desencadenado la erección).[19] Sin embargo, agrega Ramos, "la inspección local no reveló ningún signo funcional que correspondiera a las impresiones subjetivas". El médico lanzó el diagnóstico de erotismo psíquico senil "por autosugestión", y decidió implementar una terapéutica "etiológica":

> A la autosugestión se opuso otra sugestión. Se le recetó agua destilada, coloreada con tintura de cochinilla, para tomar cinco gotas por la mañana y cinco gotas por la noche. Recomendó-

---

19 En su análisis del volumen de 1893, Hugo Vezzetti había subrayado la presencia y las consecuencias del tópico de la autosugestión: "El papel de la sugestión aparece en este trabajo inaugural no tanto del lado de los procedimientos terapéuticos sino como autosugestión, es decir, como mecanismo que subyace a la instalación del cuadro correspondiente. Pero es claro que ese relieve del mecanismo psíquico debería llevar como lógica consecuencia a introducirlo en el tratamiento. Sin embargo no hay evidencias de que, hasta este trabajo, Ramos Mejía haya empleado la hipnosis o la sugestión sistemática" (Vezzetti, 1996: 29-30). La lectura de Vezzetti es certera en lo que respecta a la hipnosis en Ramos, que brilla por su ausencia; no obstante, creemos que sí hubo un uso sistemático de la sugestión, entendida como mero placebo o artimaña.

> sele que no pasara de ese número por tratarse de un veneno poderoso, especialmente eficaz para combatir los "alborotos de la naturaleza". Se fijó al enfermo un plazo máximo de tres días para la curación completa, recomendándole que volviera después de curado. En efecto, pocos días más tarde el enfermo volvió agradecido por el tratamiento, que había seguido escrupulosamente. (Ramos Mejía, 1902: 43).

De Sebastiana al viejo y falso Príapo criollo, nada ha cambiado en el modo en que Ramos encara las manifestaciones nerviosas. El hecho de que diera el rótulo de "sugestión" a tal gesto curativo dice mucho sobre el acotado sentido que aquel término poseía en su cosmovisión. Gran lector y difusor de la escuela francesa (sobre todo de Charcot y sus descripciones sintomáticas), Ramos se mantuvo inmune al valor que sus colegas de ultramar otorgaban a la hipnosis como método experimental y curativo; su pensamiento quedó asimismo a resguardo de las inferencias clínicas y fisiológicas que se podían desprender de aquel método, referidas por ejemplo al papel patógeno de las representaciones o al primado de funcionamientos automáticos o inhibitorios en el terreno de las patologías nerviosas.[20] Lo poco que sabemos de su labor clínica cotidiana nos muestra a un Ramos que se jacta de retraducir la nueva fenomenología neurológica y nerviosa -que le era bien conocida tanto por sus lecturas como por su trabajo cotidiano en el San Roque- a un lenguaje que se parece mucho al vetusto marco del tratamiento moral: la recomendación de los viajes, el uso del engaño o el placebo, e incluso a veces la celebración del poder sanador que posee el hospital en sí mismo, merced a su ordenamiento estricto y rutinario (Ramos Mejía, 1893: 136-137). Poco espacio había allí para el estudio o el ensayo de los nuevos y aventurados remedios que sus colegas repartían entre los porteños neuróticos o debilitados.

---

20 Sin ir más lejos, es notorio que Salustiano Arévalo, en aquella brevísima tesis de 1888, construida en base a la observación de Sebastiana, logró rebasar el marco conceptual de su maestro. Citando a Bernheim, mostró un prematuro convencimiento sobre el papel rector de lo ideativo, lo cual se tornaba evidente ante todo en el terreno terapéutico: la mayoría de los remedios físicos contra la histeria (incluyendo la metaloterapia o la aplicación de sondas gástricas en los casos de anorexia) obtienen su eficacia de la impresión moral que suscitan en la enferma; en otros casos, como el de Sebastiana, el milagro se debe a la fe que se logra despertar en la presunta eficacia del placebo (Arévalo, 1888). Aquel trabajo, en que la simulación no tenía cabida, y donde la sugestión era celebrada como la terapia del futuro, abría prematuramente horizontes que Ramos Mejía no atisbó jamás.

Las páginas de los *Estudios clínicos* muestran, por ende, que la presunta atención prestada a las afecciones neuróticas, sugerida falazmente por el programa de su materia de 1894, no indicaba otra cosa que una nueva modulación del viejo proyecto. El marco de la locura, percibida una vez más a la luz de una grilla que insiste en su carácter sigiloso y heredable, es el que vuelve a primar; y las neurosis no aparecen sino como artilugios secundarios con que comprender esa experiencia psicótica que acapara todas las miradas. Aquellos capítulos poco dicen sobre los rostros patológicos (neurastenia e histeria) que aparecían extrañamente privilegiados en la grilla académica de 1894. Lo poco que a propósito de ellos se deja entrever, va encaminado a reforzar una cosmovisión donde no tienen casi cabida.

Nuestra lectura halla una confirmación adicional en la obra donde Ramos efectivamente teorizó acerca de esas entidades mórbidas. Nos referimos al libro publicado poco después, *La locura en la historia* (Ramos Mejía, 1895). Si *Las neurosis de los hombres célebres*, aun a pesar de sus deficiencias en materia histórica, pudo ser celebrado como el intento pionero de arrimar el lenguaje científico de la medicina a la comprensión de los procesos políticos e históricos, el volumen de 1895 puso en evidencia que el gesto no podía ser repetido sin el riesgo de caer en el ridículo, máxime si no se renovaba el utillaje conceptual. Paul Groussac dejó asentada esa crítica con total mordacidad, pero no es momento de reconstruir su justa invectiva. La obra de 1895 significaba no solamente la reduplicación del viejo proyecto (documentar la influencia de la locura en el destino de los pueblos), sino también el reforzamiento de la tesis hereditaria, que ahora combinaba el pesimismo degeneracionista con elucubraciones darwinianas acerca de la selección artificial operada por la Inquisición a través de la eliminación cruel de los enajenados.[21] Los papeles otrora representados por Monteagudo, el Fraile Aldao o el Almirante Brown, recaen ahora en María Tudor, Carlos V o Felipe II. Los rostros han cambiado, pero al igual que en 1878 la pluma de Ramos no hace otra cosa que recopilar crónicas de las supuestas locuras de esos

21 Uno de los elementos salientes del reforzamiento del credo hereditarista de Ramos se observa en la manera en que recupera la tesis acerca de la singular predisposición del pueblo judío a desarrollar enfermedades mentales, muy en boga por esos años luego de la publicación de la obra de Henry Meige *Le juif-errant à la Salpêtrière* (1893) (Ramos Mejía, 1895: 130-160; Goldstein, 1985). En esas páginas el médico porteño observa, por ejemplo: "El judío delira fácilmente por disposiciones orgánicas propias, ya reconocidas por la ciencia; de la simple excitación mental, pasa con facilidad y casi sin transición a la locura" (Ramos Mejía, 1895: 136).

grandes hombres, así como de la presencia de esas aberraciones en pueblos y épocas pasadas.

Pues bien, lo que importa remarcar es que esta nueva producción de Ramos, elaborada casi 20 años después de su libro inaugural, y luego de poco menos de una década de impartir su primera lección en la cátedra de enfermedades nerviosas, no implica ninguna alteración significativa en lo que atañe al entendimiento de la neuropatología. El autor luce su erudición en la materia, y desfilan por su pluma los tratados que ha sabido leer desde su designación como catedrático: cita profusamente las obras más recientes de sus maestros franceses (Charcot, por supuesto, pero también Dejerine, Magnan, Binet, Janet), y no se priva de apelar a literatura igual de actualizada proveniente de la medicina italiana, inglesa o alemana. La combinación aventurada de todos esos nombres le sirve para su viejo cometido, pasado ahora por el tamiz de un vigoroso hereditarismo: todos los desarreglos nerviosos de aquellos reyes o gobernantes son la manifestación apenas velada (o la anticipación ineluctable) de una locura estridente.

Los 20 años transcurridos no han hecho mella en su certeza de que entre las neurosis y las vesanias hay diferencias apenas atendibles. Haciendo oídos sordos a discursos como los de Marcus, Eizaga o Tessi, que intentaron legitimar la existencia de un nuevo sujeto nervioso, para el cual era menester apelar a nuevos vocabularios, Ramos se obstinó en renegar de esas novedades. Tal y como ya lo había sugerido en 1878, y como luego lo confirmaría en su prefacio a la obra de Rodríguez de la Torre, para su mirada no era oportuno reconocer un más allá de la locura; no quiso saber nada con la afirmación de que a un costado de lo delirante habíase constituido una experiencia nerviosa (cuasi patológica) caracterizada por el desgaste o por una singular modulación del automatismo. Para Ramos, por el contrario, no había interrupciones sustanciales entre un enajenado colérico y una histérica veleidosa; ambos eran representantes de una misma sangre corrompida, y sus respectivas patologías no eran otra cosa que transformaciones pasajeras de un único mal, para el que la psiquiatría había forjado el sempiterno concepto de delirio.

La defensa de la teoría de la herencia de transformación (por la cual, en el transcurso de las generaciones, una enfermedad engendra otra que aparenta ser distinta), le sirve a Ramos no solamente para desestimar la autonomía de lo neurótico, sino también para desmerecer su presunto carácter contemporáneo. Tal y como vimos en el capítulo anterior, la elaboración y circulación de los nuevos conceptos de neurastenia o nerviosidad fue de la mano de una reflexión acerca de los lastres de la vida moderna en las ciudades. El autor de *La locura en la historia* vio en ese diagnóstico un error de advenedizos. Al comentar los estados neurasténicos que proliferaban entre las mujeres de la corte de Catalina de Médici, y luego de recordar el espíritu lascivo y excitante que primó en el siglo XVI, Ramos agrega:

> El origen de la excitación que desorganizó tanta cabeza naturalmente débil e inferior, que sirve de etiología a este desordenado nervosismo de todas las cortes, y que no sé por qué se ha creído por algunos espíritus poco observadores patrimonio exclusivo de este siglo XIX, se encuentra principalmente en el fuerte sacudimiento que las guerras y controversias religiosas habían producido en todo el mundo. (Ramos Mejía, 1895: 250-251).

Páginas más adelante, sentenciará que "Los neurasténicos no tienen de moderno más que el nombre", pues en los siglos XV y XVI abundaron entre los personajes menores del Santo Oficio (Ramos Mejía, 1895: 309).

El discurso de Ramos a propósito de la neurastenia se muestra desacoplado, de un lado, del lenguaje y de las prácticas que llevaban adelante los médicos porteños que, de modo aislado y algo ciego, se venían ocupando de esa dolencia desde la década anterior; y de otro, de un mercado de consumo que, sin necesidad de decirlo a viva voz, rescataba al neurótico de toda confusión con la locura –pues al incentivar su condición de consumidor y de gestor de su auto-cuidado, lo que sancionaba era el radical distanciamiento de ese sujeto respecto de la alienación–.[22] Una pareja desconexión puede ser recuperada a propósito de la histeria. El libro de 1895 contiene, esparcidas aquí y allá, las más extensas elaboraciones de Ramos acerca de esa patología que, según sus presentaciones burocráticas, tenía el raro privilegio de ocupar cuatro bolillas de su materia.

---

22 Ninguna duda cabe de que para un hipotético neurótico de fin de siglo resultaba mucho más consolador y empático el frío aviso publicitario de un jarabe antinervioso, que las páginas en que Ramos imaginaba apuradas soluciones para el nerviosismo contemporáneo: "En efecto, la muerte voluntaria es una válvula de seguridad contra el neurosismo de las generaciones presentes y preserva a la humanidad haciendo partir voluntariamente a los neurópatas, a los locos hereditarios, verificando una eliminación rápida y eficaz de ciertos elementos morbosos abundantes en las sociedades" (Ramos Mejía, 1895: 507). Tal y como ha sido señalado más arriba, Ramos desplegaría esa idea en un escrito posterior (Ramos Mejía, 1896).

A finales de la década de 1870 los padecimientos histéricos emergieron como un tópico atractivo y alarmante para los médicos de la ciudad, tal y como ya fue avanzado en el capítulo anterior.[23] Por esos años se percibe un notorio incremento de ese diagnóstico en los registros estadísticos de algunos nosocomios públicos, y muy pronto se publican los primeros informes clínicos detallados a propósito de esa afección, que por el momento aqueja solamente a sujetos de sexo femenino (Del Castillo, 1877).[24] En muchas de esas páginas primerizas, así como en algunos indicios provenientes de las tareas diagnósticas efectuadas por los diplomados, resulta claro que lo histérico parece funcionar más bien como un atributo, capaz de cualificar manifestaciones de enfermedades que tienen que ver bastante con la locura, y no tanto como una entidad patológica restringida. El uso frecuente de las duplas "locura histérica" o "histero-manía" es un síntoma claro del terreno de indefinición en que permanece esta condición enfermiza.[25]

Hacia mediados de la década siguiente se produce un deslizamiento multiforme. La elaboración de las primeras tesis y trabajos enteramente abocados al padecimiento va de la mano de su firme autonomización mórbida. Si bien no caen en el olvido las caracterizaciones anteriores, en las cuales la afección sobresalía ante todo por el carácter caótico e impredecible de sus fenómenos, lo que sí se percibe es una suerte de domesticación de esa amenaza merced a una retranscripción de la condición patológica a un vocabulario entre psicológico y moral (Piñero, 1883; Ferreyra, 1884; Castro, 1886). Los extensos trabajos que circulan en ese lapso optan por ofrecer una descripción casi exclusivamente espi-

---

23 Para un mayor desarrollo de esta historia local de la histeria, véase Vallejo (2019a). Ver asimismo Nouzeilles (2003).

24 Un estudio sobre las pacientes ingresadas al Hospital General de Mujeres indica que entre 1869 y 1878 habían ingresado 58 mujeres con el diagnóstico de histerismo. Esa cifra equivale a casi un 10% del total de mujeres con afecciones del Aparato cerebro-espinal (510). Pues bien, más de la mitad de esas 58 histéricas fueron tratadas en los últimos tres años computados (10 en 1876, 13 en 1877 y 9 en 1878) (Arini, 1879: 20-21).

25 Esa apreciación valdría ante todo para Osvaldo Eguía, por entonces director del Hospicio de Locas de la ciudad. En un recuento estadístico acerca de las pacientes tratadas en ese nosocomio durante 1881, la histeria como tal no aparece consignada, pero sí la "histero-manía". Lo que también resulta interesante es un elemento que repite las evidencias recogidas por Arini. El diagnóstico de "histero-manía" había sido el más prevalente en los ingresos producidos en 1881: 28 casos de un total de 152. Le seguían los de manía crónica (23) y manía aguda (20) (Anónimo, 1882b). Véase también Cabred (1881); Meléndez (1882a, 1885); Coni (1883).

ritual de la histérica, insistiendo en sus estados de ánimo, sus accidentes afectivos y sus monstruosidades caracterológicas. Mucho más que un cuerpo convulso o paralizado, la histeria porteña de los años ochenta es una aberración psicológica. Por otro lado, ese discurso médico privilegia una reflexión etiológica de cariz inmaterial, en desmedro de un cuidado por la terapéutica. Las páginas médicas despliegan una repetitiva elucubración acerca de los hábitos malsanos y los traspiés pedagógicos que serían los responsables de la proliferación de casos de histeria. La costumbre de alentar la fantasía de las muchachas, la tendencia enfermiza de llevarlas al teatro o pasarles novelas románticas, quedan recortadas como algunos de los elementos causales de la patología.

Muy cerca del cambio de década la literatura médica sufre nuevas alteraciones. Por un lado, la urgencia por hallar remedios contra el mal desplaza el énfasis en la etiología. Tal vez como una resonancia de una cultura terapéutica que ya cuenta en la ciudad con institutos y médicos algo aventureros, los nuevos trabajos enlistan con cierto desorden los artefactos con los que revertir los síntomas histéricos (drogas, electricidad, un poco de sugestión, etc.). Por otro lado, se instala una soberbia corporalización de la afección, que reconoce pronto una doble semántica. La más vigorosa y perdurable avanzará por el carril neurológico, tanto en lo referido a la patogenia como a la sintomatología. Desconexiones entre el sistema cerebral y medular o lesiones funcionales pasan a ser los nuevos orígenes de la histeria. Por su parte, las manifestaciones corporales, y no ya las extravagancias afectivas, ocupan el centro de la caracterización sintomática (Ferrand, 1888; Arévalo, 1888; Firmat, 1889; Yzaurralde, 1889; Schatz, 1891). Al mismo tiempo, en la década de 1890 tuvo alguna difusión la traducción ginecológica del desarreglo histérico. Haciendo eco a teorías que unos años atrás habían sido renovadas en la ciencia europea, unos pocos médicos porteños pretendieron explicar la histeria como un epifenómeno de alteraciones en los órganos sexuales (Sobre-Casas, 1893, 1894, 1895).

Más allá de ciertos matices, cabe aseverar que para inicios de 1890 la traducción neurológica de la histeria se impone como la cosmovisión prevalente en la medicina de la ciudad. No es necesario aclarar que esa recepción local de la concepción charcotiana estuvo plagada de cortocircuitos y malos entendidos, tal y como ya ilustramos un poco rápidamente al comentar la tesis de Ricardo Schatz (1891). Las condiciones materiales en que se llevaban a cabo las acciones clínicas, así como las inercias de las tradiciones teóricas vernáculas, afectaron desde el inicio la implantación local de constructos explicativos como los de automatismo, auto-hipnosis o ideación inconsciente. Pero más allá de las hibridizaciones algo disparatadas que podían germinar en ese proceso de retraducción, lo cierto es que ya había quedado plasmado un horizonte comprensivo, cuya formulación más acabada será llevada a cabo por José Ingenieros en los primeros años del nuevo siglo.

Tal vez no sea del todo apropiado hablar de desconexión a la hora de pensar la relación entre esos antecedentes y el modo en que Ramos describe la histeria en 1895. Dada la carencia de una tradición médica local referida a los desarreglos nerviosos, los trabajos y ensayos clínicos previos no pasaban de ser otra cosa que incursiones aisladas y esporádicas, debidas a médicos que en muchos casos se habían ocupado de tales asuntos sólo en el tramo inicial de su práctica hospitalaria.[26] Vistas así las cosas no ha de extrañar que en lo tocante a esas problemáticas (y lo mismo vale para las otras neurosis o el hipnotismo) Ramos no entablara ningún tipo de diálogo con sus colegas locales. Quien se tenía a sí mismo, con justo derecho, como el pionero local en neuropatología, no pecaba de soberbia al decidir no dialogar con médicos locales que apenas si habían escrito una tesis olvidable. Así y todo, no deja de ser significativo el contraste entre el estado de la discusión sobre la histeria en la medicina porteña y el perfil que Ramos traza en 1895 de esa enfermedad.

En *La locura en la historia* cobran singular protagonismo las dimensiones o recortes que, o bien quedaban emparentadas con una mirada envejecida, o bien habían sido catalogadas como signos secundarios. La indistinción entre histeria y locura (asegurada ahora por la teoría degenerativa), el énfasis exclusivo en sus rasgos psicológicos, efectuado merced a un prisma que no deja de ser a todo instante una acusación moralizante (la histérica es mentirosa, simuladora, licenciosa, caprichosa), una total falta de atención a los síntomas corporales más objetivos, y una lectura interpretativa en que no hay lugar para auto-sugestiones o desconexiones nerviosas, conforman el cuadrante que define a la histérica de Ramos. Todo ello queda desplegado en el capítulo referido a la significación histórica que le cupo a los falsos testimonios de las histéricas durante los juicios de la Inquisición (Ramos Mejía, 1895: 407-467). Esas enfermas, según Ramos, no buscan otra cosa que llamar la

26 Un ejemplo entre muchos: poco después de obtener su título, Ramón Eizaga abandonó la Capital para establecerse en el pueblo de Rojas; "El Dr. Ramón Eizaga", *La Nación*, 10 de enero de 1891.

atención (443), haciendo gala, de ser necesario, de "la simulación falaz de una humildad extremada y de una afabilidad melosa e insinuante" (432); son, en otras palabras, "grandes comediantes [que], sin saberlo, quieren (...) dramatizar a todo trance la banalidad pueril de su existencia" (432). Su naturaleza está atravesada por "la sugestividad, el instinto tramoyista y supersticioso" (442), y "su inventiva es constantemente fecunda para forjar historias falaces en que lo real y lo fantástico se mezcla con un arte perfecto" (445); "nada iguala su amor a la mentira (...). Mienten sin razón, inconscientemente, sin propósitos, muchas veces por el placer inefable que sienten nada más" (445-446) y lo que llama la atención de todo observador es "el aplomo con que hacen las más grandes bribonadas y la indiferencia con que consideran las más graves responsabilidades" (447).

Desgano, rabona e inmortalidad

En síntesis, el papel propiciatorio que Ramos desempeñó en lo que incumbe a la implantación local de categorías diagnósticas y descripciones sintomáticas de los cuadros estrictamente neurológicos, contrasta con el flaco favor que prestó al proceso de creación de un campo para las neurosis. De la neurología no le interesó sino la posibilidad de construir un mejor conocimiento de las entidades o los mecanismos que pudieran ayudarlo en la meta que se había impuesto, sin saberlo, ya en 1878.[27] Esa meta tenía que ver con la urgencia de estudiar y controlar rostros

27 Que Ramos llevó adelante su enseñanza con franco desgano, lo sabemos de boca de su mejor discípulo: "En la cátedra se hastió muy pronto (...). No sorprende, pues, que al cabo de algunos años fuera un profesor poco entusiasta y de escasa puntualidad" (Ingenieros, 1915: 113-114). No hay que pasar por alto que apenas un año después de asumir la dirección de aquella cátedra, en 1888, Ramos Mejía fue elegido diputado nacional (hasta 1892); y en marzo de 1893 se inició su hacendosa presidencia del Departamento Nacional de Higiene (hasta 1898). Por otro lado, diversas fuentes indican que, fuere por ese desgano o fuere por sus múltiples ocupaciones, Ramos Mejía faltaba a muchas de las lecciones que debía impartir; por ejemplo, en un cuadro referido al movimiento de las aulas de la facultad de medicina durante 1889, Ramos Mejía fue uno de los docentes con más inasistencias (37), superado solamente por Tamini (38), Pirovano (46) y Aguilar (51); "Anexo 3", Memoria de la Facultad de Ciencias Médicas, *Anales de la Universidad de Buenos Aires*, Tomo V, 1890, p. 72. Esa inconducta no pasó desapercibida para las autoridades, quienes reprendieron al docente. Por ejemplo, en su legajo académico se conserva una nota del 2 de mayo de 1890, en la cual el Consejo Superior solicitaba al decano de Medicina (González Catán) apercibiera a Ramos por haber faltado de modo reiterado, y sin causa justificativa, a sus lecciones; ver Legajo 5793, "José

de la psicopatología que parecían moverse en un plano distinto a la locura tradicional (y para los que nada cabía esperar de categorías como delirio total o de terapias como el asilo).[28] Por aquel entonces apeló al errado rótulo de neurosis para nominar esos peligrosos enfermos que, sin ser locos, estaban mentalmente enfermos. De la posterior y obligada frecuentación de la materia neurológica extrajo al menos un saber más sofisticado sobre su obsesión, consistente en explorar los especímenes de esos desarreglos que mantenían un doble parentesco con la locura verdadera: evitaban su estridencia (pues eran expertos y a veces involuntarios simuladores) pero redoblaban su peligrosidad.[29]

Para decirlo en otros términos, Ramos renegó cuanto pudo de la apertura de un territorio propio para las neurosis. Entre la locura verdadera y la salud no había, según su mirada, nada que mereciera la atención.

Uno de sus principales discípulos, con quien llegó a construir una estrecha relación de amistad, fue categórico, en ocasión del homenaje a su maestro, a propósito de las verdaderas intenciones de aquella labor docente:

> Lo que fue esa cátedra y lo que fue esa enseñanza, lo sabemos todos los que fuimos alumnos suyos o colegas en el curso del largo desempeño. Aceptado un poco a la fuerza este nombra-

---

María Ramos Mejía", Archivo de la Facultad de Medicina de la Universidad de Buenos Aires, f. 18.

28 No ha de extrañarnos, en tal sentido, que sus contemporáneos y sus discípulos siempre lo hayan definido como pionero de la psiquiatría, y hayan pasado por alto su labor estrictamente "neurológica". Para Ingenieros, Ramos fue "el creador de la psiquiatría en nuestro país" (Ingenieros, 1915: 110). Según Osvaldo Loudet, fue "psiquiatra e historiador" (Loudet, 1935).

29 Al respecto, podemos recuperar aquí las palabras con que Francisco Cobos trazó el excesivo elogio del libro de Ramos *La locura en la historia* (1895): "Saber y nobleza es la divisa de este caballero, enamorado de la gloria, y con ese lema por delante y en el corcel alado de su vida fantasía, va, cual otro Belerofonte, por los espacios ideales, en busca de la Quimera. Persigue, primero, en las anchas pampas argentinas y en los lagos encantados del Paraguay, las 'Neurosis de los hombres célebres'; (…) siempre persiguiendo a su famosa enemiga, a su monstruo satánico, a su terrible Quimera, hasta que al fin logra encontrarla en su guarida; logra rasgar el velo que la cubre; consigue vencerla y presentarla al mundo como la trágica inspiradora de los hechos más trascendentales de la historia. (…) Esa Quimera es la locura" (Cobos, 1899: 5-6). Cabe recordar que en la mitología griega "Quimera" era un ser híbrido (mezcla de león, macho cabrío y dragón), que se complacía en devorar rebaños, hasta que fue vencido por Belerofonte.

> miento después de tantas renuncias y comunicaciones, el flamante profesor, todo fuego en un principio, fue perdiendo poco a poco sus entusiasmos iniciales para concretarse al final al solo cumplimiento de sus obligaciones escolares.
> El estudio de la patología mental lo atraía en cambio cada vez más; esa era su vocación. Esta rama médica fue, en efecto, como lo dijera desde un principio y como lo manifestara prácticamente en sus primeros trabajos científicos, sus "Neurosis" especialmente, su gran devoción, mantenida durante el curso entero de su vida. Puede decirse que nunca hizo cátedra de patología nerviosa. Las magistrales lecciones de clase publicadas por él en 1893, versan todas sobre asuntos de patología mental, ninguna sobre asuntos relativos a la neuropatología. (De Veyga, 1940: 63).

En esa senda cabe entender los tópicos que efectivamente le quitaron el sueño durante su enseñanza universitaria. Aceptó habitar ese terreno llamado neurología debido a que allí pudo echar mano de tres objetos que se adecuaban perfectamente a su designio incansable. En la herencia, en la histeria y en el delirio simulador identificó tres vías que lo conducían de modo más seguro a su meta. La herencia, sobre todo merced a la noción de transformación, era el primer gran artefacto capaz de explicar hasta qué punto un desarreglo leve (como un tic) era en verdad la punta del iceberg de un derrotero enfermizo que tarde o temprano conduciría a la total invalidez. Gracias al marco del degeneracionismo, las enfermedades –y ninguna como las nerviosas era capaz de extremar ese proceso– eran siempre otra cosa que lo que mostraban; sobre ellas recaía siempre el cargo de ser eslabones intermedios, presunta pero falsamente inocuos, de progresiones mórbidas catastróficas (Coffin, 2003). Parejo rédito aportaba la histeria. Concebida como experta simuladora, su estudio daba a Ramos un saber detallado sobre las estratagemas del camuflaje patológico; y, en simultáneo, hacía del profesional mucho más que un ojo diagnóstico y clasificador: lo transformaba en experto en la tarea de develar que el síntoma podía ser un engaño. Por último, el delirio simulador (que, según Ramos, en muchas ocasiones era de origen histérico) cerraba perfectamente el círculo. A la vez que confirmaba la necesidad de no dejarse llevar por el signo aislado (un delirio persecutorio puede no ser un indicador de vesania), ratificaba que era menester una pericia en el ámbito de la simulación para no perderse en la selva de las enfermedades mentales.

Todo conduce a pensar, por lo tanto, que en la histeria debía confluir el interés de Ramos (y ello explica que ya en 1894, unos diez años antes de su tratado sobre los simuladores, nuestro autor le dedicara nada menos que cuatro bolillas de su programa). Prominente representante de la familia neuropática degenerativa, versátil productora de delirios simuladores, la histeria era el perfecto caballo de Troya en esta disputa con la medicina mental. De Charcot extrajo Ramos la certeza de que la histeria pertenecía por derecho propio a la neurología. Pero antes que usarla como maniquí funcional capaz de iluminar los circuitos de los procesos mórbidos, la utilizó meramente como ideal exponente de una teoría de la simulación.

El caso de Sebastiana nos enseña qué podía esperar una histérica de parte de Ramos: inclemencia y placebo, dos remedios indicados para esas expertas en engaño. El caso del hombre de los arrebatos sexuales indica que igual escenario aguardaba a los neuróticos. De 1878 a 1902 muchas cosas han cambiado en el pensamiento de Ramos, incluso su definición de lo nervioso. Pero en ninguno de esos momentos la neurosis tuvo en su ideario un valor propio. Pasó de ser el nombre de una locura que se esconde, a ser el accidente de un trayecto que no buscaba sino una teoría global de la simulación (y de sus peligros).

Ahora bien, ¿cómo entender entonces que bajo el ala de este médico se haya gestado un proyecto como el de José Ingenieros, que dio un relieve notorio a los tópicos que en Ramos aparecían siempre como excusa para otra cosa? Pues bien, cabe recordar que el raro gesto de negativización de la locura llevado a cabo por Ramos no perdonó tampoco el lugar donde esa locura encontraba su hábitat natural: el asilo. El cuestionamiento del asilo conoció en Ramos una doble modulación. La primera de ellas fue de sustitución. Desde su sala de enfermedades nerviosas del Hospital San Roque, y también desde su consulta privada, Ramos se obstinó en mostrar que lo nervioso (y lo para-nervioso, es decir, lo mental) requería una superficie de existencia (mezcla de laboratorio de observación y caja de resonancia) muy distinta al asilo. La sala, a diferencia del manicomio, permitía los dispositivos de vigilancia y de persuasión capaces de develar la furtiva presencia de la simulación. Aquella sala fue el primigenio muestrario en que los neurólogos argentinos aprendieron a distinguir ataxias, parálisis cerebrales y coreas. Pero fue también el lugar donde otras patologías (como la histeria o la neurastenia) hallaron el terreno ideal de su visibilización, al menos en lo que respecta a dispositivos asistenciales públicos. Esa sala logró concretar, con el correr de los años, la tarea en la que no habían tenido demasiado éxito empresas como el consultorio externo del Círculo Médico Argentino: en efecto, la sala de Ramos consiguió que los neuróticos porteños acudieran a su puerta.[30] Ingenieros aprovechó de muy distinto modo el material mórbido disponible en ese lugar, no cerrando los ojos ante la experiencia neurótica que se desplegaba frente a sus narices. Pero no por ello renegó de la senda trazada por su maestro. Partiendo de esa sala, el discípulo concluyó la tarea de Ramos de redefinir la psiquiatría local.

La segunda vertiente de la negativización del asilo quedó encarnada en gestos de franca impugnación. Al defender la legítima existencia de categorías patológicas que se desmarcaban del registro tradicional de la medicina mental, al enumerar la larga lista de enfermedades que, sin ser locura, sí tenían el derecho de abultar la alforja de la psicopatología, Ramos deletreó en silencio la creciente inutilidad del manicomio. No hay en su largo escrito sobre los delirios simuladores –sobre esos sujetos listos para pertrecharse en su casa a modo de defensa contra sus enemigos imaginarios– la más mínima referencia al encierro. Nos atrevemos a afirmar que su expansiva valoración de las virtudes sanadoras del viaje no era sino una irónica burla contra el remedio preferido por su colega Meléndez. Más aun, podemos recuperar un enunciado de su prefacio al libro de Rodríguez de la Torre, y reconocer allí el más preclaro manifiesto de Ramos acerca de la terapia: "Los espiritistas (...), que salgan del manicomio, es justo, porque no es ese su lugar. Son simples soldados del ejército negro de los degenerados, que asola hoy más que nunca a

---

30 Faltan, según nuestras búsquedas, datos fiables sobre la población atendida en la sala de enfermedades nerviosas del San Roque, o en el consultorio externo que dependía de ella, durante la dirección de Ramos Mejía. Contamos solamente con cifras para algunos años de la primera década del siglo XX (Ramos Mejía, 1903, 1904a). Ellas indican, por ejemplo, que en 1903 unos 195 pacientes fueron hospitalizados en esa sala, siendo los diagnósticos más prevalentes los de hemorragia cerebral (30), parálisis general progresiva (25), ataxia locomotriz progresiva (19), epilepsia (18) y alcoholismo crónico (10). Dada la gravedad de las enfermedades neurológicas allí atendidas, no ha de sorprendernos el hecho de que esa sala funcionaba sobre todo como dispositivo de diagnóstico, con una eficacia terapéutica bien magra: del total de 195 enfermos, murieron 23, fueron externados sin mejoría 90, fueron curados 32 y 41 de ellos recibieron el alta con alguna mejoría. Lo que interesa resaltar, sin embargo, es que en el consultorio externo abundaban pacientes con enfermedades bien distintas a las ya enumeradas: del total de 224 enfermos tratados de modo ambulatorio, los diagnósticos más usuales fueron los de histeria (39), neurastenia (14), epilepsia (14), reumatismo (13) y degeneración hereditaria (9).

la humanidad entera" (Ramos Mejía, 1889: 276). Esa recomendación a propósito de los espiritistas, que estaba abiertamente reñida con la opinión de Meléndez, sería extensible, a los ojos de Ramos, a una larga lista de diagnósticos: histeria, neurastenia, delirio simulador, erotismo psíquico senil, etc. Estamos, por así decirlo, ante el paradójico saldo vacío de la enseñanza de Ramos. Invitó a prescindir del asilo para el abordaje de esos pacientes que a sus ojos eran sólo degenerados, pero no puntualizó qué hacer con ellos (o bien, lo que mostró que él hacía, no resultó seductor para los médicos más jóvenes). Divorciado desde siempre de las promesas del mercado, y a pesar de mostrarse incapaz de fundar una oferta alternativa, dejó abierta la posibilidad para que la medicina ensayara remedios variopintos en una amplia gama de patologías que reclamaban no ser confundidas con la locura.[31]

31 Así, cabe conjeturar que un estudio de los textos elaborados por los alumnos y practicantes que trabajaron en la sala hospitalaria dirigida por Ramos, arrojaría evidencias más que sustanciales sobre el legado irreflexivo del maestro. Sólo a título de ejemplo, mencionemos la tesis de Antonio Novaro sobre el tratamiento de la sífilis cerebral (Novaro, 1889). Junto con mostrar la pericia que esos jóvenes poseían a la hora de discriminar patologías neurológicas, esas páginas dejan ver con cuánta naturalidad y entusiasmo ensayaban los poderes curativos de remedios que Ramos jamás se ocupó de justipreciar (la hidroterapia, la cocaína o la electroterapia), siempre bajo el supuesto de que "las enfermedades nerviosas son tan curables como las otras, ni más ni menos" (Novaro, 1889: 37).

EPÍLOGO

De mercader a confesor

En 1907, un joven Manuel Cortés se pregunta en su tesis de medicina: "¿quién no tiene en nuestra época algo de neurasténico? ¿Quién no ha experimentado pasajeramente alguno de los síntomas de ese verdadero mal del siglo?" (Cortés, 1907: 35-36). Esa sentencia puede valer como coronación de un itinerario ya desglosado. Llevando un poco más lejos las confesiones de diplomados como Achával (el insomne), Gallastegui (el dispépsico) o Echenique (el jaquecoso), Cortés asume sin ruborizarse la posibilidad de que un médico pueda ser al mismo tiempo un *nervioso*. Esa confidencia serviría como ratificación sumaria de que la experiencia neurótica ha logrado por fin desplegar todos sus atributos. Se ha cerrado el abismo ciego detrás del cual Ramos Mejía se había parapetado para observar un proceso mórbido que jamás podía afectarlo. En un estudio clásico, Oscar Terán ha sabido restituir su justa significación a la proposición que resume el ideario de *Las multitudes argentinas*: "nosotros como críticos *no somos multitud*" había escrito Ramos en su obra de 1899 (Terán, 2000: 106). Hemos mostrado que el autor había ensamblado una barricada igual de soberbia contra su otro pavor: "porque soy médico no puedo ser neurótico" había alegado quien, en simultáneo, invitaba a los pobres neuróticos a poner fin a sus vidas, por el bien de ellos y de la sociedad.

Las cosas no podían ser de otro modo, pues para 1907 los artefactos y circuitos que habían propiciado la articulación y sostenimiento de aquella experiencia neurótica, no habían hecho otra cosa que crecer. Estamos a un paso del Centenario, y el creciente arraigo de una cultura de masas no hará sino propiciar el aumento del consumo interno y de la maquinaria publicitaria. En lo que atañe al mundo sanitario, las dinámicas analizadas en los primeros dos capítulos conocerán un desarrollo desbocado. Las ofertas terapéuticas, tanto las garantizadas por las boticas como las que provienen de la medicina privada, se multiplican, máxime en décadas en que se suman dispositivos y objetos provenientes de corrientes como el naturismo o la medicina de rayos, entre otros.

A todo ello hay que agregar que por esos mismos años se logra la consolidación de especialidades médicas que pueden disputarse el tratamiento y estudio de una experiencia que hasta entonces había sabido crecer en cierto estado de orfandad. En efecto, un poco a la sombra (y en la estela) de la declinación del accionar de Ramos Mejía, se produce una demorada autonomización de la medicina mental y nerviosa en Buenos Aires. La revista *Archivos*, fundada en 1902 por José Ingenieros, ofició de eje alrededor del cual ese proceso fue tomando forma. En sintonía con una tendencia que afectó a la medicina de los países centrales, entre los médicos porteños la constitución de esa nueva psiquiatría fue de la mano de la anexión de los fenómenos neuróticos, que poco antes habían formado parte de la agenda de trabajo de la proto-neurología (y que habían sido rechazados o ignorados por un alienismo todavía muy apegado al papel rector del delirio). La nueva medicina psiquiátrica incorporó a su plan de acción el estudio y tratamiento de esos desarreglos nerviosos, incluso a pesar de que durante muchas décadas colocó su proyecto global bajo la égida de un higienismo muy interesado en la criminología y el eslogan de la protección social.

En los intersticios de ese proyecto psiquiátrico-higienista la experiencia neurótica pudo amplificar su presencia. Es menester, de todos modos, reconocer que muy rápidamente esa experiencia sufrió una visible reconfiguración. Sus rasgos mutaron, sobre todo porque se modificó la lente médica que buscaba reconocer su esencia. Alrededor de Ingenieros y de *Archivos* cobró protagonismo un nuevo lenguaje acerca de lo nervioso, y de modo consecuente se alteraron los elementos salientes de aquella experiencia. Un nuevo trípode, en el que orbitaban los tópicos de la sexualidad, los impulsos y la idea fija, garantizó una metamorfosis duradera de esa parcela del mundo mórbido.

Mapear ese nuevo ensamblaje queda por fuera de los alcances de esta obra. Un examen rápido de aquella tesis de 1907 ofrece, así y todo, una introducción esclarecedora a ese nuevo espíritu doctrinal y práctico. Un fragmento del inicio de la tesis resume de modo apretado un parteaguas irreversible: "es común ver considerar a los neurasténicos como individuos no enfermos e instituirles un tratamiento cualquiera, sin atribuir ningún valor a las quejas de los pacientes" (Cortés, 1907:

24). En ese diagnóstico se amontonan los viejos errores de la medicina porteña, y en él asoman ya los antídotos necesarios. Ensayar contra una afección todos los tratamientos disponibles (reposo, drogas, electricidad, viajes o dietas) es una manera algo torpe de confesar que nada se sabe a propósito de su naturaleza. Y esa ignorancia no es otra cosa que la contracara del segundo elemento repudiado. No escuchar al enfermo equivale a obstinarse en ese desconocimiento.

El neurasténico de Cortés continúa siendo un cerebro desgastado, que convoca a la medicina a enlistar los desarreglos que se dan a ver, o que se adivinan sin la ayuda de un diálogo sensible: malestares estomacales, dolores de cabeza, insomnios, temblores, vértigos, falta de atención, etc. Pero empieza, sin timidez, a adoptar una nueva identidad. El sujeto nervioso del nuevo siglo comienza a ser ante todo un espíritu aturdido que precisa los auxilios de un intercambio de palabras (tanto para su sanación como para la explicitación de sus malestares). Si los síntomas físicos no dejan de tener un marcado protagonismo, ahora poseen igual notoriedad las manifestaciones psíquicas que tienen la forma de un guión. Ya no se trata solamente de aturdimiento mental o de abulia -fenómenos que casi no tienen argumento, para cuyo examen alcanza con indicar si existen o no, y que pueden ser descritos con el mismo lenguaje áspero que se emplea para deletrear una inflamación-, sino sobre todo de signos que son en sí mismos hechos narrados: a algunos enfermos "después de haber colocado una carta en el correo (...) les asalta de repente la duda y se revisan bien para ver si efectivamente la han depositado o la tienen" (Cortés, 1907: 50). Se puede recuperar asimismo el hombre que "tenía el hábito, al ir por la calle o en el tranvía, de sumar las cifras de los números indicadores de las casas; otro de contar las ventanas de cada cuadra" (Cortés, 1907: 58).

Fobias y obsesiones comienzan a poblar la experiencia neurótica. Más allá de que por esos años el rótulo de neurastenia amenaza con abarcar muchos otros cuadros nerviosos -sin ir más lejos, en Cortés las formas clínicas llamadas "Histero-neurastenia" o "Neurastenia traumática" implican un borramiento o una fagocitación muy clara de afecciones emparentadas-, lo importante es que los síntomas que ahora ocupan el centro de la escena dependen de la existencia de un elemento ideativo (ideas fijas u obsesiones) que parece gobernar con sigilo todo el cuadro sintomático. La significación de esa idea no reside ya en su naturaleza meramente errada, o en su proximidad con el acto peligroso y antisocial, sino en su carácter de epifenómeno de un proceso de automatismo mental (y en la consecuente suposición de un psiquismo segundo, inconsciente y disociado). La dimensión que acapara todas las miradas no es ya el pensamiento, sino la voluntad (o su carencia patológica). En los primeros escritos de José Ingenieros, por entonces muy apegado a las doctrinas de Pierre Janet acerca de la *psicastenia*, ello es muy claro. En su tratado clásico sobre la histeria, afirmó: "Las diversas neurosis, y todos los estados degenerativos que afectan las funciones psicológicas, comparten con la histeria el triste privilegio de las obsesiones e ideas fijas" (Ingenieros, 1904: 136-137).

De modo correlativo a ese maridaje entre neurosis e idea parásita (o involuntaria), se produce una metamorfosis en las presentaciones clínicas. Los nuevos neuróticos se acercan a los consultorios para dar a conocer sus ideas extravagantes, esas ideas que se imponen en su mente a pesar de sus esfuerzos racionales, y que los compelen a asumir comportamientos igual de bizarros. Un neurasténico que se dirige a Ayarragaray deja en claro su motivo de consulta: "Estoy convencido que no tengo cáncer en la lengua, pero a pesar de ello, tengo necesidad a menudo, para quedar tranquilo por algunos días, que tal afirmación me la repita de tiempo en tiempo algún médico. Tal es el motivo que me trae a su consultorio" (Ayarragaray, 1903: 425). El médico no es ya el recopilador abúlico de quejas estereotipadas (diarreas, mareos, impotencias), sino el anotador atento de narraciones pintorescas. Un joven y culto psicasténico de 21 años, que vive atormentado por la idea de que el más mínimo esfuerzo intelectual lo tornará imbécil, satisfizo todas las "curiosidades clínicas" de Ingenieros, relatándole las peripecias de su vida atribulada; "si la escribiera, parecería una novela", agregó el enfermo perspicaz (Ingenieros, 1904: 150).

Un ingrediente complementario signa la nueva experiencia neurótica: una sexualidad paradójica o traumática, que permanece prendada de aquel lastre ideativo. Una francesa de 40 años acude al gabinete privado de aquel médico porteño en busca de auxilio para su "ereutofobia (obsesión de enrojecimiento)". Ayarragaray ve en ella una condición neurasténica muy clara, sin vestigios de histeria. La mujer evita casi toda vida social por temor a ruborizarse, o recurre a un extraño gorro con velo, que cubre por completo su rostro. "Es la única defensa y la manera de impedir que las personas 'que la ven enrojecer supongan en ella pensamientos libidinosos y le dirijan palabras irrespetuosas'" (Ayarragaray, 1903: 425-426). El diplomado, que conoce el proceder de maestros franceses como Janet, pregunta a la enferma qué recuerdos o suposiciones tiene acerca del "origen, marcha y caracteres primitivos de su mal". Invitada a hablar, la francesa no pierde la oportunidad de desembrollar su sexualidad doliente. En Marsella se había casado en primeras nupcias con un hombre que "prefirió desde el primer momento al coito normal la masturbación *cunni linguae*" (Ayarragaray, 103: 426). Muere su marido, y contrae matrimonio una segunda vez, pero con su nueva pareja prosiguen los "placeres y prácticas contra-natura". A resultas de ello su estado nervioso se deteriora: le sobrevienen episodios de angustia y muy pronto se instala su "idea fija, torturadora, de enrojecer delante de las gentes". "Al estado emocional únese el estado intelectual, casi de interpretación de la idea fija. Si enrojece ante un hombre, él creerá que ha despertado en ella una pasión sensual" (Ayarragaray, 1903: 426).

Esa suerte de psicologización de la experiencia neurótica seguía abrevando, de todas formas, de un discurso organicista algo imaginario, tal y como se comprueba, por ejemplo, en la conjetura de Cortés acerca de una auto-intoxicación de la célula cerebral, que es al mismo tiempo el efecto del desgaste psíquico y el basamento del proceso patológico (Cortés, 1907: 87). Pero lo más valioso reside en que esa psicologización incipiente fue el reverso natural de un corrimiento mucho más certero, referido al accionar terapéutico con que la medicina se posicionó en relación a esa experiencia. Se produce una inédita celebración de los poderes de la psico-terapia, entendida como una mezcla sutil de persuasión y dirección de conciencia. No es que el término careciera de antecedentes en la medicina vernácula, pero esa pujante psicoterapia es colocada ahora como el engranaje del que depende todo el tratamiento profesional. No borra o reemplaza la prescripción de remedios o electrodos, pero estos abordajes pasan a un lugar secundario. En palabras de Cortés, dado que la neurastenia es una enfermedad que depende de una "depresión moral, un agotamiento profundo como estado principal", la terapéutica etiológica debe ir encaminada a "estimular la energía debilitada, excitar esa depresión, fortificar ese agotamiento" (Cortés, 1907: 91). En otras palabras,

> (...) la psicoterapia debe ser el tratamiento racional de esta neurosis. La terapéutica medicamentosa y mismo los medios físicos poco valor tienen, y sólo deben emplearse como coadyuvantes secundarios para curar ciertos síntomas o trastornos funcionales (...).

> *La psicoterapia* es la piedra angular del tratamiento de la neurastenia. Pero es necesario que el tratamiento sea bien encaminado, con perseverancia y tino. (Cortés, 1907: 92).

El uso racional de esa terapia psíquica debe recurrir, por supuesto, a las frases de aliento, pero sin descuidar la consigna de realzar la autoridad del diplomado. La "fe y la confianza que el médico inspira son siempre un factor no despreciable en la eficacia del tratamiento" (Cortés, 1907: 93). Para todo ello es imprescindible que el profesional haga el esfuerzo que Ramos jamás estuvo dispuesto a realizar, tal y como dejó en claro cuando vio como un sacrificio inaceptable la posibilidad de "recibir con tranquilidad cristiana el mandato caprichoso del último hipocondríaco" (Ramos Mejía, 1889b: 48). Cortés, por el contrario, sabe que ha llegado la hora de desterrar ese pánico:

> Debe escucharse todo el relato que el enfermo haga de sus males, recibir sus confesiones, demostrar interés por él; es necesario que no crea que se le toma por un enfermo imaginario. Insinuándose en su espíritu se descubrirán sus errores y prevenciones y se podrá, entonces, hacerle comprender el papel que han desempeñado esas ideas en la génesis de su enfermedad.
>
> Se obrará por la persuasión, tratando de convencer al neurasténico que su afección no es orgánica, que ella curará. Es preciso reconfortarlo, despertar sus energías abatidas, descubrir en él recursos intelectuales y cualidades morales que no sospechaba, estimular su amor propio, convencerlo en fin con imperio pero sin brusquedad. (Cortés, 1907: 94).

Este nuevo médico, psicoterapeuta *avant la lettre*, debe "hacerse temer y amar a la vez". Solo de esa forma logrará que tengan lugar las obras de auto-persuasión y de reeducación que conducirán al enfermo a su ansiado restablecimiento. ¿No puede afirmarse acaso que la psicoterapia, elevada al sitial de honor de la acción médica, viene a reencauzar y a suplir la función que hasta entonces cumplía el empuje algo ciego a un mercado heteróclito? La misma medicina que hasta hacía poco no había podido abordar la experiencia neurótica más que devolviéndola a la espiral de consumo que la había constituido, se erige ahora a sí misma en canal alternativo de tramitación y despliegue de aquella experiencia. Lo hace a través de la adopción fervorosa de la causa de la psicoterapia. El médico no busca ya su condición de *partenaire* redentor del neurótico en la emulación de los ardides del mercader, sino en la promesa algo sacrificial de que él, en tanto que profesional, está dispuesto a escuchar todas sus quejas, su completo relato o sus muchas confesiones, para decirlo en los términos empleados por Cortés.[1]

La medicina anterior a Ingenieros había dado cobijo a la sensibilidad neurótica refrendando el imperativo de auto-auscultación (y de consecuente búsqueda de un consumo protector) que ya venía decretado por un mercado entre silente y ensordecedor. La nueva ciencia, necesitada de tomar la delantera, forjó un aventurado imperativo, que ofrecía algo que el mercado jamás podía brindar; esto es, la conminación a que cada cual trazara su historia de vida. Tan efectivo se mostró ese moderno mandato que muy pronto se quiso ver la esencia de la neurosis en su efecto predecible. El neurótico, otrora un cuerpo auto-observado y consumista, devino a sus anchas un sujeto que desea ser escuchado.

No es casualidad tampoco que esta nueva medicina nerviosa, que acepta perderse en el enredo de un diálogo siempre incalculable, vaya de la mano de una redefinición del caso o de la individualidad patológica. Por mucho tiempo el caso clínico valió ante todo como la declinación particular de un proceso positivo y universal. La tarea de la vieja medicina era reconocer, tras la confusión aportada por el accidente llamado individuo, el despliegue inmutado de una forma eterna. A resultas de la emergencia de una medicina anclada en el diálogo –que, dependiendo de la narración histórica que se privilegie, habría nacido en el alienismo de Pinel, el sonambulismo artificial o la hipnosis de Bernheim– el camino a desandar es, si no inverso, sí más escarpado. La experiencia individual, que puede ser reconstruida sólo mediante un diálogo con el enfermo, no es ya la contingencia olvidable, sino la intervención ineliminable sin la cual la forma enfermiza es una entelequia vaporosa.

> Con verdad se ha dicho que no hay enfermedades, sino enfermos; indicando con ello que no son las afecciones mórbidas

---

1 Aquello que en Cortés aparecía más que nada como un proyecto optimista, en Ingenieros emergía como un accionar concreto accidentado y algo resistido. El discípulo de Ramos, a pesar de mostrarse como un buen secretario del discurso de sus enfermos a la hora de la anamnesis, se inclinó siempre en favor de una concepción limitada de la psicoterapia; en sus textos, ella era muchas veces sinónimo de sugestión hipnótica (Ingenieros, 1904: 134). En sentido complementario, en su abordaje de la neurastenia, la "sugestión verbal en vigilia" se mezclaba, sin jerarquías claras, con la prescripción de tónicos reconstituyentes, sobrealimentación, reposo o aeroterapia (Ingenieros, 1904: 185).

> las que imponen al individuo su sindronia {sic} clásico, sino el individuo mismo, con su constitución especial, sus taras, sus diátesis, su idiosincrasia, lo que podríamos llamar su *yo orgánico*, el que modifica, en tal o cual sentido, el conjunto sintomático, la forma y la evolución de las distintas enfermedades que lo atacan; viniendo a ser así un verdadero coeficiente patológico, que debe siempre ser tenido muy en cuenta en las apreciaciones de la clínica.
> Nunca son tan ciertos estos principios generales como en las neurosis, en las cuales puede decirse que son tantas las formas y variedades de un proceso mórbido, cuantos son los individuos por él atacados. (Cortés, 1907: 24-25).

La experiencia neurótica se prestó gustosamente a su disolución en un mundo de palabras –su estigma básico era una idea, sus síntomas eran una narración a ser escuchada, y sólo un médico que tuviera algo de confesor podía ratificar la legitimidad de esas vivencias y la posibilidad incierta de su terminación–. A los médicos porteños les tocó la tarea de perfeccionar sus orejas y de pulir sus dotes de semiólogos improvisados. El primado de un higienismo que siguió recortando el hecho delictivo o antisocial como objeto *prínceps* del accionar psiquiátrico, significó un terreno poco propicio para el perfeccionamiento de esas dotes dialógicas de parte de los profesionales de Buenos Aires. Ya sabemos que el freudismo tardó un largo tiempo en asentarse en la cultura médica de la ciudad (Vezzetti, 1989). Pero ya en los primeros años del siglo XX habían quedado señalizados los carriles en que el nuevo sujeto nervioso debía ser reconocido y auxiliado.

AGRADECIMIENTOS

Si hiciéramos un listado exhaustivo de las formas en que puede nacer un libro, a éste le tocaría en suerte una de las menos rutilantes. Tardé mucho, quizá demasiado, en entender que había llegado el momento de escribir este ensayo. Las evidencias utilizadas en estas páginas, las hipótesis que aquí se ponen a prueba y las preguntas que otorgan el andamiaje, fueron recopiladas y forjadas en el marco de otras investigaciones que, cada una a su debido tiempo, recibieron un punto final. Ellas estuvieron referidas a la historia del hipnotismo y el curanderismo en la cultura de Buenos Aires a fines del siglo XIX. Mientras me ocupaba de hipnotizadores y sanadores, coleccioné, sin saber muy bien qué haría con esas fuentes, publicidades de remedios contra las neurosis o artículos periodísticos referidos a esas afecciones.

Si por fin pude dejar a un costado a esos taumaturgos, y fui capaz de enfrentar los interrogantes que en este volumen se desglosan (a propósito del mercado de la neurosis o los límites de la hipótesis de la medicalización), fue gracias a intercambios y debates con colegas y amigos. En primerísimo lugar debo mencionar a María José Correa. Fue ella, con sus publicaciones pero también con sus lecturas y comentarios, quien me introdujo a un mundo de autores y preguntas que significaron mucho en mi recorrido. Puedo decirlo sin falsa modestia y sin titubear: de no haber sido por el estudio de sus trabajos –que leí y releí siempre con provecho–, jamás hubiera hallado las herramientas para llevar adelante esta investigación. María José leyó, a su turno, los borradores de algunos de los capítulos de este libro, y sus observaciones fueron, otra vez, más que valiosas. Por todo ello, el principal agradecimiento va para ella.

Debo agradecer asimismo a otros colegas que han leído algunas versiones previas de los capítulos, y cuyos señalamientos me sirvieron para replantear los argumentos. En esa lista quisiera incluir a Carlos Walker, Luis Sanfelippo, Hugo Vezzetti, Alejandro Dagfal y Federico Corniglio. En variados espacios académicos pude dialogar acerca de los asuntos tratados en este volumen con otros investigadores, y sus palabras muchas veces me auxiliaron para ver con mejores ojos los mismos problemas. Por ese motivo quiero dar las gracias a Diego Armus, Lila Caimari, Omar Acha, Valeria Pita, Ignacio Allevi, Annette Mülberger, Ricardo Campos y Rafael Huertas. Como siempre, Lina Etchesuri me prestó su ayuda en todo lo que tiene que ver con las imágenes, y por esa razón le doy las gracias.

Esta investigación fue posible gracias al auxilio anónimo de los trabajadores de las bibliotecas que he consultado: Biblioteca Nacional (sobre todo la sala "Publicaciones Periódicas Antiguas"), Hemeroteca de la Biblioteca del Congreso de la Nación, Hemeroteca del Archivo General de la Nación, Biblioteca Torquinst del Banco Central de la República Argentina, Biblioteca de la Facultad de Medicina de la Universidad de Buenos Aires.

Por último, para esta investigación conté con el apoyo financiero de los siguientes proyectos: Proyecto UBACYT 2018 "La patología histérica en Buenos Aires (1880-1904)" (código 20020170200357BA), Proyecto UBACYT 2018-2020 "Problemas, autores y objetos en la configuración de las disciplinas psi entre Francia y Argentina. Estudios de recepción" (código 20020170100132BA) y Proyecto de Investigación Plurianual (PIP), CONICET, 2014-2016, "Historia y psicoanálisis: cruces, diálogos y debates interdisciplinarios en la Argentina" (código 11220130100034CO).

REFERENCIAS BIBLIOGRÁFICAS

Fuentes periódicas

Anales de la Universidad de Buenos Aires
Anales del Círculo Médico Argentino
Anales del Departamento Nacional de Higiene
Archivos de Psiquiatría y Criminología
Buenos Aires. Revista semanal ilustrada
El Cascabel. Semanario Festivo Ilustrado
El Censor
El Correo Español
El Diario
El Eco de la Exposición. Revista bi-mensual. Industrial, agrícola, artística y científica.
El Filón de la Fortuna
El Heraldo. Diario de la Tarde
El Nacional
El Sud-Americano. Periódico Ilustrado
La Agricultura. Revista semanal ilustrada
La Fuerza. Revista de gimnasia y de sus aplicaciones a la higiene, la moral y las buenas costumbres
La Nación
La Prensa
La Semana Médica
La Voz de la Iglesia
Revista Argentina de Ciencias Médicas
Revista de la Sociedad Médica Argentina
Revista Farmacéutica
Revista Médico Quirúrgica
Sud-América

Otras fuentes

AA.VV. (1897) *Corona fúnebre a la memoria del inolvidable Doctor Tiburcio Padilla (hijo)*. Buenos Aires: La Semana Médica.

Aberg, Enrique (1879) *Casas de baños*. Buenos Aires: Imprenta de El Siglo.

Aberg, Ernst (1856) *Causa, naturaleza y tratamiento de la gota*. Buenos Aires: Imprenta de J. A. Bernheim.

Aberg, Ernst (1885a) "Instituto Terapéutico de Gimnasia Mecánica. Resultados obtenidos por el tratamiento", *Revista Médico-Quirúrgica*, XXII (13), 8 de octubre de 1885, pp. 200-208.

Aberg, Ernst (1885b) *Resultados del tratamiento obtenidos en el Instituto Terapéutico de Gimnasia Mecánica en los cuatro primeros meses (mayo-septiembre)*. Buenos Aires: Imprenta de Pablo E. Coni.

Aberg, Ernst (1887) *Causas, naturaleza y tratamiento de la scoliosis*. Buenos Aires: Imprenta de Pablo Coni.

Aberg, Ernst (1888) *El método Zander de gimnasia mecánica. Descripción de todos sus aparatos, su uso y su acción terapéutica*. Buenos Aires: Imprenta de Pablo Coni.

Aberg, Ernst (1890) *De la curabilité de la phtisie pulmonaire et de quelques autres maladies chroniques de la poitrine par l'eau d'une basse température*. Buenos Aires: Libraire française de Joseph Escary.

Achaval, Guillermo (1880) *Consideraciones sobre el sueño e insomnio*. Buenos Aires: Imprenta de S. Ostwald.

Albarracín, Francisco (1866) *Acción fisiológica y terapéutica del agua fría, y de sus principales aplicaciones*. Buenos Aires: Imprenta de la Sociedad Tipográfica.

Álbum Ilustrado de la República Argentina, 1891. Buenos Aires: Müller y Johnson.

Almanaque de Don Quijote para 1891. Buenos Aires: Imprenta del diario Roma.

Alurralde, Avelino (1881) *La jaqueca*. Buenos Aires: Imprenta del Porvenir.

Álvarez, Adriana (2008) "Tras la vida de un higienista y filántropo: Emilio Coni", en Adriana Álvarez y Adrián Carbonetti (eds.) *Saberes y prácticas médicas en Argentina. Un recorrido por historias de vida*. Mar del Plata: Eudem, pp. 29-94.

Amenedo, Cesáreo (1881) *La Hemospasia*. Buenos Aires: Imprenta del Porvenir.

Anónimo (s.f.) *Instituto médico de Hidro-Electroterapia. Establecimiento de baños higiénicos y medicinales*. Buenos Aires: s.d.

Anónimo (1878) "Bibliografía. Las neurosis de los hombres célebres en la historia argentina", *Revista Médico-Quirúrgica*, 15 (10), 23 de noviembre de 1878, pp. 380-382.

Anónimo (1881) "Consultorios gratuitos", *Anales del Círculo Médico Argentino*, Año 4, N. 8, 389-393.

Anónimo (1882a) *Establecimiento médico de Aeroterapia y Atmiatría. Calle Suipacha 148. Dirección Doctores Juan Cimone, Juan Luis Martin y Félix Romano*. Buenos Aires: s.d.

Anónimo (1882b) "Estadística del Hospicio de Locas a cargo del Dr. D. Osvaldo Eguía", *Anales del Círculo Médico Argentino*, 5, 1882, pp. 394-405.

Anónimo (1884a) "La libertad de curar", *Revista Médico-Quirúrgica*, Año XXI, 13, 8 de octubre de 1884, p. 203.

Anónimo (1884b) "Las falsas notabilidades médicas", *Revista Médico-Quirúrgica*, Año XXI, 6, 23 de junio de 1884, pp. 82-83.

Anónimo (1887) "Consultorios", *Revista Argentina de Ciencias Médicas*, 4, pp. 102-105.

Anónimo (1888) "Sociedad de Antropología", *Revista Médico-Quirúrgica*, Año XXIV, 21-22, 8 y 23 de febrro de 1888, p. 323.

Anónimo (1889) "Inyecciones de Brown-Séquard", *Anales del Círculo Médico Argentino*, Tomo XII, 12, diciembre de 1889, pp. 381-386.

Anónimo (1897) "Francisco Cobos", *Buenos Aires. Revista semanal ilustrada*, Año III, 94, 24 de enero de 1897, p. 11.

Anónimo (1900) *Electro-terapia y electricidad moderna. Corrientes de alta frecuencia y alta tensión. Sinusoidales, rayos X, radioscopia. Radiografía y Raditerapia, etc., etc. En el Instituto médico del Doctor J. A. Lacroze*. Buenos Aires: La Semana Médica.

Anónimo (1916) "Dr. D. Anselmo Ruiz Gutiérrez", *Mondariz*, Año II, Nº 10, 20 de marzo de 1916, pp. 220-221.

Anónimo (1917) "Dr. Francisco Cobos", *La Semana Médica*, 27 de diciembre de 1917, p. 749.

Anónimo (1942) *Medio siglo de noble labor. La Farmacia Franco-Inglesa en su cincuentenario (1892-1942)*. Buenos Aires: s.d.

Aráoz Alfaro, Gregorio (1938) *Crónicas y estampas del pasado*. Buenos Aires: El Ateneo.

Arata, Pedro (1885) *Relación de los trabajos practicados por la Oficina Química Municipal de la Ciudad de Buenos Aires durante el Primer año de su existencia – 1884*. Buenos Aires: Imprenta de M. Biedma.

Arce, Celestino (1881) *Curabilidad de la locura en el manicomio de mujeres*. Buenos Aires: Imprenta y litografía La Argentina.

Arévalo, Salustiano (1888) *Apuntes sobre la influencia de los medios morales en el tratamiento de la histeria*. Buenos Aires: L'Italia.

Argerich, Antonio (1884) *¿Inocentes o culpables?* Madrid: Hyspamerica.

Arini, Juan (1879) *Estudio estadístico del Hospital General de Mujeres*. Buenos Aires: Imprenta de M. Biedma.

Armus, Diego (2007) *La ciudad impura. Salud, tuberculosis y cultura en Buenos Aires, 1970-1950*. Buenos Aires: Edhasa.

Armus, Diego (2016) "Medicina casera, remedios y curanderos en los inicios de la medicalización de la ciudad moderna. Buenos Aires, 1870-1940", *Tempos Históricos*, 20, pp. 47-80.

Árraga, Antonio (1884) *Electricidad (aplicada a la medicina infantil)*. Buenos Aires: Imprenta de La Nación.

Ayarragaray, Lucas (1887) *La imaginación y las pasiones como causas de enfermedades*. Buenos Aires: Imprenta, litografía y encuadernación de Stiller & Laass.

Ayarragaray, Lucas (1889) "Causas sociales del neurosismo contemporáneo", *Anales del Círculo Médico Argentino*, 12, 5, mayo de 1889, pp. 150-158.

Ayarragaray, Lucas (1893) *Pasiones. Estudios médico-sociales*. Buenos Aires: Jacobo Peuser.

Ayarragaray, Lucas (1903) "Las obsesiones", *Archivos de psiquiatría y criminología*, Año II, 1903, pp. 423-427.

Baños Orellana, Jorge (2005) "La vasectomía de Freud como *post-scriptum* de 'Más allá del principio del placer'", *Imago Agenda*, 87, marzo.

Barbieri, Pedro (1905) *El ejercicio de la medicina y el charlatanismo en la República Argentina*. Buenos Aires: La Semana Médica.

Bermejo, Pedro (1882) *Electro-terapia*. Buenos Aires: Imprenta 'La Comercial'.

Bilbao, Manuel (1934) *Tradiciones y recuerdos de Buenos Aires*. Buenos Aires: Dictio, 1981.

Billinghurst, Arturo (1884) "Influencia de la masturbación sobre los traumatismos", *Revista Argentina de Ciencias Médicas*, Año II, 2, octubre de 1884, pp. 52-55.

Bonelli Zapata, Ana (2017) “Imagen impresa y ciudad, Buenos Aires (1890-1910)”, *Inmediaciones de la comunicación*, Vol. 13 (2), pp. 99-127.

Bunge, Julia Valentina (1965) *Vida. Época maravillosa, 1903-1911*. Buenos Aires: Emecé.

Caballero, José María (1885) “Consultorio de enfermedades nerviosas”, *Anales del Círculo Médico Argentino*, VIII, 6, pp. 262-263.

Caballero, Manuel (1897) *Breves consideraciones sobre el ciclismo*. Buenos Aires: La Semana Médica.

Cabezón, José María (1893) “Los baños termales del ‘Rosario de la Frontera’”, *Anales del Círculo Médico Argentino*, XVI, pp. 217-223.

Cabral, Ernesto (1879) *Apuntes teórico-prácticos sobre la hidroterapia y sus aplicaciones en el establecimiento del Dr. Juan A. Lacroze*. Buenos Aires: Imprenta del Porvenir.

Cabred, Domingo (1881) *Contribución al estudio de la locura refleja*. Buenos Aires: Imprenta de La Nación.

Cambaceres, Eugenio (1885) *Sin rumbo*. Buenos Aires: Centro Editor de América Latina; 1968.

Campins, Mónica & Pfeiffer, Ana (2011) “La importancia de las redes sociales en los orígenes de la industria farmacéutica argentina. El caso de los catalanes en Argentina”, *Revista de Historia Industrial*, 47, pp. 17-50.

Cané, Miguel (1896) “Los príncipes de la ciencia”, en *Notas e impresiones*. Buenos Aires: La cultura argentina, 1918, pp. 118-128.

Cantón, Eliseo (1890) “Primeros datos estadísticos opbtenidos en el Establecimiento Balneario del ‘Rosario de la Frontera’”, *Anales del Círculo Médico Argentino*, Año XIII (2), febrero de 1890, pp. 23-34.

Cantón, Eliseo (1928) *Historia de la medicina en el Río de la Plata. Desde su descubrimiento hasta nuestros días, 1512 a 1925*. Madrid: Biblioteca de Historia Hispano-Americana.

Carbonetti, Adrián et al (2014) “El mercado de las publicidades de medicamentos e insumos médicos especializados en el interior de Argentina: el caso de la ‘Revista del Círculo Médico de Córdoba’ y la ‘Revista Médica de Córdoba’, 1912-1938”, *Asclepio. Revista de Historia de la medicina y de la ciencia*, 66, 2, pp. 1-16.

Carbonettí, Adrián et al (2018) “Ocupaciones de la salud en el territorio argentino: perspectivas a partir de los censos nacionales de 1869, 1895 y 1914”, *Población & Sociedad*, 25 (1), pp. 75-101.

Carbonetti, Adrián & Rodríguez, María Laura (2007) “Las epidemias de cólera en Córdoba a través del periodismo: la oferta de productos preservativos y curativos durante la epidemia de 1867-1868”, *História, Ciências Saûde - Manguinhos*, 14, 2, pp. 405-419.

Carrera, José (1882) *Electroterapia*. Buenos Aires: Imprenta y Fundición de tipos “La República”.

Castaño, Alberto (1884a) “Forma rara de impotencia. Caso observado en el Establecimiento Médico-Hidroterápico”, *Anales del Círculo Médico Argentino*, VII, pp. 254-256.

Castaño, Alberto (1884b) “Contestación a la crítica del Dr. Sudnik”, *Anales del Círculo Médico Argentino*, VII, pp. 379-382.

Castro, Adolfo (1886) *Ensayo sobre el histerismo*. Buenos Aires: Stiller & Laass.

Castro, Manuel (1949) *Buenos Aires de antes*. Buenos Aires: s.d.

Celestin, Louis-Cyril (2014) *Charles-Edouard Brown-Séquard. The Biography of a Tormented Genius*. New York: Springer.

Censo General. Población, edificación, comercio e industrias de la Ciudad de Buenos Aires. Levantado en los días 17 de agosto, 15 y 30 de septiembre de 1887. Buenos Aires: Compañía Sud-Americana de Bancos, 1889.

Cignoli, Francisco (1953) *Historia de la farmacia argentina*. Buenos Aires: Ruiz.

Clausolles, Camilo (1883) *Instituto Médico fundado por el Dr. D. Camilo Clausolles, médico y cirujano en Europa y América*. Buenos Aires: s.d.

Cobo, Rafael (1889) *Un nuevo método kinesiterápico*. Buenos Aires: Imprenta de Pablo Coni.

Cobos, Francisco (1899) *Discurso en honor del médico y escritor argentino Dr. José M. Ramos Mejía. Discurso sobre su obra 'La locura en la historia'*. París: Imprimerie typographique Charles Schlaeber.

Coffin, Jean-Christophe (2003) *La transmission de la folie, 1850-1914*. París: L'Harmattan.

Coni, Emilio (1879) *Código Médico Argentino. Recopilación y resumen de la legislación y jurisprudencia sobre la profesión; deberes y derechos de los médicos, farmacéuticos y parteras*. Buenos Aires: Imprenta de Pablo Coni.

Coni, Emilio (1882) "Abceso flemonoso del tabique recto-vaginal. Pelvi-celulitis. Charlatanismo profesional", *Revista Médico-Quirúrgica*, 19 (9), 8 de agosto de 1882, pp. 472-475.

Coni, Emilio (1883) "Algunas observaciones sobre la histeria grave", *Revista Médico-Quirúrgica*, 20 (5), 8 de junio de 1883, pp. 80-81, 20 (6), 23 de junio de 1883, p. 95.

Coni, Emilio (1885) "Algunas reflexiones sobre moral médica", *Revista Médico-Quirúrgica*, 22 (18), 23 de diciembre de 1885, pp. 276-278.

Coni, Emilio (1886) "Charlatanismo profesional", *Revista Médico-Quirúrgica*, 23 (13), 8 de octubre de 1886, pp. 195-197.

Coni, Emilio (1891) *Código de Higiene y de Medicina Legal de la República Argentina*. Buenos Aires: Juan Etchepareborda.

Cook, Harold (2007) *Matters of Exchange. Commerce, Medicine, and Science in the Dutch Golden Age*. New Haven: Yale University Press.

Correa, María José (2014a) "Casas comerciales y boticas. Aproximaciones al desarrollo del mercado médico en el Chile urbano, 1860-1910", *Revista de Historia Social y de las Mentalidades*, 18 (1), 9-33.

Correa, María José (2014b) "Electricidad, alienismo y modernidad: The Sanden Electric Company y el cuerpo nervioso en Santiago de Chile, 1900-1910", *Nuevo Mundo Mundos Nuevos*, Workshops, 2014. Disponible en: [http://journals.openedition.org/nuevomundo/66910].

Correa, María José (2016) "'Brulote disfrazado, no oblea medicinal'. El avance de los específicos en el Chile urbano del Centenario", en Yuri Carvajal y María José Correa (eds.) *Historia de los medicamentos. Apropiaciones e invenciones en Chile, Argentina y Perú*. Santiago de Chile: Ocho libros, pp. 85-108.

Correa, María José (2017) "'*A kind of little Wiesbaden, or rather Leukerbad, in the bosom of the Andes*'. Experiencia científica y cultura termal en los Andes, siglo XIX", en Carlos Sanhueza Cerda (ed.) *La movilidad del saber científico en América Latina. Objetos, prácticas e instituciones (siglos XVIII al XX)*. Santiago de Chile: Editorial Universitaria, pp. 55-74.

Correa, María José (2018) "Médicos imaginarios al sur del mundo, 1898-1913. Publicidad médica, circulación de saber y sociedad de consumo", en Víctor Brangier & M. Elisa Fernández (eds.) *Historia Cultura hoy. Trece entradas desde América Latina*. Rosario: Prohistoria, pp. 133-156.

Cortés, Manuel (1907) *Neurastenia*. Buenos Aires: La Ciencia Médica.

Cranwell, Daniel (1939) *Nuestros grandes cirujanos*. Buenos Aires: Librería El Ateneo.

Crocco, Mario (1994) "Alberto Alberti y el primer mapeo con electricidad ¡durante ocho meses! De un cerebro humano consciente: hazaña científica silenciada durante un siglo", *Electroneurobiología*, 1 (4), pp. 73-82.

Curth, Louise (2002) "The Commercialisation of Medicine in the Popular Press: English Almanacs, 1640-1700", *The Seventeenth Century*, 17 (1), pp. 48-69.

Cutolo, Vicente (1969) *Nuevo diccionario biográfico argentino, 1750-1930*. Buenos Aires: Elche.

Darío, Rubén (1901) "El cartel en España", en *Viajes de un cosmopolita extremo*. Buenos Aires: FCE, 2013.

Darnton, Robert (1968) *Mesmerism and the End of Enlightenment in France*. London: Harvard. University Press.

Davidow Hirshbain, Laura (2000) "The Glandular Solution: Sex, Masculinity, and Aging in the 1920s", *Journal of the History of Sexuality*, 9 (3), pp. 277-304.

De Elía, Gustavo (1891) *Estudio práctica sobre balneoterapia en las enfermedades infecciosas*. Buenos Aires: Imprenta de Pablo Coni.

De Tezanos Pinto, Ernesto (1887) *Contribución al estudio de las trofo-neurosis en general, y en particular al de la alopecía areata*. Buenos Aires: Imprenta de P. E. Coni e Hijos.

De Veyga, Francisco (1899) "Los proyectos de ley de reorganización del departamento de higiene, profilaxia pública y ejercicio de la medicina", *La Semana Médica*, Año VI, N. 21, pp. 177-184.

De Veyga, Francisco (1927) "Prólogo", en *Ramos Mejía, José María (1878-1882). Las neurosis de los hombres célebres en la historia argentina*. Buenos Aires: Editorial científica y literaria argentina; 1927, pp. I-XLIX.

De Veyga, Francisco (1940) "Conferencia pronunciada por el doctor Francisco de Veyga, miembro de la Academia de Medicina", en *AA.VV. (1940) Homenaje al doctor José María Ramos Mejía*. Buenos Aires: Casa Jacobo Peuser, pp. 19-104.

Decoud, Diógenes (1888a) "Estudio del hipnotismo. Bajo el punto de vista psicológico y de medicina legal", *Anales del Círculo Médico Argentino*, XI, 1, enero de 1888, pp. 3-27.

Decoud, Diógenes (1888b) "La alimentación del cerebro. Cerebros gordos y cerebros pensadores", *Almanaque Peuser para el año 1888*, pp. 155-160.

Decoud, Diógenes (1893) "Las inyecciones de extracto testicular. Revista general y resumen de las experiencias practicadas en el Hospital Militar de Buenos Aires", *Anales del Círculo Médico Argentino*, XVI, 3, pp. 73-91.

Del Arca, Enrique (1877) *Observaciones sobre las operaciones practicadas en 1875 en las salas de clínica quirúrgica del Hospital General de Hombres*. Buenos Aires: Imprenta de Pablo Coni.

Del Castillo, Lucilo (1877) *Un caso raro de histerismo complicado con extraordinarios fenómenos psico-morales*. Buenos Aires: Imprenta del Mercurio.

Departamento Nacional de Higiene (1890b) *Publicación oficial de las ordenanzas dictadas desde noviembre del año de 1889 hasta julio 1 de 1890*. Buenos Aires: Imprenta de la Universidad.

Di Liscia, María Silvia (2003) *Saberes, terapias y prácticas médicas en Argentina (1750-1910)*. Madrid: CSIC.

Díaz, Carlos (1883) *El nervosismo*. Buenos Aires: Imprenta de 'La Universidad' de J. N. Klingelfuss.

Díaz de la Quintana, Alberto (1893) *Contribución al estudio de la neurastenia*. Madrid: La Nacional.

Díaz de la Quintana, Alberto (1903) *De la muerte repentina en los diabéticos y manera de evitarla por la franklini-*

zación. Madrid: Imprenta Hijos de J. A. García.

Díaz de Vivar, Antonio (1876) *El sonambulismo considerado bajo el punto de vista médico-legal*. Buenos Aires: Establecimiento tipográfico de El Orden.

Domínguez, Silverio (1883) "Diarreas nerviosas", *Anales del Círculo Médico Argentino*, Año VII, 4, Diciembre de 1883, pp. 195-198.

Domínguez, Silverio (1884a) "Metaloterapia. Artritis reumáticas curadas por las cadenas metálicas", *Anales del Círculo Médico Argentino*, VII, 1884, pp. 358-361.

Domínguez, Silverio (1884b) "Papel del termocauterio de Paquelin en la medicina contemporánea", *Anales del Círculo Médico Argentino*, VII, IX, 1 de mayo de 1884, pp. 506-509.

Domínguez, Silverio (1888) *Recuerdos de Buenos Aires. Pasatiempo seudo-literario*. Valladolid: Imprenta, librería nacional y extranjera de H. de Rodríguez.

Dowbiggin, Ian (1991) *La folie héréditaire ou comment la psychiatrie française s'est constituée en un corps de savoir et de pouvoir dans la seconde moitié du XIXe siècle*. París: EPEL.

Dussaillant, Jacqueline (2015) "Turnos, títulos e 'intrusos': los dolores de cabeza de los boticarios (Santiago, 1846-1943)", *Historia*, 48 (1), pp. 99-118.

Echenique, Belisario (1887) *La jaqueca clásica*. Buenos Aires: Imprenta y Estenotipia de Buffet & Bosch.

Edelman, Nicole (2003) *Les métamorphoses de l'hystérique. Du début du XIXe siècle à la Grande Guerre*. París: La Découverte.

Eguía, Osvaldo (1884) "Pseudo-locura paralítica", *Revista Médico-Quirúrgica*, Año XXI (10), 23 de agosto de 1884, pp. 153-155.

Eizaga, Ramón (1890) *Neurastenia*. Buenos Aires: Imprenta de Martín Biedma.

Esteves, José (1893) "Revista y análisis. Acción de las inyecciones de líquido orgánico", *Revista de la Sociedad Médica Argentina*, Vol. II°, 11, septiembre-octubre de 1893, pp. 418-419.

Fellows, James (1884) *Algunas afecciones del sistema nervioso en las cuales el Jarabe de Hipofosfitos de Fellows es beneficioso*. Londres: Jas. I. Fellows.

Fernández Gómez, Florencio (1893) *Guía médica de Buenos Aires*. Buenos Aires: Imprenta Europea.

Fernández Verano, Alfredo (1935) *El charlatanismo y las enfermedades venéreas*. Buenos Aires: La Semana Médica.

Ferrand, Arturo (1888) *La histeria*. Buenos Aires: Imprenta Moreno.

Ferreyra, Martín (1884) *Histeria (Fisiología patológica y naturaleza)*. Buenos Aires: Imprenta de La Nación.

Ficocelli, Luis (1898) *La histeria en el hombre*. Buenos Aires: Imprenta y Enc. Mariano Moreno.

Firmat, Ignacio (1889) *Notas sobre el tratamiento de la histeria*. Buenos Aires: Jacobo Peuser.

Forth, Christopher (2001) "Neurasthenia and Manhood in fin-de-siècle France", en Marijke Gijswijt-Hofstra y Roy Porter (eds.) *Cultures of Neurasthenia. From Beard to the First World War*. New York: Rodopi, pp. 329-361.

Foucault, Michel (2003) *El poder psiquiátrico*. Buenos Aires: Fondo de Cultura Económica.

Franceschi, Juan Mateo (1885) "El curanderismo en la provincia de Buenos Aires", *Revista Médico-Quirúrgica*, 21 (22), 23 de febrero de 1885, pp. 348-349.

Franceschi, Juan Mateo (1886) "Efectos terapéuticos del pronóstico", *Revista Médico-Quirúrgica*, 23 (3), 8 de mayo de 1886, pp. 35-36.

Freud, Sigmund (1925) "Presentación autobiográfica", en *Obras Completas*, Volumen XX. Buenos Aires: Amorrortu, pp. 7-70; 1999.

Gache, Samuel (1881) "El estado mental de la Sociedad de Buenos Aires", *Anales del Círculo Médico Argentino*, Año IV, 11, agosto de 1881, pp. 557-657.

Gache, Samuel (1884) "Patogenia del suicidio en Buenos Aires", *Anales del Círculo Médico Argentino*, 7, 1 de junio de 1884, pp. 548-572.

Gallastegui, Vicente (1885) *Enfermedades del estómago. La dispepsia*. Buenos Aires: Imprenta de Pablo E. Coni.

Gamboa, Federico (1907) *Mi diario. Primera serie (I)*. Guadalajara: Imprenta de La Gaceta de Guadalajara.

Gijswijt-Hofstra, Marijke & Porter, Roy (eds.) (2001) *Cultures of Neurasthenia. From Beard to the First World War*. New York: Rodopi.

Goetz, Christopher, Bonduelle, Michel & Gelfand, Tony (1995) *Charcot: Constructing Neurology*. Oxford University Press.

Goldstein, Jan (1985) "The Wandering Jew and the Problem of Psychiatric Anti-Semitism in Fin-de-Siècle France", *Journal of Contemporary History*, 20 (4), pp. 521-552.

González Leandri, Ricardo (1999) *Curar, persuadir, gobernar. La construcción histórica de la profesión médica en Buenos Aires, 1852-1886*. Madrid: CSIC.

Grau, Carlos (1939) *El charlatanismo en medicina*. Buenos Aires: La Semana Médica.

Groussac, Paul (1895) "Introducción. La degeneración hereditaria", en *Ramos Mejía, José María (1895) La locura en la historia*. Buenos Aires: Talleres gráficos argentinos L. J. Rosso; 1933, pp. 7-39.

Groussac, Paul (1919) *Los que pasaban*. Buenos Aires: Huemul; 1972.

Guía Kraft, 4º Trimestre 1889. Buenos Aires: Guillermo Kraft.

Guía Médica Argentina. Publicación anual de La Semana Médica. Año I, 1899. Buenos Aires: La Semana Médica.

Harrington, Anne (1988) "Metal and magnets in Medicine: Hysteria, Hypnosis and medical Culture in fin-de-siècle Paris", *Psychological Medicine*, 18 (1), pp. 21-38.

Hiertz Labroisse, Margot C. (2005) *La villa de Acasusso*. Buenos Aires: Dunken.

Hora, Roy (2010) *Historia económica de la Argentina en el siglo XIX*. Buenos Aires: Siglo XXI - Fundación Osde.

Ibarguren, Carlos (1955) *La historia que he vivido*. Buenos Aires: Peuser.

Igón, Juan (1916) *Medicina casera e higiene privada o sea el médico de sí mismo sin necesidad de botica* (cuarta edición). Buenos Aires: Cabaut y Cía.

Ingenieros, José (1904) *Los accidentes histéricos y las sugestiones terapéuticas*. Buenos Aires: Librería de J. Menéndez.

Ingenieros, José (1915) "La personalidad intelectual de Ramos Mejía (1849-1914)", *Revista de Filosofía*, 2, pp. 103-148.

Kaufmann, Doris (2001) "Neurasthenia in Wilhelmine Germany: Culture, Sexuality, and the Demands of Nature", en Marijke Gijswijt-Hofstra y Roy Porter (eds.) *Cultures of Neurasthenia. From Beard to the First World War*. New York: Rodopi, pp. 161-176.

Kohn Loncarica, Alfredo (1981) *Historia de la inmigración médica en la República Argentina*. Tesis para optar por el grado de Doctor en Medicina, Facultad de Medicina, Universidad de Buenos Aires.

KØppe, Simo (2009) "Neurosis: aspects ot its conceptual development in the nineteenth century", *History of Psychiatry*, 20 (1), pp. 20-46.

Lacroze, Juan (1877) *De la hidroterapia*. Buenos Aires: Imprenta del Pueblo.

Lacroze, Juan (1879a) "Un caso de parálisis espinal o parálisis esencial de la infancia, tratado por la hidroterapia y la electricidad", *Revista Médico-Quirúrgica*, Año XVI, 9, 8 de agosto de 1879, pp. 183-185.

Lacroze, Juan (1879b) "Tratamiento de la espermatorrea por la hidroterapia y la electricidad", *Revista Médico-quirúrgica*, Año XVI, 1, 8 de abril de 1879, pp. 17-19.

Larguía, Facundo (1879) *Efectos fisiológicos del baño de aire comprimido entre una y dos atmósferas*. Buenos Aires: Imprenta de M. Biedma.

Larroque, Benjamín (1894) "Brown Sequard", *Anales del Círculo Médico Argentino*, XVII, pp. 178-184.

Latino, Aníbal (pseud. De José Ceppi) (1886) *Tipos y costumbres bonaerenses*. Madrid: Hyspamerica; 1984.

Lausen, V. (1879) "Prefacio", en A. Drachmann, *Gimnasia higiénica para niñas en la escuela y en la casa de familia*. Buenos Aires: Librería de L. Jacobsen y Cía., pp. III-VI.

Lecea, Julián (1909) *Una víctima del hospital. Lamentos de un enfermo*. Buenos Aires: s.d.

Leconte, Víctor (1883) *La costumbre de cenar*. Buenos Aires: Imprenta de La Nación.

Levin, Kenneth (1978) *Freud y su primera psicología de las neurosis*. México: Fondo de Cultura Económica.

López Piñero, José M. (1983) *Historical Origins of the Concept of Neurosis*. Cambridge: Cambridge University Press; 2009.

Losada, Leandro (2008) *La alta sociedad en la Buenos Aires de la Belle Époque*. Buenos Aires: Siglo XXI Editora Iberoamericana.

Loudet, Osvaldo (1935) "La obra intelectual de José María Ramos Mejía. El psiquiatra y el historiador", *Revista de criminología, psiquiatría y medicina legal*, Año XXII, Nº 127, pp. 3-19.

Luque, Eliseo (1886) *Hipnotismo. Sus aplicaciones prácticas. Tesis presentada para optar al grado de Doctor en Medicina y Cirugía*. Buenos Aires: Imprenta y Estereotipia del Courrier de La Plata.

Lutz, Tom (2001) "Varieties of Medical Experience: Doctors and Patients, Psyche and Soma in America", en Marijke Gijswijt-Hofstra y Roy Porter (eds.) *Cultures of Neurasthenia. From Beard to the First World War*. New York: Rodopi, pp. 51-76.

Lyon, James W. (comp.) (1889) *El médico práctico doméstico y Enciclopedia de Medicina*. Ontario: Guelph.

Mallea, Narciso (1885) *Generalidades sobre terapéutica mental*. Buenos Aires: Imprenta de Pablo E. Coni.

Marcus, Hugo (1892) *Higiene de los nervios*. Buenos Aires: Félix Lajouane.

Marland, Hilary (2001) "'Uterin Mischief': W. S. Playfair and his Neurastnhenic Patients", en Marijke Gijswijt-Hofstra y Roy Porter (eds.) *Cultures of Neurasthenia. From Beard to the First World War*. New York: Rodopi, pp. 117-139.

Marland, Hillary (2006) "The 'Doctor's Shop': The Rise of the Chemist and Druggist in Nineteenth-Century Manufacturing Districts", en Louise Hill Curth (ed.) *From Physic to Pharmacology. Five Hundred Years of British*

Drug Retailing. Hampshire: Ashgate, pp. 79-104.

Martel, Julián (1891) *La Bolsa*. Buenos Aires: Biblioteca de La Nación; 1909.

Martínez, Lorenzo (1879) *La dispepsia*. Buenos Aires: Imprenta de M. Biedma.

Martínez, José (1885) *Contribución al estudio de las dispepsias*. Buenos Aires: Imprenta de 'La Universidad' de J. N. Klingelfuss.

Martínez Fernández, Felipe (2015) *Cuerpos en movimiento. Circulación y generación de conocimientos en torno a la ejercitación de los cuerpos. Santiago de Chile, 1880-1931*. Tesis para optar al grado de Magister en Historia. Facultad de Filosofía y Humanidades, Universidad de Chile. Inédita.

Martínez Mazzola, Ricardo (2014) "Gimnasia, deportes y usos del tiempo libre en el socialismo argentino (1896-1916)", en Pablo Scharagrodsky (comp.) *Miradas médicas sobre la cultura física en Argentina, 1880-1970*. Buenos Aires: Prometeo, pp. 275-299.

Matharan, Gabriel (2016) "La química y sus vínculos con la farmacia durante su proceso de institucionalización en Buenos Aires", *Eä. Revista de Humanidades médicas y estudios sociales de la ciencia y la tecnología*, 8 (2), pp. 1-37.

Mayer, Edelmiro (dir.) (1885) *Gran Guía de la Ciudad de Buenos Aires*. Buenos Aires: Hugo Kunz y Cía.

Meléndez, Lucio (1880) "Clínica cerebral", *Revista Médico-Quirúrgica*, 17 (4), 23 de mayo de 1880, pp. 77-81.

Meléndez, Lucio (1881a) "Piro-terapia", *Revista Médico-Quirúrgica*, 18 (8), 23 de julio de 1881, pp. 156-159.

Meléndez, Lucio (1881b) "Ilusiones y alucinaciones de un loco. Melancolía profunda. Estupor", *Revista Médico-Quirúrgica*, 18 (12), 23 de septiembre de 1881, pp. 243-245.

Meléndez, Lucio (1882a) "Locura histérica", *Revista Médico-Quirúrgica*, 19, 1882, pp. 109-11, 125-126.

Meléndez, Lucio (1882b) "La hidroterapia en la locura paralítica", *Revista Médico-Quirúrgica*, Año XVIII (23), 8 de marzo de 1882, pp. 490-491.

Meléndez, Lucio (1884a) "Neurosis de los atorantes", *Revista Médico-Quirúrgica*, Año XXI (7), 8 de julio de 1884, pp. 104-106.

Meléndez, Lucio (1884b) "Melancolía apática", *Revista Médico-Quirúrgica*, Año XXI (18), 23 de diciembre de 1884, pp. 284-285.

Meléndez, Lucio (1885a) "Melancolía apática; ideas religiosas; fenómenos histéricos", *Revista Médico-Quirúrgica*, 22 (13), 8 de octubre de 1885, pp. 197-200.

Meléndez, Lucio (1885b) "Instituto Frenopático", *Revista Médico-Quirúrgica*, 22, p. 275.

Meléndez, Lucio (1885c) "Pirofobia", *Revista Médico-Quirúrgica*, 22 (6), 23 de junio de 1885, pp. 83-85.

Meléndez, Lucio (1886) "*Morfinomanía*", *Revista Médico-quirúrgica*, Año XXIII, 1, 8 de abril de 1886, pp. 8-9.

Meléndez, Lucio & Coni, Emilio (1880) "Estudio estadístico sobre la locura en Buenos Aires", *Revista Médico-Quirúrgica*, 17, pp. 451-459, 484-498, 507-519.

Meléndez, Lucio & Coni, Emilio (1886) "Proyecto de clasificación de las enfermedades mentales", *Revista Médico-Quirúrgica*, 23, 1886, pp. 292-294.

Melo, Carlos (1896) *Neurastenia*. Buenos Aires: Argos.

Mendioros, Francisco (1880) *Ensayo sobre la hipocondría*. Buenos Aires: Imprenta de M. Biedma.

Millán, Julio (1880) "Algunos apuntes sobre la fisiología de la educación", *Anales del Círculo Médico Argentino*, 4, pp. 196-208.

Mitre, Bartolomé (1878) "Juicio crítico del General Mitre sobre la primera parte de la obra 'Las neurosis de los hombres célebres en la historia argentina'", *La Nación*, 5 de noviembre de 1878 (Recogido en *AA.VV. (1940) Homenaje al doctor José María Ramos Mejía*). Buenos Aires: Casa Jacobo Peuser, pp. 228-235.

Moyano, Virgilio (1881) *Consideraciones sobre la dispepsia*. Buenos Aires: Establecimiento tipográfico.

Murphy, Miguel (1879) *La electricidad.* Buenos Aires: Imprenta de M. Biedma.

Musante, Nicolás (1882) *Pulverizaciones.* Buenos Aires: Imprenta y fundición de tipos La República.

Nouzeilles, Gabriela (2000) *Ficciones somáticas. Naturalismo, nacionalismo y políticas médicas del cuerpo (Argentina, 1880-1910)*. Rosario: Beatriz Viterbo.

Nouzeilles, Gabriela (2003) "Hysteria in turn-of-the-century Buenos Aires", en Diego Armus (ed.) *Disease in the History of Modern Latin America: From Malaria to AIDS*. Duke University Press.

Novaro, Antonio (1889) *Enfermedades nerviosas. Sífilis cerebral*. Buenos Aires: Imprenta de M. Biedma.

Novaro, Bartolomé (1880a) "*La Metaloscopia y la Metaloterapia*", *Anales del Círculo Médico Argentino*, 4 (3), pp. 87-96; 4 (4), pp. 136-166.

Novaro, Bartolomé (1880b) *La Metaloscopía y la Metaloterapia*. Buenos Aires: Imprenta de La Nación.

Novaro, Bartolomé (1881) "Algunas observaciones sobre la acción estesiógena de los imanes en las parálisis de la sensibilidad", *Revista Médico-Quirúrgica*, 17 (19), 8 de enero de 1881, pp. 389-391.

Novaro, Bartolomé (1896-1897) "Inacción y ejercicio", *La Biblioteca*, Año I, 7, diciembre de 1896, pp. 543-558, Año II, 8, enero de 1897, pp. 54-67.

Orías, Gabriel (1895) *La Gimnasia mecánica. Algunas de sus principales indicaciones terapéuticas*. Buenos Aires: Imprenta Europea.

Otero González, Valeria (2013) "La regulación de la actividad farmacéutica argentina: un análisis de la legislación (1900-1910)", ponencia presentada en las *XIV Jornadas Interescuelas/Departamentos de Historia*, Departamento de Historia de la Facultad de Filosofía y Letras, Universidad Nacional de Cuyo, Mendoza, 2-5 de octubre de 2013. Mimeo.

Pacheco, Román (1892) "Consultorio de enfermedades nerviosas, y de la garganta, nariz y oídos", *Anales del Círculo Médico Argentino*, XV, pp. 211-214.

Palacio, Enrique (1892) *El corsé*. Buenos Aires: Imprenta de Pablo E. Coni.

Paladini, Gofredo (1891) *Consideraciones sobre la dispepsia*. Buenos Aires: Imprenta de Martin Biedma.

Palma, Patricia (2016) "Los 'específicos' de Luis Guerrero. Boticas, pacientes y circulación de medicamentos en Lima (1856-1930)", en Yuri Carvajal y María José Correa (eds.) *Historia de los medicamentos. Apropiaciones e invenciones en Chile, Argentina y Perú*. Santiago de Chile: Ocho libros, pp. 53-83.

Penna, José (1885) "El Instituto Médico-Hidroterápico de los Dres. Lacroze y Castaño", *Anales del Círculo Médico Argentino*, VIII, pp. 104-110.

Penna, José (1891) "De la balneoterapia en las enfermedades infecciosas", *Anales de la Asistencia Pública*, Año I, Tomo II, 3, 15 de septiembre de 1891, pp. 141-154.

Pereyra, Arturo & Fernández Gómez, Florencio (1900) *Guía Ilustrada de Buenos Aires para el viajero en la República Argentina*. Buenos Aires: Agustín Etchepareborda.

Perez, Eduardo (1880) "Instituto Frenopático de Buenos Aires", *Anales del Círculo Médico Argentino*, 3, pp. 171-182.

Pérez, Norberto (1888) *¡12894!* Buenos Aires: Imprenta, Litografía y Encuadernación La Tribuna Española.

Pietikainen, Petteri (2007) *Neurosis and Modernity. The age of nervousness in Sweden*. Leiden: Brill.

Piñero, Antonio (1886) "Un caso de histeria en el hombre", *Revista Argentina de Ciencias Médicas*, Año III, N° 1, 11-23.

Piñero, Julio (1883) *Etiología y profilaxia de la histeria*. Buenos Aires: Tipografía a vapor del Colegio de Artes y Oficios.

Podestá, Manuel (1889) *Irresponsable*. Buenos Aires: Biblioteca de "La Nación"; 1903.

Porter, Roy (1989) *Health for Sale: Quackery in England, 1660-1850*. Manchester: Manchester University Press.

Puiggari, Miguel (hijo) (1893) *Estudio práctico de las papaínas y pepsinas comerciales como fermentos digestivos*. Buenos Aires: Tipografía La Argentina.

Quereilhac, Soledad (2018) "Radiografías en la pampa. Fantasías sobre rayos X y radiación en la Argentina de entresiglos", en Jimena Caravaca, Claudia Daniel y Mariano Plotkin (eds.) *Saberes desbordados. Historias de diálogos entre conocimientos científicos y sentido común (Argentina, siglos XIX y XX)*. Buenos Aires: IDES, pp. 20-50.

Radkau, Joachim (2001) "The Neurasthenic Experience in Imperial Germany: Expeditions into Patients Records and Side-looks upon General History", en Marijke Gijswijt-Hofstra y Roy Porter (eds.) *Cultures of Neurasthenia. From Beard to the First World War*. New York: Rodopi, pp. 199-217.

Ramos Mejía, José María (1876) *Círculo Médico Argentino. Memoria Anual por su Presidente*. Buenos Aires: Imprenta de M. Biedma.

Ramos Mejía, José María (1878-1882) *Las neurosis de los hombres célebres en la historia argentina*. Buenos Aires: Editorial científica y literaria argentina; 1927.

Ramos Mejía, José María (1885) "Introducción", en José Penna (1885) *La viruela en la América del Sud y principalmente en la República Argentina*. Buenos Aires: Félix Lajouane, pp. V-XIII.

Ramos Mejía, José María (1887) "Discurso inaugural pronunciado en la Facultad de Medicina al abrir por primera vez la clase de enfermedades nerviosas", en José María Ramos Mejía (1893) *Estudios clínicos sobre las enfermedades nerviosas y mentales*. Buenos Aires: Félix Lajouane, pp. 5-22.

Ramos Mejía, José María (1889a) "Estado mental de los espiritistas. Introducción a la obra Espiritismo y locura del Doctor Rodríguez de la Torre", en José María Ramos Mejía (1893) *Estudios clínicos sobre las enfermedades nerviosas y mentales*. Buenos Aires: Félix Lajouane, pp. 267-276.

Ramos Mejía, José María (1889b) "Discurso pronunciado por el doctor Don José M. Ramos Mejía al recibirse de la presidencia del Círculo Médico Argentino", *Anales del Círculo Médico Argentino*, XII, 6, junio de 1889, pp. 180-190. Recogido en José María Ramos Mejía (1893) *Estudios clínicos sobre las enfermedades nerviosas y mentales*. Buenos Aires: Félix Lajouane, pp. 36-48.

Ramos Mejía, José María (1889c) "Los epilépticos bromiómanos. Conferencia dada en el Hospital San Roque el día 23 de junio de 1889", en José María Ramos Mejía (1893) *Estudios clínicos sobre las enfermedades nerviosas y mentales*. Buenos Aires: Félix Lajouane, pp. 143-165.

Ramos Mejía, José María (1891a) "Discurso de apertura de las lecciones del año 1891", en José María Ramos Mejía (1893) *Estudios clínicos sobre las en-*

fermedades nerviosas y mentales. Buenos Aires: Félix Lajouane, pp. 23-36.

Ramos Mejía, José María (1891b) "*La familia Lobato*", *Anales de la Asistencia Pública*, Año I, Tomo II, 15 de agosto de 1891, pp. 73-88.

Ramos Mejía, José María (1893a) *Estudios clínicos sobre las enfermedades nerviosas y mentales*. Buenos Aires: Félix Lajouane.

Ramos Mejía, José María (1893b) "Los toxicómanos o bebedores de veneno", en José María Ramos Mejía (1893) *Estudios clínicos sobre las enfermedades nerviosas y mentales*. Buenos Aires: Félix Lajouane, pp. 167-186.

Ramos Mejía, José María (1895) *La locura en la historia. Contribución al estudio psicopatológico del fanatismo religioso y sus persecuciones*. Buenos Aires: Félix Lajouane.

Ramos Mejía, José María (1896) "La tentación del suicidio", *Anales del Departamento Nacional de Higiene*, Año VI, 23, junio de 1896, pp. 351-355, Año VI, 24, julio de 1896, pp. 378-390.

Ramos Mejía, José María (1898) *Departamento Nacional de Higiene. Memoria correspondiente a los años 1892, 1893, 1894, 1895, 1896 y 1897. Presidencia del Dr. José M. Ramos Mejía*. Buenos Aires: Imprenta y encuadernación de "El Correo Español".

Ramos Mejía, José María (1902) "Un caso de erotismo psíquico senil", *Archivos de criminología, medicina legal y psiquiatría*, I, pp. 41-43.

Ramos Mejía, José María (1903) "Informe sobre la enseñanza de la Neuropatología en 1902", *Archivos de psiquiatría y criminología*, Año II, 1903, pp. 22-26.

Ramos Mejía, José María (1904a) "Informe sobre la enseñanza de la Neuropatología en 1903", *Archivos de psiquiatría y criminología*, Año III, enero-febrero 1904, pp. 68-74.

Ramos Mejía, José María (1904b) *Los simuladores del talento en las luchas por la personalidad y la vida*. Buenos Aires: Feliz Lajouane.

Rausky, Franklin (1977) *Mesmer ou la révolution thérapeutique*. Paris: Payot.

Rawson de Dellepiane, Elvira (1892) *Apuntes sobre higiene en la mujer*. Buenos Aires: Imprenta de Pablo E. Coni.

Repetto, Nicolás (1955) *Mi paso por la medicina*. Buenos Aires: Santiago Rueda.

Resasco, Ferdinando (1890) *En las riberas del Plata*. Madrid: Librería de Fernando Fé; 1891.

Roberts, Pedro (1877) "Sobre la Sociedad Médica Bonaerense y sobre el espíritu de asociación entre los médicos de la capital", *Revista Médico-Quirúrgica*, 14 (3), 8 de mayo de 1877, pp. 56-60.

Roberts, Pedro (1883-1884) "Neuro-astenia", *Revista Médico-Quirúrgica*, 20 (13), 8 de noviembre de 1883, pp. 235-238, 21 (2), 23 de abril de 1884, pp. 19-22, 21 (4), 23 de mayo de 1884, pp. 52-57.

Roberts, Pedro (1885) "Gimnasia mecánica. Su acción terapéutica", *Revista Médico-Quirúrgica*, 22 (1), 8 de abril de 1885, pp. 10-13.

Rocchi, Fernando (1999) "Inventando la soberanía del consumidor: publicidad, privacidad y revolución del mercado en Argentina", en Fernando Devoto y Marta Madero (dir.) *Historia de la vida privada en la Argentina, 2: La Argentina plural: 1870-1930*. Buenos Aires: Taurus, 300-321.

Rodríguez de la Torre, Wilfrido (1885) *Electro-diagnóstico. Tesis inaugural*. Buenos Aires: Imprenta de Pablo E. Coni.

Rodríguez de la Torre, Wilfrido (1886) "El sueño en los neurópatas", *Anales del Círculo Médico Argentino*, IX, pp. 125-143.

Rodríguez de la Torre, Wilfrido (1889) *Espiritismo i locura. Sus relaciones recíprocas*. Buenos Aires: Lajouane.

Roelcke, Volker (2001) "Electrified Nerves, Degenerated Bodies: Medical Discourses on Neurasthenia in Germany, circa 1880-1914", en Marijke Gijswijt-Hofstra y Roy Porter (eds.) *Cultures of Neurasthenia. From Beard to the First World War*. New York: Rodopi, pp. 177-197.

Román, Claudia (2017) *Prensa, política y cultura visual. El Mosquito (Buenos Aires, 1863-1893)*. Buenos Aires: Ampersand.

Rosenthal, Moritz (1877) *Traité clinique des maladies du système nerveux*. Paris: G. Masson.

Rosenthal, Moritz (1878) *Tratado clínico de las enfermedades del sistema nervioso*. Madrid: Imprenta de Enrique Teodoro.

Salto, Graciela (1998) "El debate científico y literario en torno de *Irresponsable* de Manuel T. Podestá", *Anclajes. Revista del Instituto de Análisis Semiótico del Discurso*, II (2), pp. 77-103.

Sanfelippo, Luis (2018) *Trauma. Un estudio histórico en torno a Sigmund Freud.* Buenos Aires: Miño y Dávila.

Sarmiento, Domingo F. (1878) "Las neurosis argentinas", *El Nacional*, 7 de noviembre de 1878 (Recogido en *Obras Completas*, Tomo XLVI). Buenos Aires: Imprenta y Litografía Mariano Moreno, 1900, pp. 293-299.

Sarmiento, Domingo F. (1882) "La neurosis de los hombres célebres", *El Nacional*, 7 de junio de 1882 (Recogido en *Obras Completas*, Tomo XLVI). Buenos Aires: Imprenta y Litografía Mariano Moreno, 1900, pp. 300-302.

Sarmiento, Domingo F. (1885) "Gimnasio científico. Discurso de inauguración - 4 de mayo de 1885", en *Obras Completas*, Tomo XXII. Buenos Aires: Imprenta y Litografía Mariano Moreno, 1899, pp. 273-277.

Scharagrodsky, Pablo (2008) "Entre la maternidad y la histeria. Medicina, prácticas corporales y feminidad en el Buenos Aires de fin del siglo XIX", en Pablo Scharagrodsky (comp.) *Gobernar es ejercitar. Fragmentos históricos de la educación física en Iberoamérica.* Buenos Aires: Prometeo, pp. 105-135.

Scharagrodsky, Pablo (comp.) (2014) *Miradas médicas sobre la cultura física en Argentina, 1880-1970*. Buenos Aires: Prometeo.

Schatz, Ricardo (1891) *Contribución al estudio de la parálisis histérica*. Buenos Aires: Imprenta de Martin Biedma.

Scull, Andrew (2015) *Madness in Civilization. A cultural history of insanity from the Bible to Freud, from the madhouse to modern medicine*. Princeton: Princeton University Press.

Sengoopta, Chandak (2001) "'A Mob of Incoherent Symptoms'? Neurasthenia in British Medical Discourse, 1860-1920", en Marijke Gijswijt-Hofstra y Roy Porter (eds.) *Cultures of Neurasthenia. From Beard to the First World War*. New York: Rodopi, pp. 97-115.

Shorter, Edward (1990) "Private Clinics in Central Europe, 1850-1933", *Social History of Medicine*, 3 (2), pp. 159-195.

Sobre-Casas, Cayetano (1893) "Un caso de histeria refleja", *Anales del Círculo Médico Argentino*, 16, 1893, pp. 142-145.

Sobre-Casas, Cayetano (1894) "Histeria refleja", *Anales del Círculo Médico Argentino*, 17, 1894, pp. 346-351.

Sobre-Casas, Cayetano (1895) *La histeria en ginecología*. Buenos Aires: Manfredo Gezzfen Editor.

Solá, Fortunato (1888) *Kinesitherapia*. Buenos Aires: Imprenta de Mackern y McLean.

Souza, Pablo (2006) "El Círculo Médico Argentino (CMA) y su papel en la configuración del pensamiento médico clínico. Buenos Aires, 1875-1883", *Saber y Tiempo*, 6 (22), pp. 107-140.

Sudnik, Ricardo (1882) "Electricidad médica", *Anales del Círculo Médico*

Argentino, VI, pp. 75-82, 93-101, 147-156, 194-200.

Sudnik, Ricardo (1884a) "Observaciones críticas", *Anales del Círculo Médico Argentino*, VII, pp. 336-339.

Sudnik, Ricardo (1884b) "Discusión. Contestación al Dr. Castaño", *Anales del Círculo Médico Argentino*, VII, pp. 463-468.

Sudnik, Ricardo (1884c) "Conferencia inaugural del curso de medicina experimental", *Anales del Círculo Médico Argentino*, VII, 11, 1 de julio de 1884, pp. 619-636.

Sudnik, Ricardo (1893) "Consideraciones generales sobre las inyecciones de Brown-Secquard y la impotencia", *Revista de la Sociedad Médica Argentina*, Vol. II, 11, septiembre-octubre de 1893, pp. 343-361; Vol II, 12, noviembre-diciembre de 1893, pp. 451-471.

Sudnik, Ricardo (1894a) *Las inyecciones de Brown-Sequard, la impotencia y la neurastenia.* Buenos Aires: Establecimiento gráfico de Gunche, Wiebeck y Turtl.

Sudnik, Ricardo (1894b) "Electroterapia. Apuntes clínicos", *La Semana Médica*, pp. 382-384, 389-391.

Susviela Guarch, Federico (1886) "Nerviosidad. Sus causas. Modos de evitarlas", *Anales del Círculo Médico Argentino*, IX, junio 1886, pp. 371-379, julio 1886, pp. 429-437.

Szir, Sandra (2009a) "De la cultura impresa a la cultura de lo visible. Las publicaciones periódicas lustradas de Buenos Aires en el Siglo XIX. Colección Biblioteca Nacional", en AA.VV., *Prensa argentina del siglo XIX. Imágenes, textos y contextos*. Buenos Aires: Teseo - Biblioteca Nacional, pp. 53-84.

Szir, Sandra (2009b) "Entre el arte y la cultura masiva. Las ilustraciones de la ficción literaria en *Caras y Caretas* (1898-1908)", en Laura Malosetti Costa y Marcela Gené (comp.) *Impresiones porteñas. Imagen y palabra en la historia cultural de Buenos Aires*. Buenos Aires: Edhasa, pp. 109-139.

Szir, Sandra & Féliz-Didier, Paula (2004) "Ilustrando el consumo", *Mundoclasico*. Disponible en: [http://www.mundoclasico.com/ed/documentos/doc-ver.aspx?id=0014742].

Talak, Ana María (2007) *La invención de una ciencia primera: los primeros desarrollos de la psicología en la Argentina (1896-1918)*. Tesis doctoral inédita, Facultad de Filosofía y Letras, Universidad de Buenos Aires.

Tell, Verónica (2009) "Reproducción fotográfica e impresión fotomecánica: materialidad y apropiación de imágenes a fines del siglo XIX", en Laura Malosetti Costa y Marcela Gené (comp.) *Impresiones porteñas. Imagen y palabra en la historia cultural de Buenos Aires*. Buenos Aires: Edhasa, pp. 141-164.

Terán, Oscar (2000) *Vida intelectual en el Buenos Aires fin-de-siglo (1880-1910). Derivas de la "cultura científica"*. Buenos Aires: Fondo de Cultura Económica.

Tessi, Alberto (1892) *Neurastenia*. Buenos Aires: Imprenta de Martín Biedma.

Texo, Federico (1885) "Observación de un caso de hematomielia atribuido a la masturbación", *Revista Argentina de Ciencias Médicas*, Año II, 10, septiembre de 1885, pp. 349-360.

Thompson, Mathew (2001) "Neurasthenia in Britain: An Overview", en Marijke Gijswijt-Hofstra y Roy Porter (eds.) *Cultures of Neurasthenia. From Beard to the First World War*. New York: Rodopi, pp. 77-96.

Torino, Inocencio (1879) "Conversaciones científicas. Hipótesis a propósito de un tratamiento de la epistaxis", *Anales del Círculo Médico Argentino*, Año 2, pp. 421-435.

Torino, Inocencio (1880) *Estudio de algunas relaciones del simpático y el cerebro*. Buenos Aires: Imprenta de M. Biedma.

Torino, Inocencio (1881) "Revista científica. Neurología", *Anales del Círculo Médico Argentino*, Año 4, N. 6, pp. 290-295.

Torino, Inocencio (1882a) "Las reflejas tendinosas", *Anales del Círculo Médico Argentino*, Año 5, pp. 505-512.

Torino, Inocencio (1882b) "La vida y el transformismo moderno", *Anales del Círculo Médico Argentino*, Año 6, pp. 34-36.

Torino, Inocencio (1882c) *Las teorías evolucionistas y la ciencia médica*. Buenos Aires: Imprenta y Librería de Mayo.

Torino, Inocencio (1883) "Los vómitos de la preñez", *Anales del Círculo Médico Argentino*, Año 6, pp. 407-409.

Torino, Inocencio (1884a) "Curiosidades médicas", *Anales del Círculo Médico Argentino*, VII, mayo de 1884, pp. 501-506.

Torino, Inocencio (1884b) "Calambre de los cigarrilleros", *Anales del Círculo Médico Argentino*, Año 7, pp. 573-576.

Torino, Inocencio (1884c) "Estado mental de A. Pagano", *Anales del Círculo Médico Argentino*, Año 7, pp. 852-878.

Torino, Inocencio (1885) "Las neurosis", *Revista Médico-Quirúrgica*, 22 (4), 23 de mayo de 1885, pp. 52-59.

Vaccarezza, Oscar Andrés (1981) *Ignacio Pirovano, cirujano del 80*. Buenos Aires: Ediciones Culturales Argentinas.

Valdés, Julio (1888) *Antitermia en las enfermedades infecto-contagiosas*. Buenos Aires: Imprenta de Tribuna Nacional.

Vallejo, Benigno (1888) *Aguas termales del Rosario de la Frontera*. Buenos Aires: Imprenta Moreno.

Vallejo, M. (2014) "Buenos Aires mesmérica. Hipnosis y magnetismo en la cultura y la ciencia de la capital argentina (1870-1900)", *Revista Iberoamericana*, Vol. 14, N° 56, pp. 7-26.

Vallejo, Mauro (2017a) "Espiritismo y psiquiatría en Buenos Aires a fines del siglo XIX. Un análisis de la obra de Wilfrido Rodríguez de la Torre (1889)", *Anuario de Investigaciones*, XXIII, pp. 305-313.

Vallejo, Mauro (2017b) *El Conde de Das en Buenos Aires (1892-1893). Hipnosis, teosofía y curanderismo detrás del Instituto Psicológico Argentino*. Buenos Aires: Biblos.

Vallejo, Mauro (2019a) "Cuerpos histéricos en la medicina de Buenos Aires (1877-1900). Teorías, representaciones y dispositivos clínicos", *Revista Historia*, Pontificia Universidad Católica de Chile, 52 (1), enero-junio, pp. 139-167.

Vallejo, Mauro (2019b) "La linfa de Koch en Buenos Aires: actores y conflictos en el mercado sanitario (1890-1891)", ponencia presentada en las *IX Jornadas de Historia y Cultura de América: Las Américas y el Mundo. Conexions globales, circulaciones transnacionales y experiencias locales en perspectiva universal*, Universidad de Montevideo, 24-26 de julio de 2019, Montevideo. Mimeo.

Vallejo, Mauro (2019c) "Mercado y objetos de consumo para las enfermedades nerviosas en Buenos Aires (1880-1900): tónicos, aceites, remedios e institutos médicos", *Temáticas*, 55. En prensa.

Vallejo, Mauro & Conforte, Anna (2016) "Georges Borda y el primer tratado de hipnosis publicado en Buenos Aires (1886)", *Anuario de Investigaciones*, XXII, Tomo I, pp. 243-250.

Vallejo, Mauro & Correa, María José (2019) *Cuando la hipnosis cruzó los Andes: magnetizadores y taumaturgos entre Buenos Aires y Santiago (1880-1920)*. Santiago de Chile: Pólvora Editorial.

Vallejo, Mauro & Rodríguez, Fernando (eds.) (2018) *Sigmund Freud. Textos inéditos y documentos recobrados*. Buenos Aires: Miño & Dávila.

Vezzetti, Hugo (1983) *La locura en la Argentina*. Buenos Aires: Folios ediciones.

Vezzetti, Hugo (1989) *Freud en Buenos Aires*. Bernal: Universidad Nacional de Quilmes; 1996.

Vezzetti, Hugo (1996) *Aventuras de Freud en el país de los argentinos. De José Ingenieros a Enrique Pichon-Rivière.* Buenos Aires: Paidós.

Viale, César (1950) *Cincuenta años atrás.* Buenos Aires: Piatti.

Viera, Justo (1889) *Dispepsia en la primera infancia.* Buenos Aires: Imprenta Tribuna Nacional.

Von Stecher, Pablo (2017) *La palabra médica en la Argentina (1890-1910). Enfermos, simuladores y parias.* Villa María: Eduvim.

Walusinski, Olivier (2017) "Jean-Martin Charcot (1825-1893): A Treatment Approach gone Astray?", *European Neurology*, 78, pp. 296-306.

Weiner, Dora (1999) *Comprender y curar. Philippe Pinel (1745-1826). La medicina de la mente.* México: Fondo de Cultura Económica.

Wernicke, Roberto (1880) "Privilegio profesional o libertad en el ejercicio del arte de curar", *Anales del Círculo Médico Argentino*, Año 4, 3, pp. 79-87, 133-135.

Wilde, Eduardo (1879) "Disertación sobre el hipo", en *Obras Completas del Dr. Eduardo Wilde*, Volumen I. Buenos Aires: Peuser; 1923, pp. 33-159.

Wilde, Eduardo (1876a) "Gimnasia higiénica", en *Obras Completas del Dr. Eduardo Wilde*, Volumen II. Buenos Aires: Peuser; 1923, pp. 163-169.

Wilde, Eduardo (1876b) "Gimnasia curativa", en *Obras Completas del Dr. Eduardo Wilde*, Volumen II. Buenos Aires: Peuser; 1923, pp. 171-184.

Wilde, Eduardo (1893) "Lucas Ayarragaray", en *Obras Completas del Dr. Eduardo Wilde*, Volumen VII. Buenos Aires: Peuser; 1923, pp. 126-131.

Wilde, Eduardo (1896) "Lectura para médicos", en *Obras Completas del Dr. Eduardo Wilde*, Volumen II. Buenos Aires: Peuser; 1923, pp. 205-212.

Wilde, Eduardo (1899) "¿Por qué John, si es francés?", en *Obras Completas del Dr. Eduardo Wilde*, Volumen VII. Buenos Aires: Peuser; 1923, pp. 153-155.

Wilde, José A. (1881) *Buenos Aires desde 70 años atrás.* Buenos Aires: Eudeba; 1961.

Williams, Elizabeth (1994) *The physical and the moral. Anthropology, physiology, and philosophical medicine in France, 1750-1850.* Cambridge: Cambridge University Press.

Yzaurralde, Juan (1889) *Histeria.* Buenos Aires: Imprenta y encuadernación San Martín.

Zago, Stefano *et al.* (2008) "Bartholow, Sciamanna, Alberti: Pioneers in the Electrical Stimulation of the Exposed Human Cerebral Cortex", *History of Neuroscience*, 14 (5), pp. 521-528.

www.ingramcontent.com/pod-product-compliance
Ingram Content Group UK Ltd.
Pitfield, Milton Keynes, MK11 3LW, UK
UKHW040604210726
13854UKWH00009B/2525